NarcoGenèse

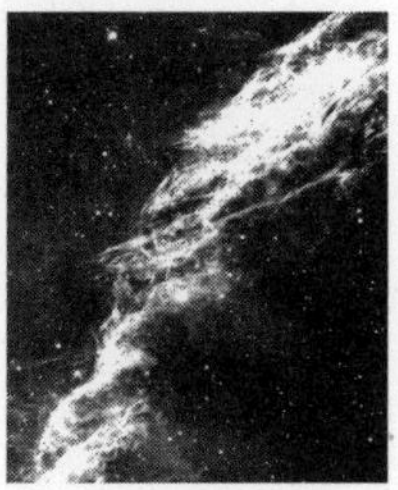

LA DENTELLE DU CYGNE

DU MÊME AUTEUR
CHEZ LE MÊME ÉDITEUR

Le clairvoyage
La brume des jours
(GRAND PRIX DE L'IMAGINAIRE 2010)

À Alix Barets, et au-delà.
À Nicolas, mon Henri à moi, mon grand amour.

PROLOGUE

ADRIENNE lâcha le rideau de velours pour masquer les litres d'eau que l'automne livrait à la terre en sommeil. Des larmes couleraient bien aussi vite en ce mois de novembre 1917.

Dans l'Est, l'horreur déchirait chaque jour des ventres, répandant des entrailles dans les tranchées.

Dans la confortable maison du Chais, il y aurait encore des cris et des pleurs ; la vie déchirerait un bas-ventre.

La vieille Adrienne de Meur détestait les naissances. Elle avait souffert le martyre durant tous ses accouchements – les quatre – et sans aucune sanctification. Plût à Dieu, au Diable, à qui voudrait, qu'elle fût depuis longtemps incapable de concevoir des enfants. Le dernier lui avait emporté le ventre, sans doute. Cette stérilité soudaine lui avait permis de respirer, cloîtrée nuit après nuit dans sa chambre. Plus d'homme. Plus de devoir conjugal. Finie, la crainte, mois après mois, de porter un enfant, de le sentir grouiller dans son ventre, de s'ouvrir en deux pour mettre au monde un être qui mourrait à la naissance ou, pire, quelques jours après. Disparus, ce manque, ces enfants morts qui l'empêchaient de penser à ce qui était important : agrandir, faire fructifier, prospérer. Elle avait eu une héritière à qui donner le domaine, les usines et ses directives. Cela lui suffisait.

Un toussotement la tira de ses réflexions morbides. Sa fille, la survivante, le visage rougi par le froid ou une course, la regardait avec anxiété, comme elle l'avait toujours fait.

« Vous m'avez demandée, Maman ?

— Imbécile ! » siffla la vieille femme entre ses dents.

Sa fille eut un sursaut, encaissant un coup invisible. Instinctivement, elle porta les mains à son ventre.

« Tu pensais que je ne verrais rien ? Tu pensais que tu pouvais me cacher une chose pareille, parce que je suis vieille et impotente ? Je ne suis pas aveugle. Je ne suis pas stupide, Cécile. »

Cécile resta devant elle, tétanisée. La vieille femme grimaça plus qu'elle ne sourit.

« Traînée. Tu es choquée ? Traînée ! Habitue-toi. Voilà ce qu'on dira, partout, de toi, si cet enfant a le malheur de survivre. Et il vivra, crois-moi. Tes enfants vivent toujours. »

Elle savait ce qu'elle disait. Cécile n'avait eu aucun mal à donner naissance à ses deux enfants légitimes. Ils avaient grandi, pleins de santé et de force.

« On t'appellera par tous les noms les plus ignobles. Comment le supporteras-tu, toi qui es si délicate ? »

Sous l'attaque, la jeune femme redressa la tête. Bombant le torse et dévoilant sous la robe de deuil son ventre arrondi, elle défia sa mère du regard. Puis d'une voix un peu enrouée, elle demanda :

« Depuis quand, Maman, vous souciez-vous de l'avis des villageois ?

— Des villageois, je ne me soucie pas. Des notables, si. De la famille de ton mari, si. Des gens qui investissent dans nos usines. Des pharmaciens et des médecins avec qui nous travaillons. Tu pourras cacher cet enfant ici durant ses premières années. Mais après ? Le feras-tu vivre dans le bois ? Sans instruction ? Et dans vingt ans ? Lui expliqueras-tu qu'il ne pourra jamais passer les grilles de cette maison ?

— Ai-je eu le droit, moi, de passer ces grilles ? En ai-je eu envie ?

— Oui. Tu as pu les passer pour faire ton entrée dans le monde et choisir un successeur à ton père.

— Choisir, grinça Cécile.

— Choisir. T'avons-nous obligée à épouser Paul ? »

Cécile fit un geste vague de la main. Les sourcils froncés, la bouche pincée, elle évitait désormais le regard froid de sa mère.

« Quand j'ai épousé ton père, continua celle-ci, je l'aimais pour ce qu'il était : intelligent, ambitieux et souple. Il m'a épousée parce que j'étais forte. J'ai parfois l'impression que tu n'as rien pris de nous, ni le cœur, ni les épaules… Ni les reins ! »

La vieille dame eut un sourire sans chaleur.

« L'argent est la clé, reprit-elle. L'argent peut faire oublier bien des choses. Mais pas à des parents en deuil et pas ce déshonneur. Pas ça, après la mort de leur fils unique. »

Son ton devint si ferme que Cécile ne put s'empêcher de lever les yeux vers le visage ridé et sec de sa mère. La vieille femme continua : « J'aurais dû me méfier. Tu ne l'as pas pleuré longtemps, ce mari. Tu as fait illusion le temps d'une messe. Il t'a fallu quelques mois pour en mettre un autre dans ton lit. Et pour quoi faire ? Un enfant. Un enfant sans père.

— Il a un p…, s'indigna Cécile, aussitôt arrêtée par la main de sa mère.

— Ne crois pas le ramener ici. Pas d'hommes ici et pas deux lignées sous le même toit. Je sais bien qui il est. Un moins que rien et un ivrogne, même s'il est joli garçon. Les beaux sont les pires. Les hommes trop beaux prennent plus vite que les autres. C'est une question d'habitude. Le tien a pris et a donné encore plus vite. Avec un peu de chance, ton enfant lui ressemblera. Ça l'aidera.

— Que voulez-vous dire ?

— Qu'à l'orphelinat, les beaux enfants partent aussi les premiers. »

Le visage de Cécile blêmit derrière ses mains jointes. Sa mère se leva, avec une aisance forcée, par fierté. S'appuyant sur sa canne, elle s'approcha de sa fille, lui emprisonna les épaules dans ses mains, sans tendresse, et lui fit lever la tête.

« Aimes-tu Amélia et Jean ? Oui ? Ce sont tes vrais enfants. Dans quelques années, Amélia trouvera un mari et Jean un métier. »

Adrienne ferma brièvement les paupières. Elle savait depuis longtemps que seule Amélia survivrait jusqu'à l'âge adulte. Au-dessus de la tête blonde de son robuste petit-fils planaient déjà les ombres tordues du drame. Elle avait gardé cette vision pour elle. À quoi bon ? Rien n'empêcherait l'enfant de mourir. Rien n'arrêtait la mort, jamais. Elle le savait d'autant plus qu'elle la sentait toute proche d'elle aussi.

« Vas-tu compromettre leur avenir pour celui-là ? Par ta faute, tu salis toute ta lignée. Tu donnes des armes aux salauds. Crois-moi. Quand cette guerre sera terminée, on ne fera de cadeaux à personne. J'ai vu la dernière. Après, quand les hommes rentrent, les nôtres ou ceux des voisines... Il ne leur reste que l'honneur. Ils se mettent à juger, à reparler de devoir pour nous faire oublier que nous avons eu le pouvoir pendant quelque temps. Ils recommencent à nous enfermer sous leur morale, et puis ils vont oublier entre d'autres cuisses. L'horreur leur donne tous les droits, dont celui de pisser sur les principes qu'ils défendent à coups de gifle devant nous, ou à coups de croix... C'est ce que tu veux pour ta fille ? Un mari qui la méprisera parce qu'il a déjà été assez bon pour l'épouser, elle, la fille de la traînée...

— Ma fille sera libre, elle.

— Ma pauvre petite fille idiote. Libre comme tu l'es ? Dans ta robe noire... Tu te crois libre parce qu'un beau crétin t'a engrossée ? Parce que tu as lu quelque part que c'était de l'amour, parce que c'était interdit ? Tu seras libre quand tu auras marié ta fille et que sa propre fille sera née. Tu seras libre quand tu seras à la tête d'un empire. Pour l'instant, tu n'es libre de rien, même pas de parler. Tu aurais pu avant. Je t'aurais trouvé un moyen pour le faire passer, moi, cet enfant. » Elle lut une réponse farouche dans les yeux de sa fille. « Ah... Ça te choque... Idiote. »

Adrienne de Meur eut le souffle court, soudain, et dut s'asseoir. Elle venait de fêter en silence ses soixante-quatre ans. En silence, car personne n'avait jamais pensé à noter sa date d'anniversaire, même pas sur le registre de l'église. Elle se savait bien plus âgée. Elle appartenait encore à un temps où les filles de rien n'avaient pas d'identité devant Dieu. Pour son mariage, elle avait inventé sa naissance par un jour froid d'automne. Elle aimait l'idée d'être née quand tout commençait à mourir. Puis elle s'était dépêchée de faire oublier cette date tronquée. Elle avait toujours aimé les secrets.

« Idiote, répéta-t-elle. Quand cet enfant naîtra, tu feras appeler une femme que je connais. Nous avons encore des alliés, dehors. »

Elle parlait comme un vieux général encerclé. Cécile sentit un sursaut de révolte lui traverser la poitrine. Sa mère avait vécu recluse au Chais, allant jusqu'à acheter une maison en ville pour y inviter les gens avec qui son mari avait fait affaire, et ne jamais avoir à les recevoir dans sa demeure. Le monde extérieur lui avait toujours paru hostile.

La voix péremptoire de la vieille femme la rappela à l'ordre.

« Écoute. Le jour où naîtra cet enfant, tu feras venir cette femme. Elle saura quoi en faire.

— Et si je refuse ?

— Alors tu perdras tout. Je te mettrai dehors. Je mettrai tes enfants dehors.

— Vous n'oserez pas.

— Ai-je déjà promis quelque chose sans le faire, Cécile ? Une seule chose ? »

Cécile baissa encore la tête. Rien. Jamais. Adrienne faisait tout ce qu'elle annonçait, dans le bien comme dans la douleur, le détail comme les grandes lignes. Peu importaient les conséquences pour les autres. Madame de Meur suivait sa propre logique et l'imposait à tous les siens. Cécile avait toujours obéi et sut qu'elle obéirait encore, quitte à souffrir comme une damnée le reste de sa vie.

« Tu sais bien qu'il n'y a pas d'autre choix, dit Adrienne. Personne ne doit connaître l'existence de cet enfant. M'entends-tu ?

— Je vous entends, Maman, répondit Cécile. »

Cette fois-ci, aucune intonation de révolte ne perçait dans sa voix.

« Bien. Et tu ne verras plus cet homme, ni aucun autre.

— Voulez-vous me faire vivre comme une nonne, à mon âge ? M'enterrer vivante ?

— Préfères-tu te débrouiller seule ? À l'extérieur ? »

Cécile frémit d'horreur. Vivre dehors… Au milieu de ce marasme d'émotions, en ayant peur de tout et de tous… La vieille femme suivit cette pensée terrifiante sur le joli visage crispé de sa fille.

« Aucune femme de notre sang ne peut vivre en dehors du Chais, ma fille…, répéta-t-elle. Alors, nous sommes d'accord. Donne-moi ta parole. Tu feras ce que je te dis.

— Je vous la donne, Maman. Pour Amélia et Jean.

— M'écouteras-tu en tout ?

— Je l'ai toujours fait. »

Elle ne put retenir une larme, à ces mots.

« Si vous m'aviez laissée vivre ailleurs… (Elle détourna la tête.) J'aurais pu être différente. J'aurais eu moins peur.

— À quoi bon ? On n'a pas moins peur, dehors, bien au contraire. Tu n'as jamais eu beaucoup de talent pour la dissimulation… Mais tu sais prendre les bonnes décisions. Épouser Paul en était une. Votre fille Amélia sera une grande femme. Elle perpétuera notre lignée. Bien, bien… Et cet enfant ira donc à l'orphelinat, où est sa place, si c'est un mâle.

— Que voulez-vous dire ?

— Rien que tu ne devines. Ne te fais pas plus idiote que tu ne l'es. Rien que tu ne saches.

— Si c'est une fille… Maman ? Si c'est une fille ? »

La bouche de la vieille femme trembla légèrement. Ce n'est pas parce qu'elle savait prendre les décisions, elle aussi, que cela n'avait jamais été douloureux. Cécile posait une question dont elle connaissait la réponse. Sans doute la pauvre fille avait-elle besoin d'entendre la vérité. Ce serait plus facile à accepter, après. Mais quel choix avait-elle ? Elle ne pouvait prendre un tel risque. Une fille de sa lignée aurait le don, comme sa mère, sa grand-mère et son arrière-grand-mère. L'enfant grandirait sans en avoir conscience, éloignée de l'apaisement bienveillant de la terre qui l'avait vue naître. Elle ne maîtriserait rien. Elle serait dangereuse.

« Elle ne souffrira pas. »

La sage-femme lui verserait dans la bouche la tisane que sa grand-mère lui aurait fournie. Le nourrisson s'endormirait.

Cécile émit un cri de souffrance, étouffé par sa main repliée. Son autre main s'était posée sur son ventre et se crispait sur le crêpe noir de sa ceinture.

« Est-ce là votre solution, Maman ? La mort ou la misère ? Est-ce là ce que vous destinez à votre propre chair ? Mais pourquoi ?

— Il est un peu tard pour penser aux conséquences de tes actes, ma fille », grinça la vieille dame d'une voix impitoyable, en se tournant vers la fenêtre.

Elle lui fit signe que la conversation était terminée. Elle aussi avait ses soucis et ses peines. Son vieux cœur commençait à rechigner à la tâche. Après tout, c'était aussi sa chair, comme sa fille l'avait dit. Sacrifier ce pour quoi elle s'était battue et avait fait tant de choix douloureux, sa lignée, n'était pas une tâche facile. Contrairement à ce que sa fille pensait d'elle, elle avait un cœur... La preuve... À force de battre avec fureur, il s'était usé. Adrienne se sentit fatiguée soudain. Elle se retint au rideau. Le velours sous ses doigts lui donna un peu de force. Elle avait toujours adoré le velours. Une matière résistante, douce et riche. Une matière qui ne lui ressemblait pas. Elle tourna un visage aride, dur, vers sa fille.

« Tu as donné ta parole. Fais ce que tu dois faire, désormais, et ne m'en reparle plus. Retourne à tes fleurs, à tes plantes, à tes tisanes, amuse-toi dans ton jardin. Et oublie. »

Cécile se leva, sans un mot ni une larme.

Adrienne souleva le rideau et scruta le ciel gris, dans un silence qui n'avait rien d'apaisant. Le froid envahit la pièce, en même temps que la lumière blanche de cet automne meurtrier.

Son mari et elle n'avaient pas tant travaillé pour qu'une erreur, une faiblesse, vînt détruire tous leurs efforts. Elle sourit en pensant à ce que le monde était capable de faire... Un simple fait, une amourette, pouvait briser de grands rêves et de grands projets. Un mot, cancané au bon endroit, et tout le génie qu'elle avait déployé aurait été perdu à jamais, entraînant dans sa chute sa maison et sa lignée.

Balayés, les idées novatrices, les employés aux couleurs de la maison, les étalages offerts dans les pharmacies, les brochures contenant de la publicité, les témoignages des patients qui avaient essayé leurs produits... Perdus, les stocks de gomme d'acacia et de farine de réglisse qui étaient venus supplanter la pénurie de sucre et de farine dans la fabrication des médicaments, durant cette interminable guerre… Déchirés, oubliés, les brevets. Dévoilés, les accords avec les États-Unis et l'Allemagne… Éteintes, les cheminées d'usines…

Adrienne était toujours aussi subjuguée par le pouvoir de cette société qui accueillait et rejetait à l'envi.

Elle scruta le ciel un moment. Les nuages allaient se lever, rapidement. Dans le parc, sous la pluie, les feuillages des amandiers avaient déjà pris une teinte plus claire.

Tout ça avait été possible grâce à son courage et sa volonté. Le reste n'était que des coups de pouce du destin dont il fallait savoir se servir…

Cécile n'aurait pas le choix. Adrienne y veillerait. Elle devait même s'en assurer avant l'arrivée, sournoise mais attendue, de la mort devant sa couche.

D'un mouvement souple, elle tapa sa canne sur le sol et se leva pour appeler la bonne.

L'enfant cherchait à téter et pleurait doucement. Les yeux cernés et les cheveux encore humides de sueur, Cécile se pencha sur le petit corps. Elle hésita un instant puis le tendit à la femme qui attendait près du lit.

« C'est…, commença la vieille femme.

— Non, ne dis rien ! dit Cécile. Si c'est une fille, j'aurais des regrets. Il est beau, ajouta-t-elle dans un murmure. N'est-ce pas ?

— Il est plutôt joli, oui. Il ne restera même pas quelques nuits à l'orphelinat. Les gens que je connais viendront le chercher dès qu'ils liront le message. Ils sont honnêtes, ils viendront.

— Bien. »

Cécile ne voulait pas en entendre plus. La sage-femme lui avait certifié que son enfant serait élevé correctement et ne manquerait de rien. Elle ne voulait même pas savoir s'ils étaient honnêtes, surtout quand, à cet instant, le visage chiffonné du nourrisson la renvoyait à ses propres crimes. Lorsque la sage-femme se détourna avec l'enfant dans les bras, Cécile la rattrapa par l'avant-bras. La femme eut une seconde d'arrêt. Les ongles de Cécile s'enfoncèrent légèrement dans sa peau rougie par le savon et l'eau chaude.

« Si tu parles, je le saurai. »

Son regard avait quelque chose de terrible. La sage-femme n'était pas dupe. La mort de la vieille madame de Meur était arrivée au bon moment. Le médecin avait eu le temps d'avoir quelques doutes, de s'en ouvrir à son infirmière qui le lui avait répété… jusqu'à ce que tout ce petit monde se taise subitement, après une visite à la fille de la défunte.

Cécile ouvrit le tiroir de sa table de chevet.

« Voici ce que je t'ai promis. »

Elle lui remit un mouchoir froissé. La sage-femme le soupesa de sa main libre et sembla satisfaite.

Cécile tendit son visage vers le paquet emmailloté, une dernière fois. Malgré elle, les paroles de sa mère avaient fait leur chemin. Elle ne pouvait mettre l'avenir d'Amélia et de Jean en péril pour un homme dont l'état, la dernière fois qu'elle l'avait vu, l'avait écœurée.

D'un geste sec dans lequel la sage-femme reconnut ceux de la vieille madame de Meur, elle recouvrit le visage du nourrisson d'un coin de la couverture et se tourna vers le mur pour dormir.

Au matin, la douleur lui rappela qu'elle avait accouché pour la troisième fois. Elle demanda de l'eau chaude à sa bonne, prétexta qu'elle était enrhumée pour se faire une tisane dont elle seule avait le secret. La graine de pavot lui ôta la douleur physique mais ne réussit pas à lui faire oublier sa terrible nuit.

Pourtant, elle se força à sourire lorsque sa fille Amélia, le seul être au monde dont elle voulait voir le visage à présent, vint frotter ses boucles blondes sur son épaule.

« J'ai entendu un bébé pleurer et j'étais réveillée, chuchota la fillette.

— C'était un rêve », répondit Cécile en lui caressant les cheveux.

Amélia hocha la tête. Pourtant, réveillée en sursaut, l'enfant s'était glissée dans les escaliers pour surprendre une grosse femme en tablier emportant un paquet par la porte de la cuisine.

Des années après cette nuit-là, Amélia continuerait de penser qu'elle avait rêvé.

Jusqu'à ce qu'une autre nuit, presque soixante ans après celle-ci, une nuit d'horreur, la tînt éveillée dans ces mêmes escaliers, serrant contre elle un corps froid qu'elle avait arraché à la mort.

« On peut attendre une vengeance très longtemps, si elle en vaut la peine », disait souvent sa grand-mère Adrienne.

La vengeance était une tradition familiale.

CHAPITRE PREMIER

TI OUVRIT LA PORTIÈRE d'un coup de genou. Sa vieille bagnole ne tiendrait pas le coup très longtemps. Il l'avait achetée quelques années avant la fin du millénaire, ce qui en faisait une voiture hors du temps, de fait. Quinze ans de bons et loyaux services… Sans parler du nombre de fois où elle lui avait économisé une chambre d'hôtel, même pour y dormir. Il allait la regretter.

L'autoradio était resté allumé. La voix policée, terne, du journaliste régional, résonna dans la voiture vide.

« Un homme a été retrouvé sur le toit de sa maison. Il aurait réussi à ouvrir un Velux, se hisser jusqu'à la gouttière et grimper le long du toit jusqu'à la cheminée. Âgé de soixante-quinze ans, l'homme ne pouvait même plus faire le tour du pâté de maison, en raison d'une arthrose prononcée. Il s'agirait en fait d'une crise de somnambulisme aiguë qui… »

Ti se pencha pour éteindre.

« Passionnant », grogna-t-il.

En se redressant, il se dit néanmoins qu'il aurait peut-être dû dormir un peu plus. Il avait le sentiment d'être arrivé en somnambule, lui aussi. Pourtant, la veille, il s'était promis de se coucher tôt. Au bout de la troisième tentative d'appel d'une ex déprimée, il avait décroché. Il avait su, dès la première sonnerie, qu'il répondrait, qu'il s'habillerait, débarquerait chez elle tout en se disant que c'était une belle connerie, changerait d'avis illico et se déshabillerait aussi vite.

Il savait également que ça ne soignerait la déprime de personne, que ce serait même pire après. Au petit matin, il partait toujours comme un voleur.

Étrangement, il aimait le cul triste, surtout quand la période s'y prêtait.

Et il trouvait justement un certain réconfort dans cette nostalgie de Noël.

Dans son métier, chaque jour, il voyait des gamins sans attache se balancer contre les murs, bravaches, affolés. Il n'était pas différent, au fond. Il avait besoin de rituels et de repères pour éviter de se fracasser le crâne avec eux.

Pour cette raison, il aimait avoir eu des racines au Chais, même s'il savait qu'être le fils des gardiens ne lui offrait que des morceaux de souvenirs, non transmissibles.

Le domaine était dans la famille depuis plus d'un siècle. Les Gaucher venaient d'une longue lignée d'industriels qui avaient fait fortune dans la pharmacie, puis acquis deux cliniques et quelques laboratoires.

Clairvoyants, les hommes de la famille avaient fait fructifier le patrimoine par des investissements judicieux, souvent d'avant-garde, à l'image de la fondatrice de la lignée et de son mari, Adrienne et Pierre de Meur. Leur discrétion n'avait d'égale que leur sens des affaires.

À ce titre, les habitants du Chais attiraient la méfiance des gens du coin.

Quand on lui demandait des détails sur l'étrange famille Gaucher qui l'employait comme gardien, René Bricard, le père de Ti, avait pris l'habitude de taper du poing sur la table.

« C'est ça qui vous intéresse ? Après les conneries que vous lisez dans les journaux sur la vie privée des stars de cinéma, vous voudriez bien du rab sur les voisins, hein ? Foutez la paix aux Gaucher, sinon ils finiront par s'intéresser sérieusement à vous. »

Le vieux ne faisait peur à personne. C'était sa malédiction. Un vrai gentil. Ti l'avait compris dès son plus jeune âge mais sans jamais en tirer profit, malgré tous les avantages que pouvait lui apporter l'impuissance paternelle. Être le fils de René lui avait appris cela : à défaut d'être craint, essaie d'être aimé. Il ressemblait à son père. Il savait se faire aimer.

Même madame Gaucher l'accueillait comme s'il faisait partie

de la maison. Enfin pas tout à fait... Elle l'accueillait comme elle laissait entrer les chiens de chasse qui s'ébattaient sur le domaine sans jamais voir de gibier et salissaient son carrelage en silence. Quand Ti venait chez ses parents, elle le laissait crotter le sol de sa cuisine et même y traîner un peu.

Il aimait bien ça. Le Chais ne lui appartiendrait jamais mais il appartenait un peu au Chais. Il ne connaissait pas l'origine du nom de la maison ; personne n'y avait jamais entreposé de bouteilles et la région n'était de toute façon pas vinicole. De hauts murs encerclaient un bois juché sur une petite colline et un parc : il s'agissait d'un domaine de chasse. Pourtant, on n'y chassait plus, depuis la mort d'Henri Gaucher. Parfois, René Bricard posait des pièges, avec l'accord tacite des maîtres de maison.

La maison elle-même devait avoir été construite à la fin du dix-neuvième siècle. Elle manquait d'élégance, malgré ses trois étages avec mansarde, ses tuiles bleutées lavées par le temps et la pluie, son double escalier frontal et son entrée de service. Avant l'arrivée des Bricard, en des temps immémoriaux, du personnel vivait déjà dans la maison qui jouxtait le portail. René et Cathé Bricard avaient trouvé dans leur minuscule grenier les vestiges de la domesticité : almanachs, linge grossier rongé par l'humidité, gravures découpées dans des quotidiens jaunis.

René Bricard entretenait le parc, parfois aidé par un jeune jardinier surnommé Tof qui avait tendance à bâcler son travail. René le disait un peu attardé mais Ti reconnaissait en lui les dérives de l'alcool et d'une enfance difficile. Tof avait traîné à la DDASS avant d'être récupéré par des parents eux-mêmes alcooliques et violents. À bien des égards, du point de vue du jeune éducateur social, il s'en était à peu près sorti.

Le parc avait été un terrain de jeux pour Ti et les enfants Gaucher. L'adolescence et la distance sociale qui s'était accentuée à cette époque les avaient éloignés les uns des autres. Ti, enfin, était parti finir ses études dans une autre région et avait instauré, en vieillissant, des marques et des rituels pour son retour.

Quand il arrivait devant le portail, il klaxonnait. Son père venait lui ouvrir, sans précipitation. Ti rangeait sa voiture devant ce que son père appelait le Gardiennage et embrassait ses parents. Puis il descendait vers la maison des Gaucher.

Il voyageait toujours de nuit, pour avoir le plaisir d'arriver au matin et de surprendre les filles.

Ce matin-là, il s'était surpassé. Il avait foncé sur l'autoroute. Dire qu'il passait son temps à répéter aux gamins du foyer de ne pas rouler comme des malades sur les motos des copains.

Vieux ringard, se dit-il tout en embrassant son père. *Tu es devenu exactement ce que tu vomissais.*

Son père l'embrassa aussi distraitement que lui. Puis Ti serra sa mère dans ses bras, sans un mot, et lui tendit un sac en papier maculé de graisse.

« Croissants ? »

Cathé Bricard lui répondit d'un sourire.

« On a toujours horreur de ça, tu sais.

— Je sais, maman. C'est une question de principe.

— N'emploie pas des mots que tu ne connais pas et va te coiffer. Si les filles te voient arriver comme ça, elles vont croire à un cambrioleur. J'ai un seul fils, je veux le garder.

— J'ai survécu jusque-là.

— Uniquement grâce à moi », répondit Cathé avec un sourire qui lui fit apparaître de nouvelles rides autour des yeux.

Elle admira son fils, un instant. Thibaud était devenu un homme au visage un peu dur et aux cheveux trop longs mais, au-dessus de ses lèvres minces, de son nez cassé plusieurs fois sans qu'elle osât demander par qui, elle reconnaissait le regard du petit garçon qui refusait de la lâcher des yeux.

C'était Claude Gaucher, sa patronne, qui avait réussi le miracle, un jour de Noël : Ti avait accepté de quitter sa mère quelques heures pour décorer le sapin qui trônait dans le grand salon du manoir. Depuis, chaque matin de Noël, il allait rejoindre les filles chez elles et se glissait derrière la table de la cuisine, sur le grand banc de bois.

Cathé le recoiffa vaguement, du bout des doigts. Même avec les cheveux en bataille, son fils était beau, à leur manière à eux.

Claude Gaucher s'en fichait, de toute façon. Malgré sa fortune, aucune femme au monde ne s'attachait aussi peu qu'elle à ce genre de détails.

Ti sourit à sa mère et attrapa le paquet de croissants.

« Je reviens, d'accord ?

— Je t'attends. »

Des années auparavant, ce matin qui avait marqué l'indépendance de son petit, Cathé Bricard avait prononcé les mêmes paroles. Ça aussi, c'était devenu un rituel.

Elle regarda son fils courir sur le chemin qui menait au manoir, jusqu'à ce qu'il disparût derrière les thuyas.

Ti s'en voulait un peu de sprinter comme un gamin mais il ne résistait pas au plaisir d'être là avant le lever des filles, de goûter à leur fausse surprise, leurs baisers, de voir Zette sautiller vers lui et se jeter dans ses bras et Diane lui ébouriffer les cheveux.

Il frappa discrètement à la porte de la cuisine puis entra. Claude Gaucher était à sa place, telle qu'elle devait l'être chaque matin de l'année, devant la cuisinière, surveillant une casserole. Elle lui sourit, puis fixa d'un air soucieux les minuscules particules noires qui émergeaient du lait.

Elle portait un pantalon de velours intemporel et un pull à col roulé fluide qui glissait sur son torse mince. La coupe courte de ses cheveux, d'un joli gris, prouvait qu'elle avait été une maîtresse de maison pratique, peu coquette mais classique, et consciente de son statut social. Elle n'avait sans doute jamais été considérée comme une belle femme mais sa stature et ses yeux verts attiraient l'attention et charmaient. Par ailleurs, elle cultivait ce détachement des femmes aisées qu'on associe à de la délicatesse, lorsqu'il s'agit souvent, en fait, d'indifférence au monde. Été comme hiver, elle portait collier et boucles d'oreilles, quelle que soit l'occasion. Seuls ses ongles parfaitement propres mais taillés courts indiquaient qu'elle consacrait sa retraite à des activités manuelles – la cuisine et le jardinage. Ti l'avait vue, toute son enfance, en bottes et tablier, cultiver son potager avec la même élégance qu'elle avait en s'asseyant sur le fauteuil voltaire du grand salon.

« Ça sent la cannelle, non ? dit le jeune homme en embrassant madame Gaucher sur la joue, rapidement, comme il l'avait fait pour sa propre mère.

— J'ai mis du clou de girofle, soupira Claude d'un air résigné.

— Ça sent le clou de cannelle, alors. Mais... du clou de girofle ? Dans du lait ?

— C'est une nouvelle recette...

— Je prendrai juste un café. »

Il se dirigea vers la cafetière – toujours la même, lui sembla-t-il – et souleva son couvercle.

« Est-ce que tout va bien pour toi, Thibaud ? » demanda soudain Claude, en dardant ses yeux verts sur le jeune homme.

Ti haussa les épaules puis ouvrit la boîte à café. Il ne répondait jamais directement à ce genre de questions. Rien n'allait jamais assez bien ni assez mal pour que la réponse fût enthousiasmante ou, le cas inverse, concise. À son grand soulagement – c'était bien la première fois que Claude Gaucher s'intéressait directement à sa vie et il en avait un frisson, sans vraiment savoir pourquoi –, des bruits de pas précipités les empêchèrent de continuer. Max et Lucie, les petits-enfants de Claude, arrivèrent du jardin en criant.

Quand il vit Ti, Max bondit et se serra contre lui. Max avait une façon bien à lui de se blottir contre les gens. Ti qui avait l'habitude des petits trouvait même que Max, pour un enfant de sept ans, avait un abandon inquiétant. Le monde extérieur se délecterait d'une telle confiance, bouchée après bouchée, jusqu'à la détruire entièrement.

Ti chassa ces pensées et embrassa joyeusement le garçon puis sa sœur qui, de trois ans plus âgée, plus distante également, réclamait tout de même son dû en silence, du bout des lèvres.

Ils s'attablèrent. Ti resta là à les regarder en pensant à ce qu'il aurait ressenti si ces enfants avaient été les siens. Il aurait été habitué à les voir, sans doute.

De longues mais délectables minutes passèrent ainsi : Claude devant sa cuisinière, ajoutant des épices improbables dans le lait, les enfants mâchant bruyamment leurs céréales et Ti, sa tasse de café à la main, debout contre la huche à pain, très haute, à l'ancienne.

Enfin, la porte qui menait au couloir s'ouvrit.

Zette poussa un hurlement sauvage en apercevant Ti, prit son élan et se jeta contre lui, exactement comme Max. Ti la reçut sans vaciller, même lorsque le front de la jeune femme lui heurta la mâchoire. Il en profita pour reculer et la regarder.

Elle s'était fait couper les cheveux au carré, un peu trop court pour son visage rond, mais n'avait pas touché à leur couleur châtain. Elle avait vieilli d'un an. Une petite ride de réflexion s'était formée entre ses yeux, du même vert que ceux de Claude Gaucher.

Ti éprouvait toujours un souvenir de désir, furtif, lorsque Zette se collait à lui et qu'il sentait ses seins sur sa poitrine. Mais, aussitôt, la culpabilité le faisait débander. C'était un vieux réflexe d'adolescent, d'une époque où il pouvait difficilement désirer une des sœurs Gaucher sans avoir l'impression d'être incestueux et, dans le cas de Zette qui n'avait pourtant que quatre ans de moins que lui, pédophile.

Il embrassa Zette en l'éloignant un peu de lui, tira d'un air réprobateur sur le T-shirt trop court qui lui découvrait les fesses puis sourit à Diane qui arrivait à son tour.

Diane avait bien l'air d'être la grande sœur de Zette : ses cheveux blond cendré, sa taille, ses hanches plus larges et sa peau moins veloutée lui rendaient généreusement ses cinq ans d'aînesse. Mais lorsqu'un étranger regardait bien les deux sœurs Gaucher, il remarquait la profondeur chaleureuse de Diane, l'humour de son regard clair, marquant. Elle n'était pas plus ou moins jolie que sa sœur, mais d'une différence subtile et effective qui faisait de Zette une petite sœur envieuse, selon la tradition ancestrale. Par ailleurs, Diane avait gagné l'épaisseur de ses hanches en mettant au monde les deux héritiers de la famille, alors que Zette devait la fermeté de ses cuisses au fait qu'elle courait plus vite que les hommes qui l'approchaient.

« Du café, bonne idée, dit Diane en caressant la joue de Ti.

— Mais les croissants, faute de goût, continua Zette en montrant du menton le sac oublié sur le plan de travail.

— Tradition oblige. Et moi, j'aime ça, répondit Ti. Mais j'ai oublié le pain.

— Maman a une machine pour en faire, maintenant.

— Et ça donne quoi ?

— De la brioche.

— Et, une fois, un kouglof. »

Derrière eux, Claude soupira pour elle-même. Ti la regarda. Ils esquissèrent le même sourire. « Moi j'aime toujours ce que vous faites, madame Gaucher, à part peut-être le lait au clou de girofle.

— Tu es gentil, Thibaud. Quel dommage que tu n'aies eu l'idée d'épouser une de mes filles ! Tu aurais été un gendre délicieux.

— Un peu fayot, même, ajouta Diane.

— Tout fayot que je fusse, répondit Ti en insistant sur le subjonctif, j'aurais su vous chérir.

— Vous ? sourit Zette.

— Ben, deux moitiés de femmes comme vous, ça ferait…

— Abruti ! rit Diane en lui envoyant un coup de pied nu dans le tibia. Toujours abruti.

— De toute façon, intervint Claude Gaucher, la question ne se pose pas. Tu n'as pas fait les études qu'on avait prévues. »

Un léger malaise envahit l'esprit de Ti. Madame Gaucher avait parlé de sa voix douce habituelle mais le ton était sans appel. Il ne savait pas vraiment si elle plaisantait ou non ou si elle avait réellement envisagé qu'il épousât un jour une de ses filles. Il la savait distraite, parfois hors de la réalité, mais connaissait également sa dureté. Madame Gaucher savait imposer ses limites, sans jamais élever la voix. Quand Ti était petit, elle obtenait souvent ce qu'elle voulait en le fixant. Un seul de ses regards pouvait même être une punition qui le marquait parfois pendant plusieurs jours.

Diane regarda son ami d'enfance et haussa les épaules. D'un sourire, elle tenta de détendre l'atmosphère. C'était inutile. La menace était déjà passée. Chacun n'avait plus qu'à se conduire comme si rien n'avait été dit.

Max et Lucie demandèrent vaguement une permission qui leur fut accordée et disparurent aussitôt. Ti savait qu'ils avaient eu leurs cadeaux la veille. Personne au Chais n'avait tenté de croire ou de faire croire au père Noël. Henri Gaucher, le père de Diane et Zette, s'y était toujours opposé et avait vite révélé la vérité à Ti.

« Je ne devrais pas te le dire mais tes parents seront sans doute d'accord avec moi. Ne crois pas ces conneries, Thibaud. Le père Noël a été inventé pour une publicité. Tu me diras, c'est le seul élément plausible dans cette histoire. Que ce soit un pur produit du capitalisme... Ça expliquerait pourquoi seuls les riches reçoivent des cadeaux de riches le jour de Noël. »

Puis il avait sorti son portefeuille de cuir et lui avait donné de l'argent.

« Quoi de neuf chez les petits délinquants, demanda Diane.

— Rien de particulier. Et vous, quoi de neuf ?

— Zette fait des heures sup parce qu'il n'y a pas assez d'infirmières.

— Personne n'a envie de faire ce boulot ingrat ? Comme ce monde est surprenant... railla Ti. Des nouvelles du lunetteux ?

— Ti, ne commence pas...

— Désolé... Des nouvelles du mec qui t'a laissée tomber avec deux gosses ?

— C'est à moi de lui en vouloir, pas à toi.

— J'ai le droit de...

— De rien. Ce n'est pas toi qu'il a laissé tomber avec deux gosses. Et puis, les deux gosses, tu n'as jamais eu à te lever la nuit pour eux, ni à leur torcher les fesses, ni à mourir d'angoisse parce qu'ils avaient de la fièvre, ni même à leur apprendre à se tenir sur des rollers. Que tu n'aies jamais aimé Fabien, c'est ton problème, pas le mien.

— Cela dit, il était assez con, intervint Zette.

— Assez, oui, répondit Diane avec un début de sourire. Mais ce n'est peut-être pas la peine de me rappeler à chaque fois que j'ai été larguée... Et par un con, en plus. »

« Laisse tomber », lut Ti dans les yeux de Zette.

Il y eut un long silence, comme parfois en famille. Les filles fronçaient le nez dans leur bol. Ti pensait au passé, presque sans émotion. Il revisitait leurs jeux mais aussi leurs disputes et sa frustration, sa colère de gamin de sentir l'ascendant qu'avait Diane sur lui. Diane gagnait toujours, contre tout le monde, tant qu'elle restait dans le cocon du Chais. Dehors, c'était autre chose. Elle se désincarnait. Elle devenait une autre Diane, nue, fragile, alors que Zette quittait son rôle bien rodé de petite sœur mal à l'aise pour s'affirmer et que leur frère Saul, autrefois, s'enfonçait encore plus dans son silence. Ti se demandait parfois s'il n'avait pas rêvé ce compagnon de jeu, puis cet adolescent muet dont l'ombre semblait hanter encore certaines allées du Chais, à la nuit tombée.

Il aurait voulu en parler. Il se demandait de quel étrange matériau étaient faites les femmes Gaucher, pour arriver à taire le manque de ce frère et ce fils que lui, Ti, avait souvent envié. Il ne comprenait pas. Son monde était celui des mots. Cri de haine, de colère, d'amour, tout le monde hurlait autour de lui, des gosses dont il s'occupait aux éducateurs dont il partageait la vie. Il réalisa qu'il était parti du Chais étouffé par le silence et même, osa-t-il penser, par la froideur. Il n'alla pas plus loin et eut honte d'avoir des soupçons en face de Claude. C'était la mère de Saul après tout. Si elle préférait se taire, tout le monde se tairait.

Les filles s'étaient resserrées sur le banc, comme pour ne pas souligner le vide laissé par les absents.

Saul, bien sûr, mais aussi son père, Henri Gaucher, qui ne commerçait plus avec la vérité, et dans le bureau duquel Ti n'était entré qu'une fois – pour entendre que le père Noël n'existait pas. Son cœur l'avait lâché un matin. Ti s'en étonnait encore. On ne lâchait pas facilement Henri Gaucher. Son gendre, le mari de Diane, en avait fait les frais lorsqu'il avait refusé de continuer à travailler pour la famille. Un an de chômage, pour un des biologistes des plus brillants… Rien n'était le fruit du hasard.

Mamia, la terrible grand-mère, ne venait pas tellement à la cuisine. Pourtant, elle manquait. La mère de Claude appartenait à une époque où c'était la pièce réservée à la domesticité. Il avait fallu Claude et son goût pour la campagne, les années soixante-dix et une fausse décontraction, pour que les enfants y prennent leur petit-déjeuner et leur goûter.

Ti se souvenait très bien de Mamia. Comment oublier cette vieille dame, déjà, aux cheveux gris et à l'œil terrible, qui faisait de lui un papillon épinglé sur un mur ?

Comment oublier la nuit de sa mort, une nuit de tempête ? René l'avait réveillé et habillé. Il avait quoi ? Onze, douze ans ? Peut-être un peu plus... Cette nuit-là, dont la date n'était marquée sur aucune pierre tombale, à sa connaissance, Diane, Saul, Zette et lui avaient été emmenés loin du Chais, sur une route écrasée de pluie, jusqu'à la maison de ville qui servait de lieu de réception à Henri Gaucher.

Les quatre enfants avaient joué toute la journée dans cet étrange décor, en tentant de ne rien déranger, ni la grande salle principale tendue de blanc, ni la cuisine aux casseroles alignées, ni les chambres d'invités, aussi neutres et de bon goût que possible. Ti se souvenait qu'ils avaient fait plusieurs parties de cache-cache, qu'ils avaient reniflé tous les savons minuscules trouvés dans une grande boîte en bois, et que René leur avait permis de regarder la télévision jusqu'à tard dans la nuit. Le jeune homme se souvenait également des yeux de Saul, traqués, et de la façon dont il avait tenu la main de sa petite sœur Zette pendant deux jours. Sans doute cet enfant sensible et secret avait-il compris ce qui se jouait au Chais. Le lendemain matin, Claude était venue leur annoncer la mort de Mamia et leur avait offert un petit-déjeuner en ville, dans un salon de thé, pour les consoler. Aucun des enfants n'avait pleuré, à part Zette qui voulait être assise sur la banquette avec sa sœur aînée. Ti était fier d'être vu en ville avec Claude Gaucher. Elle l'avait installé à côté d'elle, en face de ses enfants. Sa première rencontre avec la mort avait laissé à Ti un arrière-goût de macaron, de liberté et de honte.

Diane se tortilla sur sa chaise. Ti s'aperçut qu'elle le fixait.

« Sales pensées, ce matin ? »

Il détestait quand elle faisait ça.

« Pas spécialement.

— C'est la période qui ankylose l'esprit, intervint Zette. Moi, à Noël, j'ai toujours le cafard.

— Je vois ce que tu veux dire, répondit Ti. On voudrait croire à la magie et, finalement, tout est réaliste et barbare. »

Zette ne put répondre, le nez dans son bol de café. Diane sembla réfléchir un moment : « Et pourtant… dans les pays civilisés, je crois savoir qu'il n'y a plus ni sorcières ni sorciers, ni magiciennes ni magiciens. »

Zette tourna la tête vers sa sœur.

« Le magicien d'Oz.

— Pardon ?

— Ça vient du magicien d'Oz. »

Les deux sœurs échangèrent un regard réprobateur, comme si chacune réalisait que l'autre venait de commettre une inconvenance.

« Il est l'heure », dit soudain Claude Gaucher.

Personne ne savait de quoi elle parlait mais Ti comprit le message.

« Je vais y aller, répondit-il. Ma mère m'attend. Salut, les filles. On se voit dans la journée ? »

Zette et Diane acquiescèrent. Ils savaient tous les trois qu'ils mentaient. Zette était de garde, Diane ne sortirait plus de son lit. Ti traînerait assez longtemps chez ses parents pour n'avoir plus qu'à prendre l'autoroute dans l'autre sens.

Les filles embrassèrent Ti qui, debout devant la porte, eut juste à appuyer sur la clenche derrière son dos et disparaître.

En regardant la porte se fermer doucement, Thibaud Bricard se souvint pourquoi il ne venait plus qu'à Noël. Une fois passé le petit-déjeuner, la maison se repliait sur elle-même, le laissant seul, dans le froid, face à une porte close dont les rideaux dissimulaient un monde auquel, quoi qu'il fît, il n'aurait jamais su appartenir.

CHAPITRE 2

La chose qui suivait l'enfant n'était pas vraiment un prédateur.

Quentin savait exactement ce qu'était un prédateur. Il avait vu tous les documentaires possibles et imaginables sur les animaux d'Afrique. Sa grand-mère pensait naïvement qu'il s'intéressait à la faune.

Elle le voyait vétérinaire et s'imaginait sans doute à son bras, susurrant du « mon petit-fils, qui est vétérinaire » à toutes les vieilles biques de son immeuble. Elle se la jouerait respectable. Ça la laverait peut-être de ce qu'elle appelait « sa honte » : un fils tellement saoul qu'il avait fini par se foutre en l'air en bagnole et une belle-fille qui lui avait laissé le gosse pour suivre un autre ivrogne.

Parfois, Quentin détestait tellement ce qu'elle disait qu'il avait envie de la frapper. Parfois, elle était gentille et il avait envie de bien faire, d'être sage et de bien l'aimer.

Pour ça, il aurait fallu qu'elle arrêtât de dire des choses comme « ta salope de mère » ou « cette pute qui s'est barrée ».

Ou de croire qu'il regardait les documentaires parce qu'il adorait s'instruire. En fait, ce qu'il aimait le plus, dans les documentaires animaliers, c'était le moment où le fauve sautait à la gorge de la gazelle. Elle se débattait désespérément et tentait de se redresser sur ses longues pattes frêles.

« Élégantes », disait le commentateur.

Quentin détestait les commentateurs.

À quoi ça sert d'avoir des pattes pareilles quand on n'a pas de crocs, hein ?, pensait le garçon en regardant, galvanisé, le fauve planter doucement ses dents dans la gorge palpitante.

C'était ce qui l'étonnait le plus. Les fauves ne lacéraient pas leurs victimes. Ils prenaient le temps de les déguster encore vivantes, allongées dans leur propre sang, prises de spasmes, avec une délectation de gourmet.

C'était ce qui faisait penser à Quentin que la chose qui le suivait n'était pas un prédateur. La chose allait vite, par à-coups. Il sentait sa présence dans son dos. Un prédateur était bien plus lent et quasiment invisible, au moment de la traque.

Quentin bomba le torse en marchant dans la ruelle désertique, parce qu'il avait un peu peur. Il n'osait pas se retourner pour affronter la chose. Il ne savait pas où aller. Pour la première fois, il n'avait pas envie d'être seul.

Il n'avait pas trop compris comment il était arrivé dans cette ville bizarre, avec ses longs immeubles aux fenêtres sans vitre et ses rues serpentant et se croisant sans fin.

Elle ressemblait à un décor de papier, d'un papier plus solide que la pierre et qui ne cachait que le vide.

Pourtant, ce qui entourait Quentin lui semblait familier et dramatiquement réel. Cette ville existait sans doute depuis longtemps.

Quentin arriva à un carrefour.

Droite ou gauche ? se demanda-t-il.

Il fut pris d'un frisson. La chose avait fait un nouveau bond. Il avait entendu un bruit mat, comme de lourdes pattes atterrissant sur le sol dur du trottoir.

Tout droit ? Droite, gauche, tout droit ?

Il hésita un instant puis prit à gauche. Il avait toujours aimé la gauche – et son chiffre préféré était le six, lui semblait-il.

La rue continua à ressembler à la précédente. Le bout de ses pieds ricochait sur les pavés. Puis elle déboucha sur une longue esplanade, du même beige lumineux. Le soleil était à découvert. Mobiles et bruyantes, des formes noires se détachaient du ciel. Un écho renvoyait les ronronnements monotones des voitures, plus loin.

Les yeux de l'enfant se dilatèrent. Les ombres devinrent des silhouettes. Des détails apparurent : des enfants jouaient avec un ballon, des passants les évitaient, décidés et anonymes. Sur les quelques marches qui menaient vers un bâtiment officiel, plus brillant que les autres immeubles, des femmes surveillaient les garçons qui poussaient la balle devant eux.

De l'autre côté, il y avait la rue, une longue rue à plusieurs voies, comme on en voyait dans les grandes villes. Les voitures passaient si vite que Quentin ne pouvait distinguer leurs marques. Pourtant, il les connaissait toutes.

Il soupira de soulagement. Au moins, sur cette place, la chose n'oserait pas trop s'approcher. Et puis, la place ressemblait à celle où il aimait bien se retrouver avec ses potes, en particulier les plus grands, qui lui donnaient un sentiment d'importance même s'ils le chahutaient.

Il y avait une bande, sur cette place, également.

Logique.

Chaque ville avait une place et chaque place avait sa bande.

Ils étaient quatre ou cinq jeunes adultes, presque des hommes. Ils portaient des jeans de marque qui laissaient entrevoir leurs caleçons et des sweat-shirts gris et bleu marine. Ils ne faisaient rien en particulier. C'était une bande.

Quentin s'approcha à petits pas. L'un des jeunes tourna la tête vers lui et lui sourit sans dire un mot.

Quentin n'aima pas ce sourire. Comme disait sa mère, c'était un sourire qui pue, un sourire qui vous promet la vie de palace et qui vous fera juste visiter les chiottes.

Néanmoins, il alla jusqu'à la bande de gamins.

Le plus grand était toujours le chef. Les autres n'avaient rien d'intéressant. Le chef portait les cheveux mi-longs, blonds, et s'était accoudé à un banc de pierre, dans la posture la plus décontractée possible. Ses vêtements avaient la couleur de la craie sale. Il tenait contre lui une fille dont Quentin ne voyait pas le visage. Les ongles de la fille avaient été peints en rouge sang.

Quelque chose cloche, se dit Quentin.

Ça, c'était un chef à l'ancienne, d'une vieille bande. Chez lui, aucun gosse n'aurait cet air dégingandé et poussiéreux. Même ses vêtements n'allaient pas.

Quelque chose clochait vraiment.

Cette ville n'existait pas pour de vrai.

C'était un rêve. Quentin sourit. Il se souvint soudain de s'être endormi dans un lit tout blanc et réveillé dans cette ville qui n'en était pas vraiment une.

Si ce n'était pas une vraie ville, ni une vraie bande, tout était permis, surtout ce qu'il avait toujours rêvé de faire.

« Hé, minables ! » cria-t-il, réjoui.

Les quatre types se retournèrent, tandis que leur chef continuait à regarder ailleurs, en lui tournant le dos.

« C'est toi qui dis ça, microbe ? répondit l'un des types, un petit gros avec une casquette trop grande.

— Ouais. Votre ville pue et vous aussi. »

Ces types n'existaient pas. Il les avait inventés. Il pouvait tout aussi bien les détruire.

« Tirez-vous de là. »

Les types commencèrent à s'agiter, en lançant des regards inquiets autour d'eux. Alors qu'ils s'éloignaient du banc, de quelques centimètres, leur chef tourna la tête très lentement. Quentin ne vit que l'arête de son profil. Ce n'était pas un jeune. C'était un homme sans âge.

« Je ne crois pas que nous allons bouger », dit l'homme.

Il avait murmuré mais Quentin avait nettement entendu ses paroles. Sa voix serpentait l'air, sifflante et grinçante dans les virages. La fille accrochée au cou du chef ricana.

Quentin serra les lèvres.

L'homme se retourna tout à fait. La fille glissa contre son corps et se cacha derrière lui, en faisant passer ses doigts aux bouts couleur sang sur son buste.

L'homme regarda Quentin. Le garçon se figea.

Ce regard-là aurait pu clouer sur place n'importe quel type, même plus grand et plus âgé. Son visage sec, anguleux, son nez crochu, ses lèvres fines avaient été faits pour aller avec ses yeux noirs et brillants.

« D'accord, Quentin, dit l'homme d'une voix douce. Tu veux jouer au grand. Tu viens ici, tu dis à mes mecs de se tirer. Tu te la joues. Comment est-ce que moi, je devrais me sentir après ça ? »

Le ton était celui que prenait le prof de maths quand il se retenait visiblement de clouer un gosse au mur et qu'il voulait se montrer compréhensif mais ferme.

« C'est exact, dit l'homme. Je suis compréhensif mais ferme, Quentin. »

Quentin sursauta. Avait-il dit tout ça à voix haute ? Il n'en était pas sûr.

« Vous lisez dans les esprits ? Ça, c'est…

— Ne détourne pas la conversation, Quentin, répondit l'homme. Je n'aime pas la façon dont tu parles. Je n'aime pas que tu manques de respect à une femme, Quentin.

— Mais je n'ai… »

L'homme le fit taire, d'un geste. Quentin n'avait pas encore vu les mains de l'homme, longues, décharnées, aux ongles épais et pointus.

Dans le dos de l'homme, la fille éclata d'un rire hystérique. Quentin frémit. Il connaissait ce rire. Il connaissait même très bien ce rire.

« Maman ? »

L'homme répondit d'un sourire et s'écarta pour laisser sa compagne s'avancer.

« Tu connais ce gosse ? dit-il, sans se départir de son sourire, devenu mordant.

— Jamais vu », grinça la femme.

Quentin retint une exclamation. Bien sûr, elle l'avait déjà vu. C'était sa mère. C'était très exactement sa mère, avec ses mèches violettes sur le devant, ses cheveux bruns coupés dans tous les sens, son maquillage soigné assorti à son top bleu et sa jupe courte noire. Quentin reconnaissait aussi le bracelet en argent, avec un pendentif en forme de cœur, qu'elle portait toujours au poignet gauche.

« Maman ! dit-il, avec une grimace douloureuse. C'est moi, c'est Quentin.

— Je ne le connais pas, répéta la femme d'un ton calme. Si j'avais un gosse, tu crois qu'il serait aussi moche que ça ? »

L'homme se mit à rire. Quentin se sentit glacé.

« *C'est qu'un rêve. Je risque rien.* »

L'homme leva un sourcil.

« Tu crois ça, gamin ? Un rêve, rien qu'un rêve ? Tu te fous de moi, c'est ça ? Tu te crois plus fort que moi ? »

Il attrapa Quentin par le col. Les types de sa bande ricanèrent à leur tour et les entourèrent. L'homme traîna Quentin au travers de la place. Les pieds du garçon raclèrent le sol, avant qu'il commençât à réellement se débattre.

« Désolé, gamin, dit l'homme. La prochaine fois, tu apprendras à fermer ta gueule. »

En un clin d'œil, ils furent proches de la route. Quentin entendait le bruit des moteurs qui défilaient. Les voitures filaient à toute allure, au même rythme entêtant. Il n'y avait ni passage pour piétons ni feu rouge. Elles se suivaient sans discontinuer. Même de près, il était impossible de distinguer les modèles. Encore moins leurs occupants.

L'homme le leva au-dessus du trottoir, si proche de la route que Quentin sentait les voitures lui frôler le dos.

« Bye bye, avorton. »

Il le lâcha.

Quentin tenta de hurler. Mais son hurlement resta coincé dans sa gorge, au moment même où il se sentit étranglé.

Quelqu'un avait attrapé le col de son pyjama et le tirait en arrière.

Il se débattit faiblement. Devant lui, les voitures filaient sans lui jeter d'air au visage. Ce n'était pas tout à fait une vraie rue. C'était juste une menace de rue.

Deux grandes mains lui agrippèrent les épaules et le firent pivoter. Dans le mouvement, l'une d'elle lui effleura le cou, là où la peau est particulièrement douce. Il tressaillit. La main était sèche, rugueuse, mais son contact lui offrit un éclair de réconfort.

Quand Quentin osa lever la tête et regarder son sauveur, il vit une femme d'une laideur extrême. Ses larges épaules comprimées dans un manteau couleur de brume, immense et grasse, elle penchait vers le garçon une tête aux cheveux plats, séparés par une raie mal faite. Elle avait les yeux et la bouche ronds, ce qui lui aurait donné l'air ahuri, si de ses lèvres ne dépassait pas une rangée de dents inégales et jaunes. Pourtant, derrière cette laideur, il y avait quelque chose de doux.

Elle lui prit la main, d'un geste ferme, et l'entraîna au travers de la foule. Quentin la suivit, sans volonté. Il tremblait de peur, désormais.

« Attends ! » hurla la voix du chef de bande.

La femme tressaillit, fronça les sourcils et, en prenant son temps, se retourna.

« Ne le laissez pas s'approcher », murmura Quentin en glissant derrière son dos.

Il sembla à Quentin que la femme et le chef de bande se jaugeaient du regard, avec l'air de ne pas comprendre qui l'autre était exactement et ce qu'il faisait là. Leur présence respective paraissait étrange et inappropriée. Le moment dura une éternité ; Quentin eut le sentiment que sa vie se jouait sur cette confrontation silencieuse.

La femme prit enfin la parole :

« Tu n'as rien à faire là. Je ne sais pas ce que tu es mais tu ne fais pas partie de ce monde. »

L'homme répondit par un hululement sinistre. D'un bond, il fut devant la femme, presque contre elle.

Quentin réprima un sanglot, caché dans son dos.

L'homme avança sa main, maigre et sale, vers le visage ingrat de la femme.

« Je suis ici chez moi. Et lui, il m'appartient, ajouta-t-il en pointant Quentin d'un ongle jaune.

— Tu es ici chez lui et personne ne t'appartient. Va-t'en. »

Le chef de bande écarquilla les yeux et fit une grimace affreuse. Quentin recula, malgré lui. Ce n'était plus un homme. Ça n'avait jamais été un homme. C'était une créature, une chose travestie en homme et dont l'esprit était tellement horrible qu'il n'avait pas réussi à lui donner un déguisement correct.

« Nous nous connaissons, n'est-ce pas ? » susurra la créature en observant attentivement la femme.

La femme secoua la tête.

« Si, reprit la créature. Tu es... » La surprise fit place à la colère sur le visage anormalement maigre du chef de bande.

« ... une d'elles ! Salope ! Sorcière ! »

La main décharnée agrippa l'épaule de la femme. Il sembla à Quentin que c'était lui que la créature attrapait. Il recula d'un pas.

La femme se dégagea d'un coup sec et reprit la main du garçon.

« Sors de cet esprit, murmura-t-elle sans quitter son adversaire des yeux. Je ne sais pas ce que tu es mais je veux maintenant que tu sortes de là.

— Tu n'as pas à me dire ce que j'ai à faire ! Je vais te détruire ! »

La créature était si près d'elle que son nez touchait presque celui de la femme.

« Je vais te bousiller, tu m'entends ? Sor... »

Il s'arrêta soudain. La colère disparut de son visage et une joie effrayante, malsaine, la remplaça. Son sourire était la pire des menaces.

Quentin et la femme se mirent à courir.

Bientôt, ils arrivèrent dans une rue, semblable à celles qu'il avait parcourues : hauts immeubles, pavés ternes et, entre les deux, le silence et le vide...

La femme se mit à genoux, prit doucement les épaules de Quentin et murmura d'une voix criaillante : « Écoute-moi ! Ici, il ne faut pas se fier aux apparences, tu comprends ? Tout est inversé. »

Quentin acquiesça.

« C'est un rêve, hein ? Et vous, vous êtes dans mon rêve. Qui êtes-vous ?

— Une amie. Je suis là pour t'aider, Quentin.

— Qu'est-ce qui me prouve que vous dites la vérité ?

— Rien. Mais je t'ai sauvé.

— D'accord. C'est vous qui me suiviez, tout à l'heure ? »

Il hésita un instant, puis reprit :

« Le type, là, il est dangereux, hein ?

— Plutôt, oui.

— Et vous, vous êtes une sorcière ?

— Je ne sais pas si je suis une sorcière, Quentin, mais je peux… faire des trucs. Comme voyager dans les rêves.

— Et vous êtes qui, en vrai ?

— Je m'appelle Louise. Mais, en général, on m'appelle Zette. »

Quentin lui sourit. C'était un surnom plutôt marrant mais un peu ridicule, au fond.

« Et ma mère ? Elle va s'en sortir ?

— Ta mère n'est pas vraiment là. Je te l'ai dit, méfie-toi des apparences. Mais, déjà, tu as compris que ce n'était pas la réalité. Tu as fait le plus gros du chemin. »

Elle lui passa la main sur la joue. Quentin n'avait jamais senti une caresse aussi douce, si pleine d'attention. Il eut envie de se jeter à son cou.

« Je dois partir, maintenant, murmura la femme.

— Très bien. Où va-t-on ? demanda le garçon, la voix pleine d'espoir.

— Non, Quentin. Toi, tu dois rester ici et être courageux.

— Seul ?

— Oui. Ne t'inquiète pas.

— Et comment je sors d'ici ? Comment je rentre chez moi ?

— Suis ton intuition et tout ira bien, affirma la femme d'un ton doux.

— Vous allez me laisser seul avec… vous savez bien… lui ?

— Je n'ai pas le choix. Mon temps ici est compté. Mais je reviendrai. Bientôt. En attendant, ne t'approche pas de lui. Marche sans t'arrêter. Et écoute ton intuition. Rien que ton intuition. Aucune voix. D'accord ? »

La lèvre inférieure de Quentin se mit à trembler.

« Vous allez me laisser là ? Avec ce truc qui veut me tuer ? »

Zette hocha la tête.

« Je n'ai pas le choix. »

Elle tenta de poser une main rassurante sur le bras du garçon mais il se dégagea avec violence.

« Foutez-moi la paix, alors », hurla-t-il.

Puis il s'éloigna.

Zette resta un instant à l'angle de la rue, les bras ballants. Déjà, le réveil l'appelait. À partir de maintenant, tout était sous contrôle. Elle n'avait qu'à se réveiller. La vie reprendrait son cours, jusqu'à la nuit prochaine.

Plongée dans ses pensées, elle sursauta, quand la tête anguleuse de la créature apparut dans son champ de vision. Il se tenait à côté d'elle et, le visage penché, regardait également l'enfant disparaître par les rues.

Une caricature de compassion, pensa Zette en réprimant un frisson.

Elle voulut lui parler mais, déjà, elle se sentait aspirée vers le monde réel. Le paysage, la créature, et la conscience du corps différent qu'elle avait dans ce monde-là devinrent flous et disparurent.

CHAPITRE 3

ZETTE émergea dans la chambre d'hôpital aux odeurs si familières. Durant quelques secondes, elle resta dans cet état, entre le sommeil et le réveil.

Puis elle sentit la couverture rêche sous ses bras repliés et nus, sa blouse tendue par son dos arrondi, et la résistance de la chaise sous ses fesses et ses reins. Ses doigts rencontrèrent une peau froide, une main étendue sur la couverture. Ils se refermèrent sur elle, machinalement.

Les patients dans le coma avaient les extrémités glacées bien souvent.

La jeune femme ouvrit les yeux. Plus pâle, plus maigre dans son pyjama bleu, Quentin gisait, attaché à la perfusion et aux différents appareils de contrôle.

Zette était toujours un peu étonnée à son réveil de retrouver ses patients dans le monde réel, inertes sur leur lit d'hôpital.

Leur esprit était si vivace, dans le monde qu'il créait pour survivre au coma !

Le bruit métallique de la porte de la chambre la réveilla tout à fait.

Sa collègue Lise apparut dans le filet de lumière blanche que l'entrebâillement laissait passer. Zette reconnut ses épaules carrées, son torse long et la façon très personnelle et assez vulgaire dont elle s'appuyait sur la hanche droite.

« Petit père, souffla Lise en caressant l'enfant du regard. Ça doit lui faire du bien d'avoir de la compagnie.

— C'est pour ça que tu me laisses dormir dans sa chambre, hein ? Parce que tu ne crois pas aux théories du grand docteur Givé ?

— Ni aux autres. Je suis sûre qu'ils nous entendent. Le cerveau ne peut se déconnecter. Leur esprit est là, quelque part, et il nous attend.

— Dieu merci, non ! Enfin, je l'espère. S'ils entendaient vraiment toutes les conneries qu'on dit dans leur chambre, sans parler des pronostics qu'on leur fait, ils préféreraient ne jamais revenir. »

Lise lui jeta un regard désapprobateur puis vérifia la perfusion.

« Peut-être. Ça ne t'empêche pas de passer la plupart de tes nuits avec chacun d'eux, à leur tenir la main ou dormir à leurs côtés. Quelque part, tu sais bien que j'ai raison. »

Zette haussa les épaules mais, mauvaise comédienne, ne fit pas illusion. Lise était cependant loin de se douter de la vérité. Givé et l'ensemble de la profession voyaient juste. Zette avait découvert, dès son premier stage en réanimation, que l'esprit des patients plongés dans le coma n'était pas coincé dans leur corps et ne pouvait réagir aux stimuli. Leur esprit était enfermé ailleurs.

Zette regarda une dernière fois le garçon allongé. Les tuyaux et fils qui le tenaient branché au respirateur et au scope donnaient l'impression qu'il était attaché au lit. La situation paraissait ironique. Zette se pencha vers l'oreiller.

« Ne t'arrête pas de marcher, murmura-t-elle, mais pas assez bas pour éviter que Lise l'entende.

— Parfois, dit Lise avec un sourire amical, je me demande si tu es cynique ou complètement idiote. »

Zette lui fit signe de se taire et referma la porte derrière elles.

« Ou complètement folle, ajouta Lise. Viens, je t'offre un café. Tu pourras même te faire draguer par le serveur à ma place. Mais avant, tu pourrais aller voir le dossier du type qui vient d'arriver. Un cas.

— Encore un ?

— Un vrai, celui-là. Aucune cause physique. Il est juste dans le coma. Notre cher docteur Givé s'arrache les cheveux depuis ce matin… Je te conseille d'y faire un tour. »

À l'idée de pénétrer de nouveau dans le monde des rêves, Zette frémit.

« Avec cette… créature ? »

Depuis que le don de Zette s'était révélé, elle n'avait jamais rien vu de tel. Normalement, il n'y avait pas de danger. L'esprit du comateux marchait dans un monde qu'il avait créé à partir de ses rêves.

Elle n'influait jamais sur les décisions des comateux. Ils choisissaient : mourir ou se réveiller. Zette se contentait de les guider vers une certaine conscience de ce qui les entourait. Une fois qu'ils avaient réalisé que leur monde n'était pas réel, ils trouvaient rapidement une solution pour mettre fin à cet état, d'une façon ou d'une autre. Cependant, quoi qu'il arrivât par la suite, il n'y avait jamais de menace de mort – même s'il s'agissait d'une mort cérébrale – dans leur monde. Il n'y avait pas de violence concrète, d'élément extérieur qui les poussait vers cette solution radicale.

L'homme ou la créature n'avait donc sans doute pas été façonné par l'esprit de Quentin. Il venait d'ailleurs, tout comme elle. Il avait réussi à mettre en mots ce que Zette était, bien qu'elle doutât être une sorcière. Il avait conscience d'elle, ce qui était tout à fait inhabituel.

Ce qu'elle était, elle-même n'en savait rien. Elle avait un don, simplement.

Ce qu'était cette sorte d'homme semblait encore plus fou.

En revanche, une certitude la saisit, alors qu'elle se levait pour suivre sa collègue Lise : que cet homme existât ou non, il était aussi clairement tourné vers le mal qu'elle l'était vers le bien.

De toute façon, Zette ne voulait plus être confrontée à lui, dans ce monde ou un autre. Elle décida d'aller sonder l'esprit du nouveau patient, le plus tôt possible, pour s'assurer que la chose qui avait envahi l'esprit de Quentin ne l'y avait pas précédée.

Ou pire : suivie.

Emprisonné dans son corps inerte, en reprenant son chemin au travers des ruelles devenues sombres du monde des rêves, Quentin regretta vraiment la présence de la femme si laide.

Derrière lui, rien ne bondissait. Pourtant, il lui semblait apercevoir, du coin de l'œil, une ombre qui glissait de pierre en pierre et disparaissait sans bruit lorsqu'il se retournait.

Cette fois-ci, Quentin en était certain.

C'était un prédateur.

CHAPITRE 4

UNE SILHOUETTE ENCAPUCHONNÉE glissa le long du mur est du Chais. Le soleil du matin rampait à mi-hauteur des jardinières vides. La petite forme sautilla jusqu'à la porte de la cuisine. D'une manche douteuse sortit un doigt rougi par le froid.

« Chut ! »

Une seconde silhouette avança à pas comptés derrière la première. Collées toutes deux contre le mur, elles s'arrêtèrent un instant pour reprendre leur souffle. Les deux silhouettes avancèrent à petits pas jusqu'à une haute fenêtre et se firent signe. La plus petite finit par obtempérer. Dressée sur la pointe des pieds, elle scruta l'intérieur puis hocha la tête vers l'autre silhouette.

Elles revinrent alors sur leurs pas, jusqu'à la porte de service, l'ouvrirent sans bruit et se faufilèrent à l'intérieur.

Sous leurs baskets salies, les marches craquèrent légèrement. Elles se figèrent ensemble, selon une vieille habitude de la filouterie, un même but partagé. Le vieil escalier, complice, cessa de gémir lorsqu'elles atteignirent son milieu.

D'un mouvement de front, la première indiqua une porte puis sortit de sa poche une clé. C'était là. La seconde silhouette se renfrogna sur le palier dans un coin d'ombre, comme prise soudain d'une crainte obscure.

Au moment où, d'une main précise, son complice enfonça la clé dans la serrure, la porte s'ouvrit en grinçant.

« Ça fait des heures que je vous attends. J'ai cru que j'allais me faire choper ! » murmura une voix aiguë.

Un visage encadré de deux nattes maigrelettes apparut. Du menton, il désigna la silhouette cachée dans l'ombre.

« Il est sûr, ton pote ?

— Bien sûr, qu'il est sûr, mon pote ! Laisse-nous rentrer, Lucie. »

La petite blonde s'éclipsa dans la pièce mal éclairée.

Les deux garçons entrèrent, l'un faisant tourner son passe-partout sur son index, l'autre le cœur dans la gorge, près de vomir et avançant à pas de fourmi, comme dans un lieu sacré.

« Bienvenue dans le Sausaulée, Paulo », annonça Lucie en se jetant sur un lit de fer.

Paulo n'osa pas, tout d'abord, regarder autour de lui. La chambre sentait le vieux clou et la poussière, et autre chose ; un parfum d'encens, peut-être, ou de cigarette. Il n'en savait trop rien. Il était profondément impressionné d'être amené chez Max et Lucie, en cachette, pour visiter ce que Max lui avait vendu comme la pièce secrète de la maison.

Toute l'école, même ceux qui détestaient Max et Lucie et se moquaient d'eux, rêvait d'y être un jour invité. Mais les Gaucher étaient la famille la plus hautaine et la plus secrète de la région. Les autres mères se taisaient lorsque Diane Gaucher allait chercher ses enfants et ne l'invitaient jamais. Au début, Diane avait tenté de leur sourire et leur parler mais personne n'avait été dupe. C'était une façon de leur rappeler que, même dans ses actes de générosité, elle leur était supérieure. Les Gaucher ne recevaient jamais personne et considéraient les autres comme leurs obligés. L'argent les mettait au-dessus des lois, disait-on. Ils avaient même enterré la vieille Amélia, l'arrière-grand-mère de Max et Lucie, dans leur propre parc, comme des nobles, et sans faire dire de messe. En tout cas, du jour au lendemain, plus de quinze ans auparavant, Amélia avait disparu. Il y avait même eu une enquête de police mais l'affaire avait été étouffée, sans doute grâce à des pots-de-vin.

Ève, la mère de Paulo, n'avait jamais rien dit contre Diane Gaucher. Elle avait invité Max et Lucie à l'anniversaire de son fils, parce qu'il l'avait demandé. Elle avait trouvé normal que Diane les attende dans la voiture et la salue d'un signe de tête. Parfois, elle n'avait tout simplement pas envie d'être aimable, elle non plus.

Paulo ne pensa donc pas à ce que sa mère dirait s'il se faisait attraper par celle de Max et Lucie. Sa mère ne dirait probablement rien et irait fumer une cigarette sur le balcon, en attendant qu'il vienne présenter des excuses. L'image qu'il avait dans la tête, à ce moment précis, alors qu'il marchait prudemment vers le lit sur lequel Lucie se roulait en riant, c'était le regard de son oncle Simon. Son oncle ne rigolait pas tellement avec les lois ; il était flic. À ce titre, Paulo savait qu'il avait commis une effraction, une infraction, et qu'il avait plutôt intérêt à ne pas laisser d'empreintes. Il décida de garder ses gants.

Enfin, il osa regarder autour de lui. Max avait allumé une petite lampe de chevet, posée sur une table basse.

« Entre, viens ! On va boire un truc. »

En crânant, le petit garçon ouvrit un tiroir sous la table et en tira une minuscule bouteille. Le contenu sirupeux avait laissé des marques sur l'étiquette. Max se lécha les doigts.

« C'est du cognac. C'est super fort. Mon père s'en sert pour désinfecter ses plaies quand il se fait bouffer par une araignée dans la jungle. Même par une mégane.

— Une mygale, petit con, répondit Lucie depuis le lit. Papa a horreur du cognac, tu te plantes complètement. Il se sert de whisky.

— C'est pareil. Ça, c'est dans le Sausaulée depuis avant ma naissance. C'est du bon. Goûte. »

Paulo prit délicatement la bouteille et dévissa le bouchon. L'odeur lui donna un haut-le-cœur. Pour ne pas passer pour un idiot, il en prit une minuscule gorgée et se retint de tousser.

« Super bon, murmura-t-il en rendant la bouteille et le bouchon.

— Un peu ! Il n'y a que des trucs comme ça ici, c'est pour ça que c'est interdit. Il y a même de la drogue. Regarde. »

Paulo avança la tête vers la petite boite que lui désignait Max. Dedans, il aperçut un paquet de feuilles à rouler, comme sa mère en utilisait parfois, et des miettes de ce qui avait dû être une plante.

« On dirait de la tisane.

— Ça se fume. Mais si tu le sens, juste, ça te fait déconnecter.

— Décoller, reprit Lucie.

— Décoller. Tu veux essayer ? »

Paulo murmura un non rauque. Son oncle allait lui retourner la tête s'il apprenait qu'il avait reniflé de la drogue. Il le foutrait en prison, ni plus ni moins, avec les clochards et les drogués comme lui.

« Je peux pas, se justifia-t-il. Tu comprends, mon oncle est flic...

— Ça, c'est chouette ! s'exclama Max avec un sourire. Mes parents détestent les flics. Surtout mon père. Il est rachitique.

— Anarchiste, souffla la voix de Lucie, qui s'était rapprochée.

— Ouais.

— Tu sais, Paulo, reprit Lucie en s'agenouillant auprès des garçons. C'est un grand honneur qu'on te fait. Personne, vraiment personne, n'a le droit de venir dans le Sausaulée. Même pas nous. Tu dois signer une décharge. »

Elle sortit de la poche de son jean une page de cahier quadrillée et lui tendit.

« Tu signes là. Tu ne devras raconter à personne ce qu'il s'y passe, d'accord ? Si tu ne signes pas, on te casse la gueule. Si tu signes et que tu trahis, on te casse la gueule. Maintenant, on est liés tous les trois. Tu comprends ? C'est un grand honneur.

— Tu l'as déjà dit, répondit Paulo, piqué par le ton autoritaire de la fillette. Ça veut dire quoi, Sausaulée ? C'est pas mausolée, le vrai mot ?

— Oui, ça l'est. C'est Max qui a trouvé Sausaulée. Ici, c'était la chambre de Saul.

— C'est qui, Saul ?

— On n'a pas trop le droit d'en parler. Surtout à Noël. C'est pour ça que c'est une pièce interdite aussi. Personne n'y va jamais, parce qu'elle appartenait à Saul. Si tu veux, je te montre sa photo. Mais si tu répètes, tu es mort. »

Elle alla fouiller dans un secrétaire en bois blond que Paulo n'avait pas encore remarqué puis revint.

Paulo prit la photo entre deux phalanges, comme on lui avait appris.

La photo montrait trois personnes le visage tourné vers l'objectif. Il reconnut la mère de Max et Lucie, plus jeune, les cheveux détachés, un bandana rouge autour du cou, encadrée par deux adolescents. Le visage de l'autre jeune fille lui sembla familier mais il ne la reconnut pas vraiment. À la gauche de Diane Gaucher, un adolescent aux cheveux bouclés et bruns, le regard bleu, comme celui de Lucie, fixait l'appareil d'un air joyeux.

« C'est ton père ? demanda Paulo en reposant la photo.

— Crétin ! C'est mon oncle.

— Il est mort ?

— C'est pi..., intervint Max, avant de se faire énergiquement bâillonner par sa sœur.

— T'occupe. On n'a pas le droit d'en parler, c'est tout. Viens, je vais te montrer un truc trop cool. »

Max s'approcha du tiroir de la table de chevet et en sortit un carnet relié, couvert de tissu bariolé. Avec précaution, il le posa sur la table basse et imposa ses mains dessus.

« Je te préviens que ça fait flipper.

— J'ai l'air de flipper ? » répondit Paulo.

Mais il n'en menait pas large. Max avança le carnet jusqu'à lui, l'encourageant à l'ouvrir d'un signe de tête.

Paulo feuilleta l'album d'un air qu'il voulait ennuyé. Des croquis... Il n'était pas certain d'avoir envie de les détailler.

« Ça fait peur, hein ? »

Les dessins montraient le visage d'un homme, sous plusieurs angles. Le fond avait été crayonné, de façon à faire ressortir le blanc de ses yeux et ses joues. Sur toutes les pages il avait la même expression terrifiante, malgré son sourire. Ses yeux surtout impressionnèrent Paulo : deux billes que le crayon avait accentuées, enfoncées dans les orbites et qui, lorsqu'elles étaient tournées vers lui, semblaient vouloir le brûler.

Paulo avait du mal à se détacher de ce visage au nez crochu, au menton pointu et au front disproportionné, sous des mèches blanches. Sur l'un des dessins, il avançait une main gigantesque, aux doigts effilés, vers celui qui le regardait.

En dessous, une écriture brouillée, presque adulte, le nommait. Paulo aurait préféré ne jamais avoir à mettre un nom sur ce visage répugnant : le Marchand de sable.

Sur les dernières pages, l'homme avait été égratigné par le crayon, au point de transpercer le papier délicat du carnet.

Paulo se dit qu'il allait sans doute en faire des cauchemars. Il avait déjà vu des images terribles, à la télévision ou dans les bandes dessinées qu'il prenait à la bibliothèque, mais quelque chose dans ces dessins amateurs, trouvés dans cette chambre vide, le jetait dans un univers malsain, le monde d'un esprit malade et incontrôlable. Lorsqu'il releva la tête, Max et Lucie le dévisageaient, hilares.

« Tu as peur, hein ? » demanda Max.

Paulo haussa les épaules. Des larmes commencèrent à lui picoter les yeux. Lucie intervint soudain en détournant la tête, avec cette pudeur des enfants cruels :

« Tu es venu à vélo ?

— J'ai pas le droit de faire du vélo dans la campagne, répondit Paulo. Et puis, ça fait quinze kilomètres au moins, de la ville à ici, je te signale.

— Alors, il faut que tu partes maintenant. Sinon, tu vas rater le car de quinze heures trente-trois, et après il y a plus que celui du soir. Ma grand-mère découvrira que tu es venu.

— Oui, je comprends. On se retrouve au conservatoire, alors ? »

Lucie hocha la tête puis reprit le carnet et, sans y jeter un coup d'œil, le referma d'un coup sec.

Après être ressorti du Chais comme il y était entré, Paulo poussa un soupir de soulagement. Il n'était pas certain d'avoir envie d'être ami avec les enfants Gaucher, finalement. Le Chais n'était pas un pays merveilleux, comme il l'avait imaginé, plein de cachettes et de mystères à découvrir. C'était un endroit insécurisant.

À vrai dire, en attendant son car devant l'abri désert, Paulo eut le bref sentiment qu'il ne serait plus jamais en sécurité nulle part. Dès qu'il fermait les yeux, le regard dévorant du Marchand de sable se posait sur lui. Et, pire que tout, l'homme lui souriait.

CHAPITRE 5

Le capitaine Simon Larcher mit un point final au rapport qu'il tapait depuis une heure et qui concluait une affaire de mauvais voisinage. L'histoire l'avait tellement emmerdé qu'il aurait presque préféré que les deux abrutis qui se battaient pour des branches d'arbre mort et de muret se fussent entretués dans leur jardin.

En outre il avait faim.

La silhouette de Benjamin Vayan, le jeune lieutenant qui partageait son bureau, se dessina devant lui alors qu'il pensait s'extirper de son fauteuil pour aller s'acheter un croissant.

Il lutta un instant contre l'envie d'y envoyer le petit. Après tout, c'était une vieille habitude du commissariat de considérer les aspirants comme des larbins.

Puis il se souvint qu'il ne faisait jamais ce genre de choses.

Il sourit intérieurement en apostrophant le gamin :

« Tu as envie d'un croissant, Ben ? »

Le lieutenant leva un œil suspicieux vers Simon.

« Vous m'excuserez, répondit froidement Ben. Ça me fait flipper quand vous êtes gentil, capitaine. »

Simon fit semblant d'être froissé.

Il aimait vraiment bien ce gamin. Malgré leurs quinze années de différence, il se sentait proche de l'aspirant lieutenant, consciencieux et efficace, qui savait répondre à son ton faussement bourru par un second degré et une fausse naïveté qui le faisaient sourire.

Le gamin était la droiture incarnée, en outre. C'était une qualité appréciée par Simon qui n'avait jamais grappillé une minute de son temps de service, ni détourné une affaire juteuse d'un collègue pour sa propre gloire.

Il n'en avait jamais eu besoin. Son intelligence servait une ambition modérée. Ça avait suffi pour le faire remarquer et monter en grade rapidement. Le fait qu'il avait accepté d'être muté dans une obscure ville de province, malgré ses états de service, avait joué en sa faveur.

Il n'y avait pas que des obséquieux et des ambitieux chez les fonctionnaires.

Il y avait aussi des types comme le commissaire Delrieu, avec son embonpoint, son honnêteté, son franc-parler et son paternalisme.

Comme tous les matins, le patron passa dans le couloir et entra sans frapper dans le bureau où Ben et Simon travaillaient.

« Larcher... Vous avez une seconde ? C'est bien vous qui avez trouvé le somnambule ?

— Pas du tout, patron. C'est le lieutenant Vayan.

— Si ce n'est toi, c'est donc ton frère... Vous en êtes où, lieutenant ?

— Toujours au même point, patron.

— Il veut dire qu'il n'y a pas d'enquête, intervint Simon.

— Maintenant, si, répondit le commissaire. On en a un autre. Seulement, celui-là a tué un couple de passants. Ça vous intéresse, Larcher ?

— Pas le moins du monde. Laissez ça au minot. Après tout, c'est lui qui a trouvé le somnambule. Moi, je suis trop occupé avec les affaires de chien écrasé que vous me confiez régulièrement, patron.

— Continuez à vous plaindre, capitaine... Je ne sais pas ce qui me retient de vous coller mon pied au cul, parfois.

— Le manque de souplesse ? »

Ben eut un ricanement discret derrière son ordinateur.

« J'ai une bonne détente, en revanche, répondit le commissaire. N'allez pas trop loin.

— Je reste à portée, commissaire, rit Simon. En attendant, je vous laisse embarquer ce lieutenant et lui confier une vraie enquête. »

L'air important, Ben se leva et sortit à la suite du commissaire. Simon hocha la tête. Il était temps que le gamin eût ses propres affaires, même si ce n'était pas tout à fait officiel. Ce serait lui qui signerait le rapport, de toute façon. Il avait une confiance absolue en Ben. Mieux que ça, il le formait depuis son arrivée dans cette boîte, un an auparavant. Et le petit apprenait vite et bien. À tel point qu'il était parfois difficile de différencier leurs rapports.

Simon tapota encore un peu sur son clavier, corrigea deux ou trois fautes d'orthographe puis éteignit l'écran.

La nuit avait été longue, après des mois de calme relatif. Certaines périodes, comme ça, semblaient rendre les gens fous. Disputes diverses, rixes entre voisins, plaintes pour harcèlement... Un pétage de câble collectif survenait tous les ans, la semaine de Noël.

Sans parler des histoires dans les bars, tellement nombreuses cette nuit qu'ils avaient dû aider les collègues de la ville voisine... Un type avait été retrouvé dans le coma et tous les clients du bar niaient qu'il y eût bagarre, sans doute pour couvrir un des habitués.

Alors, si des types commençaient à commettre des meurtres dans leur sommeil, il préférait laisser ça à un esprit plus jeune, plus frais et moins cartésien que le sien.

Il traversa le couloir pour rejoindre la passerelle extérieure. Là, il alluma une cigarette et se perdit dans la contemplation des mégots qui jonchaient le sol de métal. Un jour, il faudrait nettoyer tout ça.

Nettoyer.

Voilà le sentiment qu'il avait souvent dans son boulot. Il aurait dû nettoyer le monde de son horreur et de sa tristesse mais il se contentait de constater à quel point il était sale.

Aussi sale que la passerelle et le paysage alentour, que l'hiver sans neige pour l'instant n'avait pas maculé de pureté éphémère.

Il écrasa sa cigarette parmi les autres.

Ça va, pensa-t-il en allumant aussitôt une deuxième cigarette. *Je ne bois plus, je ne baise plus, je ne joue à rien. Pas un vice. Alors, celui-là...*

Celui-là était peut-être le pire pour lui, il le savait. Quand on avait enterré une mère et un oncle, tous deux morts d'un cancer des poumons et de la gorge, fumer revenait à se suicider, officiellement.

Simon serra le filtre entre deux doigts et s'arrêta au moment de le porter à sa bouche, prenant soudain conscience de son geste. Il s'était toujours refusé de fumer dès le matin.

Il soupira en écrasant sa cigarette. Il fallait se faire une raison. Sa conscience toujours l'empêcherait d'aller jusqu'au bout de ses intentions.

Saloperies de bonnes résolutions, pensa-t-il.

Il ne buvait plus, ne baisait plus et ne jouait à rien.

Et depuis quelques années, depuis qu'il avait charge de famille, même le suicide lui était interdit.

CHAPITRE 6

L'ESPRIT DE L'HOMME n'était qu'un long tunnel de souffrance.

À peine endormie, Zette chercha un coin de lumière auquel s'accrocher. Le tourbillon dans lequel elle était entraînée s'opacifia.

L'homme n'était pas conscient ; ce n'était pas un esprit en plein sommeil qui aurait pu sentir sa présence et se défendre. Il était bien plongé dans le coma. Le monde du sommeil qu'il avait créé pour faire survivre son esprit déconnecté de son cerveau n'utilisait pas le chaos comme une façon de se défouler de ses peurs.

Il était chaos.

Ce rêve, dans lequel Zette avait été jetée comme une balle de ping-pong au milieu d'un cyclone, grouillait de silhouettes sombres.

Elle pouvait sentir la douleur percer la barrière d'habitude épaisse du monde du sommeil.

Elle n'eut alors qu'une idée fixe, sortir de l'esprit de l'homme, s'échapper de la tempête de son inconscient visiblement malade, mais son propre esprit, happé, ballotté, écrasé par la masse furieuse des vents contradictoires, avait du mal à lutter.

Zette réunit toutes ses forces pour se réveiller. Elle voulut visualiser son corps endormi sur le fauteuil, dans la chambre grise, à côté du corps de l'inconnu.

La projection tint un temps infime.

Elle se vit allongée sur le lit, attachée par des sangles, un bâillon de métal sur la bouche. Le lit était archaïque, tout en fer, et d'énormes seringues, des ustensiles en cuivre, traînaient sur une cuvette emplie d'eau rougie par le sang.

Des doigts froids parcoururent ses bras immobilisés, cherchant une veine, une entaille.

Elle voulut hurler, parler, pour raisonner ceux qui la maintenaient dans cet état d'impuissance totale mais le bâillon ne lui permit de moduler qu'un son animal. Elle se contorsionna avec force, jusqu'à sentir les liens s'assouplir sous ses muscles.

Quand elle réussit enfin à s'en extraire, elle se retrouva dans le cyclone chaotique. Les formes se pressèrent autour d'elle, avides, comme pour boire ses souffrances et lui en infliger de nouvelles. Un partage. Un simulacre de partage.

Tout ce qu'elle connaissait, la lente progression dans l'esprit de l'autre, la recherche d'un corps étranger créé dans un monde qui lui était propre, n'était plus qu'une caricature grotesque et douloureuse. Le partage ici était celui de l'horreur, l'échange n'était que la longue absorption de son esprit guérisseur par un esprit fou, désespéré et destructeur.

Elle n'avait jamais rien connu de tel.

Le tourbillon de silhouettes déformées la faisait remonter vers un ciel noir. Le bout du cyclone formait une cuvette aux bords imprécis. Zette y vit une sortie, une libération, et noua son fil d'Ariane à cette vision. Au-dessus d'elle, des nuages noirs se formèrent dans le ciel gris. Elle progressa par à-coups, nageant dans la tempête, contre le courant. La pression diminua soudain. Elle atteignait le sommet du tunnel.

Alors elle les vit. Ce n'étaient pas des nuages mais trois têtes informes, grimaçantes, qui regardaient à l'intérieur de cyclone, comme trois gorgones obèses observant avidement le contenu douteux d'une marmite.

Elle voulut retomber ; les formes impersonnelles qui se tordaient autour d'elle lui apparurent moins inquiétantes que ces trois visages, à peine humains, qui guettaient.

L'une des têtes se détachait visiblement, plus grosse, plus nette que les autres. Ses yeux, d'un noir aveuglant, scrutèrent les ténèbres de la tempête à la recherche de quelque chose ou de quelqu'un.

Elle ne put non plus lutter contre le mouvement qui la poussait vers le haut. Elle ne vit bientôt plus que des bouches ouvertes, trois trous béants, prêts à l'avaler.

Le visage grenelé de l'homme grandit au-dessus d'elle. C'était lui, le chef de bande du monde de Quentin, l'être meurtrier, la créature qui les avait menacés.

Le visage se transforma. Un simulacre de sourire le rendit encore plus laid et plus effrayant.

Puis le vent rapporta ses paroles : « Je vais t'écraser, ma jolie. Comme une puce. Aussi sûr qu'on m'appelle le Marchand de sable. »

Paralysée par la peur, Zette vit les mains de l'homme se jeter sur elle. C'était fini. Il allait broyer son esprit entre deux doigts. Elle sentait déjà leur pression froide. Elle se prépara à disparaître. Au moment où son esprit aurait dû être détruit, une voix inconnue souffla : « Saul. »

Zette s'éveilla en sursaut. Aussitôt la douleur éclata sous son crâne, par vagues et, plus étrange, dans son avant-bras. Elle baissa les yeux. L'homme lui avait attrapé le poignet et le serrait fermement. Le scope mesurait les battements réguliers de son cœur. Ses yeux étaient fermés.

Un sanglot monta dans la gorge de la jeune femme.

Sur le poignet de l'homme elle vit une longue cicatrice blanchie par le temps.

Reprenant courage, elle réussit à décrocher les doigts de l'homme, un à un. Il ne réagit pas. Il n'y avait aucun changement apparent dans son attitude, hormis cette main-araignée tendue vers elle.

Une main-araignée… Comme celle de l'homme du rêve de Quentin et de celui-là.

« Ce n'est pas possible », murmura-t-elle.

Chaque monde était unique, créé par chaque être humain. Et même si l'homme au visage grenelé avait été répercuté par l'inconscient collectif, même si un hasard avait recréé cette image terrifiante dans deux esprits différents, le vieil homme ne pouvait connaître son frère Saul.

Quelque chose n'allait pas.

Alors c'est moi, peut-être… se dit-elle. *C'est moi qui transporte cette créature de monde en monde. C'est moi qui l'ai mis sur les traces de ce petit garçon et dans l'esprit de cet homme. C'est moi, alors, qui ai évoqué Saul.*

Cette idée l'horrifia. Elle revit le visage blafard de son frère adolescent, la profonde terreur qu'on pouvait lire dans ses yeux dès qu'il se perdait dans ses pensées.

Alors seulement, Zette porta la main à son ventre et courut jusqu'à la salle de bains.

CHAPITRE 7

SIMON hésitait toujours à passer le portail du conservatoire. Il ne s'y sentait pas légitime, au milieu des parents qui venaient chercher leur progéniture. De temps en temps, une mère lui adressait un bonjour étonné auquel il se forçait à répondre. Sa sœur Ève était mère célibataire et le fait devait se savoir.

Il n'aimait pas cette ambiance qui lui rappelait l'école et le mal-être général qui l'avait suivi toute sa scolarité.

En pénétrant dans le hall triste aux couleurs passées, il se retint de serrer les poings, en signe de solidarité avec le gosse trébuchant qu'il avait été. Dans l'air planait l'odeur habituelle de sueur, de craie, de poussière et de produits d'entretien. Des gosses couraient.

Devant Simon, marchant avec une lenteur qui semblait forcée, une jeune femme retint son attention.

Il ne perçut d'abord que sa démarche. Ses hanches, rondes, berçaient le reste de son corps. Il y avait un tempo étrange dans cette démarche-là. Ses cheveux blonds, aux pointes enroulées sur elles-mêmes, renvoyaient à une image de pureté que tout son corps démentait.

Elle ne s'était pas retournée mais Simon était certain que ses yeux étaient bleus et sans indulgence.

Il n'avait pas fait l'amour depuis des mois.

La jeune femme dut s'arrêter un instant devant la double porte ouverte qui déchargeait des gosses et leurs parents sur le trottoir. Elle posa une main sur le mur et inspira un grand coup.

Simon s'arrêta derrière elle, à quelques centimètres. Il entendit sa respiration oppressée. Il aurait pu sentir son parfum. Mais ce fut une impression furtive, une pulsion, un désir bref et chaleureux qui lui parvint, dans le calme froid de l'après-midi, alors que passaient devant lui d'autres femmes qu'il ignorait.

C'était un filet assez doux, en apparence, qui lui chatouilla l'oreille puis remonta vers sa tempe. Simon ressentit sa violence également mais elle n'avait rien d'inquiétant.

La jeune femme blonde sembla sentir son regard posé sur elle.

Elle se retourna brusquement, vaguement furieuse d'être dérangée. Le lieu était mal choisi pour éprouver du désir. Elle chercha des yeux le coupable. Elle savait.

Elle rencontra son regard mais n'y lut aucune culpabilité, à peine la gêne furtive d'être démasqué.

Il tenta de lui sourire mais elle avait déjà détourné la tête.

Son désir précéda Simon alors qu'il entrait dans le couloir qui menait aux classes. Il fut pris d'une envie joyeuse, d'un élan qu'il n'avait pas ressenti depuis longtemps. Les images commencèrent à l'assaillir.

Une main. Les ongles rongés. Des lèvres sur l'endroit doux du cou, sous l'oreille. Des poignets. Puis un sein. Son sein. Il découvrit sa poitrine, son ventre.

Le lobe sous laquelle la bouche glissait était le sien, en revanche. Son corps. Au millimètre près, mais la peau plus sombre.

Les grains de beauté en moins. Le ventre plus ferme. Pour le reste, il reconnaissait chaque détail, chaque muscle, chaque défaillance, chaque nerf, au fur et à mesure que la vibration s'intensifiait.

Il chercha la main aux ongles à peine repoussés, la bouche qu'il ne connaissait pas. Une mèche de cheveux sur son propre front.

Des poissons hors de l'eau.

Il s'entendit manquer d'air.

Un enfant apparut à ce moment-là et se jeta contre la jeune femme. L'esprit de Simon remonta à la surface.

Si les conventions sociales n'avaient pas existé, il se serait juste planté devant elle pour lui dire qu'il avait envie d'elle.

Enfin, si les conventions sociales n'avaient pas existé et s'il avait eu l'intention de traumatiser quelques dizaines de gosses venus apprendre le solfège.

Simon cligna des yeux puis les baissa vers Paulo qui attendait sagement, à côté de lui, avec cette habitude furtive qu'il avait d'être là sans en avoir l'air.

« C'est qui, elle ? demanda Simon en se retenant de hocher la tête vers la jeune femme.

— Qui ça ? »

Le gamin parlait fort pour quelqu'un qui essayait toujours de se faire oublier.

« Hurle carrément, Paulo ! La blonde, avec le gamin et la fille qui nous regarde.

— C'est la mère de Max et Lucie. Tu la connais ? »

Simon sourit.

Si je la connais ! pensa-t-il. *J'ai failli trébucher et lui faire l'amour contre une porte…*

Il attrapa le sac de son neveu et le chargea sur son épaule.

« Pas du tout.

— Tu la trouves jolie ?

— Non. Je me demande si ce n'est pas un agent secret. Réponds, au lieu de poser des questions idiotes.

— Ça va, maugréa Paulo. On n'est pas dans ton commissariat. T'as qu'à lui demander toi-même, si elle t'intéresse. »

Puis l'enfant adressa un signe d'adieu à un ou deux autres gamins.

La jeune femme blonde les regarda partir du coin de l'œil, les sourcils froncés.

Simon et Paulo traversèrent la rue du conservatoire sans se retourner. L'oncle et le neveu marchaient vers la voiture, côte à côte, avec le même air concentré. Paulo pensait au fait qu'il avait horreur du piano et qu'il faudrait convaincre sa mère de lui acheter une guitare l'année d'après. Simon pensait à cette femme impalpable qu'il venait de croiser et qui avait l'air de sortir d'un trou dans le sol. Il se demandait d'où venait le sentiment qu'il aurait pu l'aborder, la prendre par la main, l'emmener n'importe où et lui faire l'amour sans dire un mot, sans savoir son nom et sans jamais pouvoir l'oublier non plus.

Il fut soudain arraché à ses pensées par un bruit discordant. Paulo tripotait les boutons de l'autoradio.

« … L'homme qui aurait commis un double acte de violence sur un couple de promeneurs la nuit dernière affirme n'en avoir aucun souvenir. Il se pourrait qu'il s'agisse d'un autre cas de somnambulisme dans la région. Le profil de l'homme, âgé d'une trentaine d'années et qui a eu, selon ses proches, une enfance difficile dans de nombreux centres d'accueil, serait étudié par des spécialistes qui avancent déjà l'hypothèse d'une manipulation. En effet, le suspect a pu imaginer son histoire à partir du cas de cet homme retrouvé sur le toit de sa maison en pleine nuit. La police, quant à elle…

— … en a un peu marre de ces salades », continua Simon en éteignant le son.

Ce n'était pas une de ses affaires. Il ne comptait pas, de toute façon, en entendre parler à la radio et surtout pas par les verbeux journalistes locaux.

« J'ai vraiment horreur du piano, Sim, dit soudain Paulo en attachant sa ceinture de sécurité.

— Je ne t'achèterai pas de guitare, Paul. Oublie ça. Et arrête de m'appeler Sim, j'ai vraiment horreur de ça, moi aussi. »

Simon hésita un instant et reprit d'une voix plus douce :

« Tu te démerdes bien, au piano, tu sais, bonhomme ?

— Ça me donne l'air d'un crétin. Quand la vieille Desgranges m'oblige à jouer du jazz, j'ai l'impression d'être ce chien marron avec sa grosse tête qui joue dans le Muppet Show.

— Change de blouson.

— Très drôle. »

Simon esquissa un sourire. Effectivement, Paulo avait une grosse tête et les yeux tombant d'un bon gros chien fidèle. Et un blouson marron. Ève n'avait pas tort quand elle disait qu'il allait galérer pour sortir avec une fille dans quelques années.

Le portable de Simon sonna alors qu'il allait démarrer. Il scruta le numéro, hésita un instant puis décrocha avec un soupir. La voix de Ben, le lieutenant de garde, vint couvrir son « allô ».

« Capitaine ? Je sais que c'est le jour où vous allez chercher votre neveu mais… C'est à propos de l'affaire des gosses de la DDASS. Comme vous m'avez dit de vous appeler jour et nuit s'il y avait du nouveau…

— Tu es pardonné. Va au fait.

— Il y a une nouvelle disparition au centre. Et là, la théorie de la fugue est improbable. Le gosse était enfermé dans sa chambre.

— Ce n'est pas très légal, ça.

— Je sais bien mais, visiblement, c'est ce qui l'a gardé vivant ces derniers temps. Bref, vous devriez y aller, parce qu'il paraît que Delrieu fait chercher une équipe de psys et de profilers de la gendarmerie.

— C'est bon, Ben. Je dépose le petit au commissariat et j'y vais. Tu as de quoi occuper un gosse de dix ans ?

— J'ai toujours des photos d'accidents de la route à classer.

— Drôle. J'arrive dans dix minutes. »

En raccrochant, il jeta un regard désolé à Paulo. Le garçon lui rendit puis sourit. Il adorait attendre son oncle au commissariat et, depuis son escapade du matin au Chais, il avait vraiment besoin de se sentir en sécurité.

CHAPITRE 8

LE VIEUX FILM en couleur qui passait pour la millième fois sur l'écran découpait la tête de Zette en ombre chinoise.

« Je dois savoir, marmonna la jeune femme. Si c'est moi qui ai fait rentrer cette saloperie dans leur esprit, je dois me contrôler. »

L'idée d'avoir créé ce Marchand de sable et de l'avoir projeté dans l'esprit du petit garçon l'obsédait depuis la veille. Elle se répétait les mêmes questions, amorçait les mêmes débuts de réponse, sans jamais en trouver une.

Pourquoi avait-elle entendu le prénom de son frère ? Elle s'interdisait de penser à lui, habituellement.

« Trop de chagrin », murmura-t-elle.

Comment ce Marchand de sable avait-il compris ce qu'elle était ? Pourquoi ce chaos dans l'esprit de l'homme inconnu ? Et surtout : comment aider Quentin sans attirer de nouveau le monstre dans son monde ?

« Si encore c'est un monstre… Un homme ? Est-ce seulement un homme ? »

Sur l'écran, Dorothy sautillait dans ses chaussures de rubis. Quelqu'un avait dit à Zette un jour qu'elles auraient dû être argent mais que les studios voulaient prouver l'intérêt du Technicolor… L'argent passait mal à l'écran.

Zette était toujours hypnotisée par ce passage où Dorothy sautillait sur l'air de *Follow the Yellow Brick Road.* Souvent, les paroles en français et en anglais se mélangeaient et Zette fredonnait « Follow the yellow brick jaune ». Parfois, ses pieds remuaient en rythme. Dorothy et elle devaient certainement faire la même pointure.

« Je dois y arriver, cette fois-ci », grinça Zette.

C'était toujours ce passage qui marquait le début de ses tentatives : elle regardait la route de briques jaunes, Dorothy sautillait, les nains hollywoodiens chantaient.

Zette dériva. Son esprit glissa sur les pavés dorés. Elle quitta la pièce, rentra dans la télévision. Le passage du verre de l'écran était toujours étrange : il y eut l'habituel bruit spongieux et la sensation qu'elle allait traverser une bulle de gélatine opaque.

Le film la rejeta avec un bourdonnement. La bande sauta. Dorothy courait seule sur la route, prête à rencontrer ses amis. Toto, le chien-accessoire, bondissait devant elle. Zette sentit le brocart usé du fauteuil sous ses cuisses, rejetée du monde merveilleux vers la réalité froide et silencieuse du salon vide.

Encore un échec. Le film redevint un simple film.

Après chaque tentative, il lui paraissait étrange, empreint d'une mélancolie qu'elle n'éprouvait pas. Elle trouvait le pays d'Oz merveilleux et le Texas vraiment pourri. Elle ne comprenait pas la formule magique qui permettait à Dorothy de rentrer chez elle.

« Il n'y a rien de mieux que la maison. »

Rien de mieux que la maison ? Et traire les vaches ? Alors qu'on pouvait suivre la route de briques jaunes et vivre une véritable aventure ?

Elle ne comprenait pas grand-chose à ce qui l'avait poussée vers ce film en particulier.

Pourquoi recréait-il des conditions proches du moment où elle s'endormait et pouvait voyager dans le monde des rêves de ses patients ?

Elle avait presque réussi à y rentrer, la première fois.

C'était un jour de Noël. Zette avait sept ans. *Le Magicien d'Oz* passait le matin. Personne n'avait envie de regarder la télévision ; entre les cadeaux et le déjeuner à préparer, il y avait mieux à faire.

Diane lui avait vendu le film comme un monument de niaiserie. Mais Zette avait aimé le titre. *Le Magicien d'Oz*. Qu'était Oz ? Elle entendait « ose ». Le magicien d'ose. Très exactement.

Elle ne sut jamais comment cela était arrivé mais, au moment où Dorothy était arrivée au pays d'Oz, Zette s'était vue debout à ses côtés.

Devant elle, la gentille fée et les nains dansaient et chantaient.

Puis, alors que Dorothy amorçait son voyage par la route de briques jaunes, Zette s'était retrouvée à sa place, sautillant gaiement et malgré elle sur les pavés dorés.

Tout paraissait réel. Tout était réel. Elle se souvenait encore de la sensation que lui avait procurée l'anse du panier sur son bras nu. Elle avait même senti le vent caresser ses cheveux nattés. Elle était incapable de mettre le reste en mots : elle avait été dans ce film, elle avait pénétré une barrière invisible vers un autre monde.

Peu après, elle réussit à entrer dans l'esprit de sa sœur endormie. Elle ne sut jamais s'il y avait un réel rapport entre le film et cette découverte.

L'esprit de Diane, serein et doux au début, l'avait détectée et rejetée assez rapidement.

Zette n'avait donc pas mis beaucoup de temps à comprendre les risques qu'elle encourait à violer ainsi l'inconscient des autres. Le rêveur pouvait se réveiller à tout instant et lui broyer l'esprit au passage.

Les comateux avaient un monde des rêves permanent, donc stable. Elle pouvait s'y promener, même si ça ne durait jamais très longtemps. Pour se concentrer et amorcer sa descente – ou sa montée, selon son humeur – dans le monde des rêves, elle utilisait la route de briques jaunes. Elle s'y voyait seule, sans Dorothy qu'elle trouvait trop niaise, devenue adulte.

Parfois la solitude lui pesait, pourtant.

Elle aurait aimé partager l'aventure avec un ami, même un épouvantail mal maquillé ou un lion pelé au vibrato ridicule.

Dans le magnétoscope, la cassette usée tressauta.

Zette aurait dû en racheter une depuis longtemps mais les cassettes n'existaient plus.

« Jamais je n'arriverai à comprendre ce qui se passe avec ce putain de film », soupira-t-elle en se levant.

Diane apparut dans l'encadrement de la porte.

« Jamais, on le sait », dit-elle en caressant le crâne de sa cadette.

Elle s'affala dans l'autre fauteuil. Le voltaire craqua sous son poids. Les meubles anciens manquaient parfois d'élégance dans cette maison.

« Tu sais quoi ? Hier soir, les gosses m'ont obligée à regarder les infos. Le développement durable est à la mode. Leur père était interviewé.

— Je croyais que ses recherches étaient secrètes.

— Tu parles ! Encore un prétexte pour que je ne puisse pas l'appeler. Secrètes de rien du tout. Pas plus secrètes que les rapports qu'il a sans aucun doute avec l'espèce de dinde à casquette beigeasse qui souriait bêtement derrière lui. Le genre maigre avec des cheveux proprets et raides et un pantalon en chanvre. Une énième étudiante qui doit le trouver génial. Sans doute parfumée à la citronnelle. Une nouvelle salope bio. À la fin du reportage, elle lui a touché l'avant-bras.

— Torride, oui.

— Arrête. Ça me fait mal à chaque fois. D'habitude, je peux faire comme s'il n'avait jamais existé. Là, il était devant moi, derrière l'écran, il parlait et il bougeait et…

— Comme si ce qui était dans la télé était réel… », répliqua Zette avec amertume.

Devant elles, Dorothy dérouillait l'homme de fer. « J'en connais d'autres qui devraient récupérer un cœur », soupira Diane. Trois ans après sa rupture avec Fabien, deux ans après son départ grâce au groupe cosmétique qui finançait enfin ses recherches, elle avait toujours l'air de souffrir lorsqu'on l'évoquait.

« Je n'arrête pas de me dire… Si Papa était encore là. Si Papa et Fabien ne s'étaient pas disputés juste avant sa mort… Je ne lui en aurais pas voulu. Je n'aurais pas foutu en l'air mon couple aussi vite.

— Tu l'aurais foutu en l'air à un moment ou un autre. Fabien était dingue, à la fin, tu te souviens ? Il voulait qu'on couse nos propres vêtements et qu'on tire l'eau du puits. Ce vieux puits pourri où Ti pissait quand on était mômes. Oh, et puis… Doit-on vraiment avoir cette conversation cette nuit ? Je suis désolée pour toi, mais à force… »

Son ton lapidaire étonna Diane. Zette était parfois sans concession mais jamais dure à ce point, du moins pas avec elle.

« Ça va, Zette ? Tu as des problèmes à la clinique ?

— Pas plus que d'habitude. Un nouveau patient. Un type inconnu. Pas de nom et, visiblement, personne qui tient assez à lui pour le faire rechercher rapidement.

— C'est triste, oui, murmura Diane. Je sais que ce n'est pas tout à fait normal de vivre encore chez ses parents à mon âge, avec deux gosses. Je me doute bien que je suis un cas. Toi, encore, tu es seule. Même Ti est parti de chez lui. Et Ti était bien plus attaché que nous à ses parents et même à cette maison, je crois. Il faudrait que je parte, un jour. Je me dis souvent ça, tu sais. Et puis la seconde d'après, ça passe et je réalise la chance que j'ai. Dieu merci, j'ai ma famille. »

Le sourire que l'idée arracha à Zette n'avait rien de joyeux, ni de réconfortant. La jeune femme regarda sa sœur aînée. Diane était une espèce de Dorothy, à sa manière, et bien qu'elle n'eût jamais tenté aucune aventure. Elle préférait l'aridité du Texas connu aux paysages exotiques et luxuriants du pays d'Oz, parce que c'était chez elle.

Zette comprenait, même si parfois elle rêvait d'être née ailleurs. Le monde lui paraissait plus facile à explorer pour toute personne qui n'était pas née au Chais. Cette sensation la plongea, une fois de plus, dans l'incompréhension.

Il suffisait de prendre un baluchon et de passer le portail.

Elle se voyait marcher dans l'allée centrale, son sac sur l'épaule. Au dernier moment, elle se retournerait et ferait un signe de la main. Il suffirait ensuite de pousser la grande grille qui grinçait toujours un peu. Elle serait dehors.

Oui, c'était facile.

Mais quelque chose l'en empêchait. Il lui semblait que quelque chose était verrouillé en elle. Il lui manquait les clés.

Et à chaque fois qu'elle tentait de les attraper, elle oubliait, tout simplement, ce qu'elle devait chercher pour sortir.

« Oui, tu as raison, murmura Zette en se renfrognant dans son fauteuil. Il n'y a rien qui vaille la maison. »

Sur l'écran, Dorothy dansait vers le palais d'émeraude. Zette coupa le son et détourna la tête. C'en était assez pour cette nuit. Elle était fatiguée. Sa dernière incursion dans le monde des rêves l'avait ravagée. Et puis, elle en avait assez de Dorothy et de ses sautillements. Demain, il faudrait repartir au travail et affronter des images de cauchemar. Ça, c'était sa vie, sa vraie vie.

Le pays d'Oz, lui, n'était que du carton-pâte.

CHAPITRE 9

Alors que sa vie prenait désormais une courbe assez douce, faite de routines, le souvenir le plus marquant de Simon restait le jour de la mort de sa mère.

Le salon de la petite maison où il avait grandi avec sa sœur Ève était rempli de monde. Il sentait le parfum âcre d'un verre de vin posé sur une étagère, à côté de lui, entre une photo d'Ève et la file de romans que sa mère n'avait plus touchés, à partir du moment où la maladie l'avait attrapée. Déjà, il n'aimait pas l'alcool à l'âge où ses copains se payaient de bonnes cuites, entre eux ou dans des fêtes où, de toute façon, il détestait aller.

Tout en écoutant une voisine dont il n'arrivait pas à se rappeler le nom de famille, il regardait ce verre, l'auréole rouge sombre que le vin imprimait sur le rebord, le dépôt brunâtre au fond et les reflets qu'il jetait sur son pied trapu. Des scènes de meurtre explosaient derrière ses yeux.

Mais il y avait tous ces gens à consoler, en deuil de sa mère, un oncle sanglotant, des voisins émus. Il avait passé la matinée à écouter leurs plaintes, qui ressemblaient toutes à des doléances contre la mort qui prenait toujours les meilleurs et contre la vie qui les laissait seuls, Ève et lui, dans un monde barbare que sa mère adoucissait.

En entendant tous ces clichés, il avait cherché sa sœur des yeux et du nez, capable de la sentir n'importe où, même dans un salon bondé de monde, depuis l'enfance. Ève se tenait loin de lui, et il avait compris qu'elle se tiendrait ainsi toute sa vie, loin de la douleur, tapie au fond d'elle-même pour ne pas offrir une seule larme à ces gens avides.

Il avait aussi cherché des yeux Élodie Furcado, par ce besoin de peau tout récent qu'il savait devoir oublier bientôt. Il lui avait demandé de venir, mais la première fille avec qui on couche survit difficilement au décès d'une mère. Il lui rendrait sa liberté très bientôt. Il avait eu la vision des boîtes en plexiglas dans lesquelles, petit, il enfermait des insectes; Élodie Furcado, avec son mascara noir et ses cheveux blonds, lui apparut comme une grosse abeille.

Il s'était demandé à quel moment il allait devoir moucher l'oncle aviné quand il se mettrait à distribuer des lambeaux de sa mère morte aux voisines amassées au milieu de la pièce, et si ces offrandes leur suffiraient pour qu'elles s'éloignent d'eux. Être orphelins aux yeux de ces gens qui au fond ne savaient rien d'eux était insoutenable.

Des années plus tard, il conseillerait à une Ève pensive de se faire avorter : pas d'enfant, pas d'orphelin. « Souviens-toi de tous ces gens qu'il fallait consoler de la mort de maman et de devoir s'occuper de nous. Souviens-toi de cette responsabilité que personne n'avait demandée et qu'ils se croyaient obligés d'avoir. Tu as envie de ça ? Un enfant seule ? Comme maman ? Un orphelin potentiel ? »

Ève le dévisagerait, avec ce regard froncé qu'elle avait parfois lorsqu'elle arrêtait de dissimuler, puis lui dirait qu'elle n'était pas seule, puisqu'il était là.

Ça avait été rapide, sans bavure, efficace. C'était amorcé bien avant la conception de cet embryon sur le point de faire le grand saut, si sa sœur revenait à la raison. Simon avait endossé, à dix-huit ans, la part de responsabilité que ces gens dévastés avaient invoquée dans son salon, comme une malédiction. L'inquiétude avait glissé de leurs épaules aux siennes. Il s'était occupé d'Ève, sans la heurter, de loin, comme un bon chien rôdant autour de sa maison, puis de Paulo qui n'avait pas de père correct, tout comme Ève et lui n'en avaient pas eu.

Si Simon en voulait à son propre père d'être parti à sa naissance, il remerciait souvent celui d'Ève de n'avoir été qu'une silhouette de quelques jours, sans nom, sans visage. À ce titre, il avait pris une place que personne ne viendrait revendiquer, faute de connaissance. Avec Paulo, c'était différent. Simon connaissait son père, ils avaient le même âge, il pouvait mettre un nom sur un visage, il lui avait même mis son poing dans la gueule. Il y avait eu un contact. Et il n'y avait pas de place à prendre, hormis celle que les lois familiales lui attribuaient, celles d'un oncle un peu trop présent qui lui faisait la morale et le sortait un peu.

Simon parlait parfois de sa grand-mère à Paulo. Il lui racontait qu'elle aidait les gens, qu'elle avait voulu qu'il soit flic. Parfois, il prenait conscience qu'il endoctrinait déjà le gamin, qu'il ferait de lui un responsable, le genre de garçon que les gens pleureront, sans se rendre compte qu'ils volaient une part de la douleur des siens. Paulo avait cette tendance-là. Ils se ressemblaient.

« Ça ne m'étonne pas de moi qu'il te ressemble », avait dit Ève un jour où elle venait de piquer une colère contre son fils.

Simon avait souri. Finalement, sans le vouloir, Ève et lui laisseraient bien chacun un orphelin au monde.

Le soir, lorsqu'il rentrait d'une journée fatigante, faite de paperasses et de disputes entre conducteurs, de blagues vaseuses de ses collègues et de quelques piques sournoises qui entretenaient l'illusion de stratégie de certains, il pensait à noter quelques anecdotes pour Paulo, pour le faire rire. Paulo adorait les histoires du commissariat. Mais, la plupart du temps, quand arrivait le dimanche, quelque chose arrêtait Simon : une ombre sur le visage du gamin, la perspective d'une bêtise, une sorte de pudeur qui les rendait tous deux laconiques et crétins, de chaque côté de la table, devant Ève qui s'était toujours fait un délice du silence.

Après avoir déposé Paulo dans le hall du commissariat, tout en roulant vers le centre de la DDASS, Simon se demanda jusqu'à quel point il était capable de mettre de côté ses sentiments. Les fois où il avait dû intervenir, il avait trouvé pathétique le fait d'aller enquêter sur des gosses placés, dont certains étaient définitivement orphelins.

« Orphelins comme Ève… »

Seul son sens des responsabilités avait empêché Ève de se retrouver dans un de ces bâtiments tristes à pleurer, à arpenter les couloirs le plus souvent recouverts de peinture gris vert, parfois – et c'était pire – d'une fresque exécutée par les pensionnaires et un éducateur féru d'art urbain. Peut-être, finalement, s'en serait-elle mieux sortie si elle avait été livrée à elle-même, au lieu de compter sur son grand frère pour l'aider, comprendre ses silences et servir de substitut de père à son fils.

Simon gara sa voiture sur le petit parking réservé au personnel et laissa passer quelques instants, le temps de prendre son bloc-notes, un stylo et ses cigarettes dans la boîte à gants et de réfléchir à la façon dont il allait aborder l'enquête.

Reprendre l'enquête, plus exactement. Maxime Lorier, le premier gosse à avoir disparu deux mois auparavant était un fugueur, un enfant maladif et secret qui s'éclipsait régulièrement sans bruit. Ce qui avait étonné les éducateurs était qu'il n'avait pas pris ses affaires, même pas un vêtement. Il s'était enfui une nuit, sans doute en pyjama. Ses habits de la veille l'attendaient toujours sur une chaise et aucun autre ne manquait.

Juste une fugue, comme les deux autres, un an auparavant. La gamine qui était partie rejoindre sa mère dans son foyer avait été trouvée, hélas avant la police. Le type qui l'avait ramassée sur le bord de la route l'avait laissée amochée mais en vie.

Le garçon de quinze ans qui avait disparu à son tour, peu de temps après, était encore sur les fichiers des disparus. Simon se souvenait du regard qu'il lançait à l'appareil photo des éducateurs, un regard de gamin, bravache en apparence, mort de peur pour qui connaissait les enfants abandonnés que Simon assimilait aux orphelins.

C'était un de ces enfants dont les parents vivaient à quelques kilomètres de là, incapables de les élever, désespérés eux-mêmes, sanctionnés en permanence.

Simon s'interdisait toujours de porter un jugement, ce que faisaient largement certains de ses collègues bas du front. Il avait refusé d'avoir une famille autre que celle que la mort de sa mère lui avait imposée, ce n'était pas pour juger ce que les autres faisaient de la leur.

Il prit le bloc-notes et inscrivit rapidement les informations données par Ben. Le gamin avait réussi à partir alors que sa chambre était fermée à clé, de l'extérieur. Simon savait que des volets roulants avaient été installés un an auparavant. Il leva la tête vers le bâtiment et regarda les fenêtres des chambres. Rien que le bruit du volet forcé aurait dû alerter l'éducateur de garde.

Il rangea le bloc-notes dans la poche de sa veste, sortit son portefeuille et s'extirpa de la voiture. À l'accueil, la secrétaire lui indiqua la salle de repos des éducateurs, où il trouva celui qui s'occupait du garçon et avait refusé de partir en pause, au cas où le petit reviendrait.

Simon connaissait ce grand type blond, au visage toujours un peu pâle, qui portait systématiquement une veste zippée en polaire et un jean délavé. Anthony…

« Anthony Afonzo », précisa l'éducateur en lui tendant une main énergique.

Simon hocha la tête, ressortit son bloc-notes et s'assit face à lui.

« Nous nous sommes déjà vus, il y a deux mois, pour la disparition de Maxime Lorier. Capitaine Larcher. Vous avez eu la visite de mes collègues…

— Cette nuit et ce matin. Mais on ne sait rien.

— À quelle heure vous êtes-vous aperçu que le petit avait disparu ?

— Vers quatre heures du matin. Je suis allé voir s'il dormait. J'aime pas l'idée que les enfants soient enfermés et Dorian était mort de peur en se couchant.

— Pour quelle raison ?

— Il faisait des cauchemars depuis quelque temps.

— Des ennuis avec ses camarades ?

— Non, pas plus que les autres. Il était parfois un peu chahuté, mais, dans l'ensemble, les gamins se respectent, ici. Nous travaillons là-dessus en particulier. Dorian est un enfant craintif. Sa mère s'est remariée après la mort de son père. Son beau-père le frappait, depuis tout petit. On l'a récupéré quand il a été amené aux urgences, les deux jambes fracassées. Il avait pissé dans son lit. Il avait sept ans.

— Et aujourd'hui il en a dix, c'est ça ?

— Dix depuis une semaine, oui.

— Pourquoi l'enfermer, si c'était un enfant craintif ? Pas vraiment le profil d'un fugueur, non ?

— Il est persuadé que son beau-père va tuer sa mère. Depuis quelque temps, il en rêve toutes les nuits.

— Vous enfermez souvent les enfants qui ont ces tendances-là ?

— Non, mais il avait parlé de retrouver sa mère. Et la directrice renforce les règles de sécurité.

— C'est une drôle de façon de respecter les règles de sécurité. »

L'éducateur lui jeta un regard blessé, où perçait déjà un début de colère. Simon suspendit son stylo.

« Je sais que vous faites ce que vous pouvez, monsieur Afonzo. Mais je ne comprends pas le motif. Si c'était un enfant craintif, pourquoi l'enfermer ?

— Vous avez déjà posé cette question, répondit Anthony, les dents serrées. Moi, je suis contre mais c'est *censé* les empêcher de se tirer.

— Qui avait la clé ?

— Moi, puisque j'étais de garde. Et il y a un double dans le placard de clés des éducateurs.

— Qui a la clé de ce placard ?

— Tous les éducateurs ont un passe. En cas de problème.

— Est-ce que certains gamins pourraient avoir accès à ce placard ?

— Pas à ma connaissance. »

Simon nota cette dernière information et leva la tête pour regarder son interlocuteur dans les yeux.

« Vous n'avez ouvert qu'à quatre heures du matin ? Pas avant ?

— Si. Je l'ai déjà dit à vos collègues. À minuit, Dorian s'est mis à hurler. Il avait eu un cauchemar et avait mouillé son lit. J'ai changé les draps et je l'ai recouché. J'ai refermé la porte après. Et je suis revenu à quatre heures du matin.

— Qu'avez-vous fait entre les deux ?

— Deux tours, jusqu'à deux heures du matin et je me suis couché.

— Qu'est-ce qui vous a réveillé à quatre heures du matin ? »

Il y eut un silence. L'éducateur hésitait. Simon l'encouragea de la tête et reprit.

« Dorian a crié ?

— Non. En fait, je ne sais pas ce qui m'a réveillé. Un bruit, sans doute, quelque part. Ou bien l'habitude. Les gamins se lèvent souvent la nuit, ne serait-ce que pour aller aux toilettes. J'ai le sommeil léger depuis que je travaille ici.

— Votre chambre est-elle loin de celle de Dorian ?

— Non, elle est juste à côté. Je dors au début du couloir, la première chambre après les escaliers. La chambre de Dorian est la troisième.

— Si Dorian vous avait appelé ou si quelqu'un avait forcé la porte, vous l'auriez donc entendu ?

— Sans aucun doute.

— Et les volets ?

— Ils sont intacts. Ils ne peuvent se relever qu'après avoir été ouverts avec une autre clé, un passe aussi.

— Est-ce qu'il manque quelque chose ?

— Non. Rien, même pas un vêtement. Et, plus étonnant, même pas la photo de sa mère.

— Il y tient ?

— Vous savez bien... Même quand leurs parents les frappent, les abandonnent, oublient de les nourrir, ils s'accrochent à l'idée que ce sont de bons parents et qu'ils les aiment. Comme si leur amour pouvait les laver de tout ça. Dorian est véritablement obsédé par sa mère, surtout depuis quelque temps.

— Depuis ces fameux cauchemars ?

— Ouais. Il doit y avoir un souvenir un peu bizarre derrière ça. Sans doute qu'à un moment sa mère a essayé de faire ce qu'il fallait pour lui. Lui raconter des histoires le soir. Et puis, après, il devait y avoir les coups presque toutes les nuits, parce qu'il pissait au lit. Vous savez, ils associent à chaque coup des repères de l'enfance et des horreurs... Dorian, par exemple, son truc du moment, c'était le Marchand de sable.

— Le bonhomme qui lance du sable dans les yeux ?

— Oui. Et pour une raison que j'ignore, il associait le Marchand de sable à sa mère. Ces derniers temps, il était persuadé que le bonhomme venait lui dire que sa mère allait mourir.

— Il a décrit ce bonhomme ?

— Vous ne posez pas les mêmes questions que vos collègues, en fait. Oui, il l'a décrit. Nez crochu, yeux noirs et brillants, sourire inquiétant. Un vrai croque-mitaine, en fait.

— Vous connaissez quelqu'un qui pourrait lui ressembler ?

— Dieu merci, non. C'est presque un classique dans l'imaginaire des gosses, ça. Je ne pense pas qu'il y ait un lien avec quelqu'un de l'entourage du gamin, même pas son beau-père.

— Bien. »

Simon prit le temps de noter les commentaires qui lui venaient. L'éducateur le regarda faire, nerveusement. Puis il se leva en même temps que lui et le mena, sans un mot, à la chambre du gamin.

Rien n'avait été touché, conformément aux instructions. Simon savait qu'il trouverait les premières conclusions de son équipe en rentrant au commissariat.

Il se tourna vers l'éducateur :

« Vous avez ouvert la porte à quatre heures du matin. Elle était bien fermée ?

— Oui, comme je l'avais laissée. »

Simon fit rapidement le tour de la chambre. Il n'y avait pas de traces d'effraction, l'armoire n'avait pas été fouillée. Le gamin avait utilisé la moitié du mur que les éducateurs lui avaient octroyé pour ses photos et affiches personnelles. Simon repéra un des joueurs de foot qu'il avait vus sur un classeur de Simon et des photos de la mère et du père de Dorian, sans doute. Le lit était défait mais la couette rabattue jusqu'à l'oreiller ressemblait à un ballon dégonflé, pas vraiment plate et désespérément vide.

« Est-ce que Dorian fait son lit le matin ? demanda Simon en s'approchant de l'oreiller.

— Ils font tous leur lit. Je passe dans les chambres pour leur dire de s'y mettre.

— Mais il ne le fait pas tout seul, n'est-ce pas ? Pas de lui-même ?

— Si. Dorian est un enfant extrêmement obéissant et consciencieux. Il fait partie des rares gamins du centre à qui il ne faut pas répéter vingt fois la même chose.

— Bien. C'est un bon gamin, en somme. »

L'éducateur acquiesça.

« Vous pensez retrouver Maxime et Dorian, non ? »

Simon se retint de grimacer. C'était toujours la même question. Et, de fait, toujours la même réponse :

« À ce stade-là, je ne peux rien dire. Nous allons faire notre possible. »

En descendant les escaliers, derrière l'éducateur, il contint un long soupir. Personne ne s'inquiétait pour Maxime ou Dorian, à part Anthony Afonzo et lui, désormais. Pas grand monde ne s'était inquiété pour Ève ou pour lui quand leur mère avait été emportée par le cancer. Il n'arrêterait d'y penser que quand l'enquête serait close.

Ce serait une longue et fastidieuse recherche. Il n'y avait plus de doute pour lui ; la couette n'avait pas été rabattue et Dorian n'avait pas écrasé l'oreiller de tout son poids en s'en extirpant. Il avait été soulevé du lit, par les épaules, sans doute. Le gosse avait bien été enlevé, probablement par un employé du centre qui avait le fameux passe.

Restait à trouver qui.

Pourquoi, il s'en doutait. L'idée lui arracha un frisson, alors qu'il entrait dans le bureau de la directrice à la suite d'Afonzo, devenu un suspect potentiel.

CHAPITRE 10

POUR UNE FOIS que Diane dormait au petit matin, Zette n'osa pas la déranger et referma la porte du salon, non sans avoir déposé un peignoir sur les jambes de sa cadette. Diane avait toujours la même façon de dormir, comme si tout son être était consacré à cette tâche.

Zette ne trouvait pas le sommeil. Depuis longtemps, la nuit, lorsque la maisonnée s'écrasait sur elle-même, alourdie de torpeur et d'obscurité, le Chais lui paraissait moins imposant, le parc moins grand et elle rêvait de l'époque où Saul et elle s'échappaient pour marcher pieds nus dans l'herbe et écouter les arbres craquer. Saul avait cette légèreté des êtres hors du temps, même à l'adolescence. Souvent, elle devait lui rappeler d'essuyer ses pieds boueux avant de retrouver son lit. De temps en temps, plus tard, ils fumaient un pétard ensemble en parlant des marins qui n'avaient jamais vu la mer.

« Les marins qui n'ont jamais vu la mer, avait dit Saul une fois, sont les pires. Tu sais ce que c'est, une vie de frustration ? C'est ça. Se dire qu'on est fait pour la mer et finir les pieds dans la fontaine du jardin de ses parents. Un cul-de-sac. Il ne faudrait plus dormir, jamais. S'échapper. La mort serait la solution. Une mort totale. Le renoncement à tout. »

Elle lui répondait qu'il était défoncé. Elle ne savait pas encore que tout ce que disait Saul se réalisait. Elle ne savait pas encore que Saul ne lançait jamais une parole en l'air pour la regarder exploser, comme on envoie un disque de terre à des tireurs invisibles. Les paroles de Saul retombaient toujours pour s'inscrire dans le marbre, sous la déchirure du ciseau.

« Tu sais combien les parents ont d'hectares ? avait-il demandé une autre fois. Tu sais ce qu'il y a après les amandiers, toi, Zette ? Tu y es déjà allée ? Tu as déjà vu le mur du fond, de ce côté-là ? Non. Jamais. Tu te souviens, quand nous étions petits ? Nous n'avons jamais osé. Est-ce que tu te souviens que quelqu'un nous l'ait interdit un jour ? Pas moi. »

Une chouette avait hululé dans le fond du parc.

« C'est ça ! Vieille chouette ! avait ricané Saul avec le rire de celui qui a trop fumé. Ça te fait rire, vieille salope ? Eh bien, écoute ça : moi, même maintenant, je ne foutrai pas les pieds au-delà des amandiers. Parce que je sais. Les bêtes. La mort. Mais pas la mort que je veux. Une mort pire que tout. Se faire sucer à mort, tu sais ce que ça veut dire ? Sucé jusqu'à la moelle. »

Zette avait ri à son tour puis avait marché jusqu'à la barrière d'amandiers, pour prouver qu'elle n'avait pas peur, rendue téméraire par le haschich et le discours de son frère. Elle n'avait jamais pu la franchir.

« Ne déconne pas, Zette, avait murmuré Saul, soudain pâle à ses côtés. C'est pas la peine de lutter contre ça. C'est très vieux. C'est là depuis longtemps. Ça nous bouffera tous. Et les parents, avec leur fric, n'y pourront rien, à part nous payer de jolies dalles de marbre avec notre nom dessus. Allez, viens, je plaisantais. Je ne vais pas mourir. Pas tout de suite. »

La chouette avait répondu en ricanant, plus proche, plus guerrière.

Des années après, dans le couloir glacial qui menait à la cuisine, Zette frémissait encore et cherchait, en fermant les yeux, les bras rassurants de son frère.

Elle voulut se faire une tasse de lait chaud, chercha les allumettes dans le noir, se cogna le coude contre le rebord du bahut. Par la porte-fenêtre à petits carreaux, au travers des rideaux, la lune envoyait des rayons fuselés sur le sol. Un chien gémit dans le jardin puis elle entendit un grattement du côté du potager.

Elle aimait ces bruits nocturnes, inquiétants en d'autres lieux. Que risquait-elle ici ? Si un voleur inconscient avait décidé de piller le Chais, il y trouverait d'abord René Bricard et son fusil. Et nul doute que s'il arrivait jusqu'à la maison, Claude Gaucher le recevrait dans son pyjama gris et lui dirait d'une voix sèche : « Est-ce vraiment une heure pour cambrioler les gens ? Prenez ce que vous voulez mais ne piétinez pas mes coco plats. J'ai eu assez de mal à les faire pousser. »

La surprise du malheureux voleur laisserait peut-être à Zette le temps d'appeler la police. Amusée par le roman-feuilleton qu'elle venait de s'inventer, elle entrouvrit le rideau pour essayer d'apercevoir le rôdeur.

Il n'y avait évidemment personne dans le petit jardin de devant, à part un des chiens qui s'était glissé hors de sa niche, avait réussi à enlever son collier et se promenait la tête basse en reniflant le carré d'herbes.

Elle scruta un moment le ciel puis son attention fut attirée par un mouvement furtif, sur le côté, dans l'allée. Une silhouette.

Une silhouette marchait à pas lents, vers la haie du jardin de devant. Le chien ne broncha pas. Puis l'ombre bifurqua et quitta l'allée pour la pelouse. Elle disparut au tournant qui menait vers le chemin principal, celui qu'on empruntait en voiture depuis le grand portail.

Zette rapprocha les pans de son gilet et, silencieusement, tourna la clé de la porte de la cuisine d'un tour supplémentaire. Claude ne fermait jamais jusqu'au bout.

Toujours sans bruit, elle monta au second. De la fenêtre du palier, elle pouvait voir la pelouse jusqu'à la grille.

La silhouette avait disparu. Soit Zette avait été très lente pour monter, soit elle avait rêvé.

Au-dessus d'elle, le parquet craqua. Les combles étaient condamnés depuis des années. Ils avaient d'abord servi aux domestiques, avant la construction du gardiennage, puis à entreposer de vieilles affaires. Henri Gaucher avait fait condamner la porte qui y menait. On ne pouvait plus y accéder que par l'extérieur, par une trappe vitrée dissimulée dans la toiture. Une lubie de son père qui disait que la porte enlaidissait le palier transformé en bibliothèque.

Aucun voleur ne pouvait pénétrer dans la maison par les combles. Néanmoins, Zette fut prise d'une terreur sourde. Un second craquement sembla répondre à sa peur, suivi, elle en était certaine, d'un coup amorti.

Puis le silence. Le cœur battant, elle redescendit, en tentant de se raisonner. Le Chais était le seul endroit sûr au monde. Au premier, malgré elle, elle chercha à tâtons la vieille canne de Mamia, toujours posée dans le coin du palier devant la porte de son ancienne chambre.

« Le Chais est le seul endroit sûr au monde », s'entendit-elle murmurer.

Elle jeta un coup d'œil par la fenêtre du premier. Au loin, une lumière frémit, disparut puis réapparut derrière des arbres. Loin. Très loin.

La canne de Mamia lui donnait un peu de courage. Le bois verni palpita dans la paume de sa main.

Malgré elle, elle pensa à des flambeaux, à la file muette mais volontaire de villageois. Elle pouvait sentir leur peur et, plus loin, leur pulsion violente, leur volonté de soumettre et de posséder. Leurs pieds chaussés de sabots, de godillots, ou nus, peut-être, martelaient le sol. Ils frappaient ce qu'ils possédaient. Ils la frapperaient avec plaisir, s'ils pouvaient l'atteindre. Ils la tiendraient par les poignets, la traîneraient hors de son lit, lui arracheraient les cheveux, lui lieraient les mains.

Elle pouvait sentir l'odeur âcre d'un feu de petit-bois, sous ses narines.

« Et pas un n'aura un mot de compassion, chuchota-t-elle. Pas un n'aura un mot d'adieu ou de réconfort. »

Elle ressentit une peur viscérale qu'elle ne connaissait pas mais dont elle pressentait qu'elle n'était que féminine.

Subitement, la terreur disparut. Les hauts murs du Chais la protégeaient. La présence de son père, encore vivace, la protégeait. Et si ce n'était pas suffisant, elle savait se protéger elle-même.

« Venez me chercher », dit-elle doucement en tournant le dos à la fenêtre.

Une ombre tressaillit dans un coin du palier.

Zette fit un pas, prête à se battre.

Le Marchand de sable était seul. Avec un sourire qu'il voulait sans doute rassurant et qui lui donna envie de hurler, il avançait vers elle.

Zette recula.

Elle percevait l'explosion de haine à son encontre. À son encontre ? Non, elle se trompait. Il dirigeait sa haine vers tout le monde, vers l'humanité tout entière. Il n'était que rage et barbarie.

Elle leva la canne en l'air et mit son autre main derrière son dos, comme pour protéger quelque chose ou quelqu'un.

« Tante Zette ? Qu'est-ce que tu fais ? » marmonna la voix de Max.

Il se tenait devant elle, l'air ensommeillé, sans réaliser que sa tante brandissait la lourde canne de bois au-dessus de sa tête. Zette laissa retomber son bras.

« J'ai entendu du bruit. Ça va, poussin ?

— Oui, mais j'avais commencé un cauchemar et il est parti. Je me suis réveillé.

— Retourne au lit, si tu n'as plus peur », dit-elle avec un sourire.

Elle étreignit son neveu et fit quelques pas avec lui. En passant devant la porte, elle posa la canne contre le mur, à sa place.

Le petit matin commençait à poindre. Zette remonta la couette sur son neveu, l'embrassa puis, au moment de partir, se rétracta. Elle pouvait terminer sa nuit auprès de lui, s'il avait fait un cauchemar. Elle en avait fait un, elle aussi. Du moins, c'est ce qu'elle voulait croire.

Quelques heures plus tard, elle prit son service, non sans appréhension. Tout était calme dans le service de réanimation. Elle rentra dans la salle de garde, ôta ses chaussures blanches, se lava soigneusement les mains et se dirigea vers la machine à café.

Elle aurait dû retourner dans l'esprit de l'homme inconnu qui gisait toujours sur son lit d'hôpital, dès son arrivée, pour obtenir des réponses. Elle était passée deux fois devant sa chambre, sans pouvoir retenir un frisson. Sur la fiche, il n'y avait aucun nom. Elle préférait en savoir un peu plus sur son patient, être prévenue. *Armée,* pensa-t-elle.

La porte s'ouvrit derrière elle. Elle n'eut pas besoin de se retourner pour savoir que le docteur Givé était entré. Elle connaissait son pas. S'il se rapprochait encore un peu, elle reconnaîtrait son parfum, ce mélange très personnel de musc, de celui que portaient les golfeurs du club, et d'antiseptique. Elle reconnaissait même son rictus, de dos, alors qu'il ralentissait pour ne pas avoir l'air de l'avoir suivie.

Zette se retourna, avec le même souci de nonchalance.

« Bonjour. Justement, je pensais à toi », dit-elle.

Alexandre Givé ne se laissait plus avoir depuis longtemps. Il accompagna le rictus d'un lever de sourcil. Zette eut le temps de repousser les vieilles habitudes, acquises à l'époque où elle ne se retournait pas pour l'affronter et où les mains de Givé venaient la saluer avant qu'aucun des deux n'ait prononcé un mot.

« Y a-t-il du nouveau sur notre patient inconnu ? reprit-elle, détachée.

— Son état est stationnaire. Aucune raison de s'inquiéter. Quant à son identité… Il y a enquête. Reste à espérer qu'il ait un casier judiciaire.

— Ça m'étonnerait assez moyennement.

— Depuis quand juges-tu les gens sur l'apparence ?

— Depuis assez longtemps pour savoir que ce type est bizarre.

— Tu aurais dû être flic, dit tranquillement Givé en se servant une tasse de café. Un type sans identité qui tombe sans raison dans le coma, au milieu d'un bar, bizarre ? Je suis étonné que tu n'aies pas fait de la médecine légale.

— Je n'ai pas les capacités intellectuelles, tu sais bien. »

Givé reposa sa tasse et émit un autre rictus, plus appuyé. Zette était rancunière. Ils avaient eu cette conversation plus de six mois auparavant, au moment de leur rupture. C'en était même la cause, selon lui. Pas une seconde il n'imaginait que Zette l'avait quitté pour d'autres raisons : parce qu'elle pensait, par exemple, que son ambitieux amant était plus intéressé par l'empire Gaucher que par la jolie personnalité de son infirmière, ni parce qu'il avait fourré ses mains sous d'autres blouses lors d'une fête d'internat où elle n'était pas censée venir. Ni parce qu'il sentait plus l'antiseptique que le parfum pour golfeur, finalement.

Il contre-attaqua, avec une aigreur qui l'agaça lui-même.

« Tu n'es pas là pour faire le flic, Louise, ni pour identifier des cas cliniques. Tu t'occupes des perfos et…

— Je lui change ses couches, aussi ? Merci. Je connais. J'adore ta façon de gérer le personnel. Il paraît qu'il y a une place qui se libère en néo-nat. Les couches sont plus petites, ça fait moins de boulot. Tu appuierais ma candidature ou tu as peur que je fasse des opérations à cœur ouvert en douce ?

— Je n'appuierai rien du tout.

— Tu veux me garder ici, alors que je… attends un peu… je n'ai pas les capacités intellectuelles ? rétorqua Zette en se passant la langue sur les lèvres, ostensiblement.

— Tu veux me pousser à te dire quoi, là, exactement ? Apprends-moi mon texte, ça ira plus vite. Tu mélanges tout. Ce n'est pas une conversation professionnelle.

— Belle conclusion. Ce n'était pas très professionnel en soi de coucher ensemble. »

Elle prit sa tasse et la lava rapidement puis, d'un pas décidé, alla chercher ses chaussures et s'apprêta à sortir. Alexandre la héla du fond de la salle.

« Louise ? Si j'apprends que tu es allée fourrer ton nez dans l'histoire de ce type sans ma permission ou que tu poses des questions indiscrètes comme tu en as pris l'habitude, je serai obligé de faire un rapport. Tu le sais ?

— Je le sais. Et je serai aussi obligée de faire un rapport sur nos rapports et sur deux trois cas que je t'ai vu traiter. »

Zette s'arrêta et lui sourit, en sachant parfaitement que ce sourire imprimerait deux fossettes à ses joues et que Givé attendrait le coup sans broncher.

« Et je te rappelle que moi, je retrouverai du travail dans n'importe quelle clinique de cette région. »

Elle ferma la porte derrière elle et s'arrêta un instant dans le couloir désert. *Ça, c'était affreux*, se dit-elle en lissant les poches de sa blouse.

D'un pas qu'elle voulut léger, elle se dirigea vers les chambres qu'elle avait à visiter. Devant celle de l'inconnu, deux types en parka sombre discutaient entre eux. Des flics, probablement. Quand elle passa à leur niveau, ils se turent et la regardèrent longuement.

« *Tous les moyens sont bons* », répétait souvent papa. Elle prit son temps pour tourner la tête et leur sourire.

CHAPITRE II

Max adorait rêver. Ses rêves étaient si lumineux que, parfois, il en sortait complètement aveuglé pour le reste de la journée. C'était ce qui lui donnait l'air d'être toujours ailleurs. Il rêvait souvent qu'il volait, dans les deux sens du terme, qu'il planait comme une mouette au-dessus des choses et des gens et qu'il en revenait avec des morceaux de plumes douces. Il ne trouvait pas étrange d'être un oiseau qui volait des plumes aux humains. C'était un rêve. C'était même son rêve préféré.

Il n'était monté qu'une seule fois dans un avion, lorsqu'il était tout petit. Il se souvenait assez bien des détails de la salle où son père, sa mère, Lucie et lui avaient attendu leur vol. Il avait eu un magazine avec un lapin sur la couverture et le droit de manger du chocolat alors qu'il était l'heure de déjeuner.

Il se souvenait également de la sensation étouffante, métallisée, de la ceinture contre son ventre nu car son T-shirt était remonté, de l'impression que l'air avait un goût, et de la main crispée de sa mère lorsqu'une voix, sortie d'un haut-parleur, avait annoncé que l'avion allait décoller.

Cette voix lui avait paru rassurante, familière. Son père lui avait dit qu'elle appartenait au commandant de bord et que ce dernier savait très bien ce qu'il faisait. Effectivement, cette voix était chaude, grave, et son intonation disait : « Ne vous inquiétez pas, je ne compte pas m'écraser en route. Personne ne mourra. » Le commandant de bord était une sorte de héros en bleu marine.

Max s'était endormi assez vite. La pluie sur les hublots l'avait réveillé par à-coups puis c'était son père qui l'avait poussé du doigt, doucement, pour qu'il voie l'atterrissage. La sensation de descente, de poussée puis de recul lui avait donné une idée de ce que voler pouvait être. Il l'avait retrouvée par la suite, dans ses rêves.

De temps en temps, dans son rêve préféré, il survolait des villages avec des toits de chaume, des toits gaulois qui devenaient des huttes de sauvage. Il mélangeait un peu tout : les toits asiatiques, les toits nigériens, les maisons de terre sans toit du tout. Il y avait souvent un chef de village parfaitement immobile, assis sur un trône de bois. Max savait, à ce détail-là, qu'il arrivait en Afrique.

Il planait plus vite, le cœur battant. Il sillonnait toutes les ébauches de rues que formaient les huttes ; il regardait parfois dans les jarres colorées et derrière les nattes indiennes et sous les bidons en plastique.

Il finissait toujours par l'apercevoir. D'abord, son père était blanc, un Blanc habillé en blanc, et son chapeau ressemblait à celui d'un explorateur. Et puis, dans ses rêves, son père n'avait pas de lunettes, ni le dos un peu courbé. Il se tenait droit, conquérant, face à la mer – même si la mer était à des centaines de kilomètres – et prêt à tout. À ses pieds, il y avait des éprouvettes et des alambics. Son assistant, un vieil Indien en pagne et en T-shirt kaki, courait dans tous les sens, après des attaquants invisibles.

Max descendait encore un peu. Son père lui faisait un salut de la main, un salut presque militaire. Max arrachait la plume de son chapeau, une jolie plume d'aigle. Son père riait.

À cela, il savait que c'était un rêve. Son père, pour le peu qu'il s'en souvenait, ne riait pas. Il souriait parfois. Ses sourires semblaient douloureux, souvent. Mais il ne riait pas. Son père parlait sérieusement, la plupart du temps. Parfois il ne disait rien, mettait les mains sur les hanches et regardait droit devant lui avec les sourcils froncés. Lucie disait que maman était tombée amoureuse de lui comme ça.

Et maman, quand elle parlait avec Zette, disait qu'elle était tombée amoureuse de quelqu'un d'autre et qu'il avait bien changé.

Max savait ce que son père pensait. Quand on est un chercheur, un grand chercheur qui va sauver la planète, on n'a pas le temps de s'occuper de sa famille. On sauve toutes les familles de la terre. Son père le lui avait expliqué la veille de son départ et lui avait dit qu'il l'aimait.

Max n'aimait pas que les adultes lui disent qu'ils l'aimaient. En général, ça arrivait avant ou après du chagrin et des paroles désagréables.

Sa mère lui disait souvent : « Max, je t'aime mais je ne peux pas laisser passer ça. » Sa grand-mère lui disait : « J'ai beau t'aimer plus que ma vie, tu m'exaspères à entrer et sortir sans bruit, comme un chat de gouttière. » Son père lui disait : « Je t'aime et c'est pour ça que je pars. »

Chez son père, cependant, il y avait une grande cause, un grand but. Voilà pourquoi le chef du village lui avait donné une plume d'aigle.

Cette nuit-là, Max faisait son rêve préféré. Il venait de prendre de l'altitude, les bras bien perpendiculaires à son buste, quand une voix masculine, dans son oreille, lui avait signalé une zone de turbulences et lui avait demandé d'attacher sa ceinture.

« Quelle ceinture ? » s'était-il demandé.

On ne portait pas de ceinture quand on volait. Même pas de ceinture de pantalon. On pouvait se retrouver cul nu. Quelle importance cela avait-il à dix mille mètres d'altitude ?

Pourtant, quelque chose le tiraillait, juste sous le nombril. Max baissa les yeux vers sa taille. Ce n'était pas une ceinture mais une corde de cuir, dont l'extrémité était venue s'enrouler autour de lui. Il se sentit happé, petit à petit, incapable de se redresser et de continuer à voguer sur les courants du vent.

Les nuages.

Les nuages et leur consistance de barbapapa et leur goût douceâtre.

Et puis, la terre.

« La terre des ancêtres, pensa Max.

— La terre qui t'a vu naître et qui te recevra mort, répondit la voix du commandant de bord.

— On n'a plus le droit d'enterrer les gens en dehors des cimetières. »

Il s'aperçut qu'il avait hurlé. Qu'elle fût bénie ou non, la terre se rapprochait. Il voyait les murs de terre, les toits de chaume, le chef immobile sur son trône de bois. La corde de cuir le tirait un peu plus fermement.

Il comprit, en voyant l'assistant indien de son père, les pieds calés par deux grosses pierres, que la corde n'en était pas une et que ce qui le maintenait maintenant entre terre et ciel, comme un gros ballon prisonnier, ressemblait très exactement au fouet d'Indiana Jones.

Son père lui fit un petit signe de la main puis agita son chapeau d'explorateur, en faisant voleter la plume d'aigle devant ses yeux.

Max tira sur la lanière de cuir pour descendre et l'atteindre.

Il manquait de force. Au bout d'un ou deux mètres, il remonta mollement, gonflé d'air.

« De vide, Max ? Qui sait voler n'a pas peur du vide ! » chuchota la voix du commandant de bord.

Cette voix-là était bien moins rassurante que celle du héros en bleu marine. Elle commençait à chuinter et à grincer. Son intonation se faisait lointaine, également. Max se sentit seul.

Alors il vit son père, en bas, qui regardait vers l'horizon, tournant le dos aux huttes. Comme Fabien était concentré… Il ne voyait pas sortir peu à peu, par chaque porte grossièrement creusée dans la terre séchée, les silhouettes souples de guerriers africains, tout couverts de peintures.

Max ouvrit la bouche pour le prévenir.

« Chut, chut… murmura la voix du commandant. Tu vas effrayer tout le monde. Ton père les connaît. »

Son père allait régler cette situation. Après tout, il était parti pour sauver le monde.

Les guerriers entourèrent bientôt son père qui eut un petit mouvement de tête en les voyant.

L'assistant indien tira sur le fouet. Max put mieux voir ce qu'il se passait.

« Tu vois, tout va bien », dit la voix du commandant.

Max vit son père lever les mains, en signe de paix, comme il lui avait appris à le faire. Les guerriers parlaient entre eux. Max aperçut les lances qu'ils tenaient baissées vers la terre.

Les pointes de silex semblaient la boire, absorber sa force. Max voyait les muscles des guerriers onduler sous les peintures, sur leur ventre et leurs bras.

Ils tournèrent la tête, en même temps que le père de Max. Depuis la place principale, une procession silencieuse arrivait. D'autres hommes en pagne portaient le trône de bois.

Le chef, un homme blanc au visage émacié et aux cheveux un peu longs d'un blond triste, s'avança d'un pas tranquille. Il avait un bandeau de cuir qui tenait une plume, d'un rouge sombre mâtiné d'un peu de noir, comme un Indien, et portait sur ses épaules décharnées une peau de bête dont les bords rouges attestaient qu'elle avait été à peine tannée.

Max ne voyait pas précisément les traits de son visage mais n'aima pas du tout ce que cet homme dégageait.

Les guerriers déposèrent le trône devant son père.

« Ça va devenir intéressant, Max », dit la voix du commandant.

Le petit rire qui suivit fit froid dans le dos du garçonnet.

Max n'entendit pas les paroles que le chef et son père échangèrent mais il perçut la tension, palpable, visible dans les pieds des guerriers qui commençaient à marteler le sol tout doucement, pour répondre à un battement sourd. Leurs tapements formèrent une boue compacte autour des deux hommes et la boue elle-même devint le tracé régulier d'un ring que seul Max apercevait, de haut.

Le chef se leva, avec une lenteur serpentine.

Max hurla.

Tout se passa très vite. Un guerrier bouscula Fabien, dont le chapeau à plume d'aigle tomba dans la boue. Le chef bondit. Fabien se pencha pour la ramasser au moment où le chef, le visage déformé par la colère, l'attrapait par le col.

Max vit son père perdre de nouveau la plume, puis arracher celle du chef et lui planter entre les yeux, avec une dextérité qu'il ne lui connaissait pas.

Puis Fabien porta les mains à son ventre et leva un regard surpris vers son fils. Ses genoux se dérobèrent.

Alors, le chef blanc se baissa et tira.

Max entendit un grésillement puis la voix du commandant de bord s'éclaircit : « Je crois que nous allons traverser une petite zone de turbulences. Il faut bien attacher sa ceinture... »

Le chef blanc avait marché vers l'assistant indien, en tenant un long serpentin rouge. Devant lui, les guerriers s'écartaient en riant.

Derrière lui, Fabien se tenait le ventre. Qui lui avait glissé l'autre extrémité du serpentin entre les mains ? Max ne voyait plus son visage et l'appelait. Il savait qu'il devait rester fort mais avait du mal à contenir les sanglots dans sa voix. Le vent la couvrait.

Il entendit cependant un sifflement, un appel bref et puissant, qui montait de la terre.

Le chef blanc avait tourné le visage vers lui et le regardait, les yeux brillants. Sa figure n'était qu'arêtes et crevasses, un masque humain figé dans un rictus de cruauté. Puis il lança le serpentin et le serpentin remplaça la lanière du fouet.

Au bruit – celui d'une vieille éponge imbibée d'eau croupie – que le serpentin fit en s'enroulant autour de sa taille, Max eut un haut-le-cœur.

« Nous allons bientôt décoller. La température extérieure est de vingt-sept degrés », chanta la voix du commandant de bord.

L'assistant indien lâcha le serpentin.

« Attention au décollage. »

Au sol, Fabien poussa un hurlement abominable que Max entendit cette fois-ci, et son corps se souleva du sol. Max tenta d'attraper le serpentin mais il était gluant.

« Ne touchez pas au mécanisme de votre ceinture », dit la voix du commandant de bord.

Du sang. Autre chose. Un liquide marronnasse, visqueux. Une odeur d'excrément.

Max comprit alors et cria à son tour.

Le vent le poussa avec force, loin de la terre africaine. Il traversa les nuages, sans conscience de la distance et du temps.

Contre son ventre, le viscère chaud, où battait encore un mélange épais, le tirait vers le bas sans vraiment l'entraîner.

« Tu vois, Max, dit la voix du commandant de bord, avec l'intonation sérieuse et calme du directeur de l'école, il ne fallait pas s'inquiéter. Ton père souffre à peine. On aura tout juste retrouvé ta mère, il sera déjà mort. Évidemment… Si tu avais été plus grand, plus mature… Si tu avais évité de faire le bébé, comme ta sœur te l'avait dit… Ton père serait resté… Il n'aurait pas le ventre ouvert à l'heure qu'il est. »

Le vent le portait toujours au travers des nuages et l'air se raréfiait. Max n'avait plus envie de sangloter. Il était en état de choc.

« Écoute, Max, continua la voix du commandant de bord, il y a un moment où il faudra bien te retourner et regarder sous le lit, hein ? Tu ne peux pas continuer comme ça, à pleurnicher et à être une gêne pour tout le monde ! »

Quelque chose – ou pire, quelqu'un – tira d'un coup sec sur la ceinture sanguinolente. Max fut happé vers le sol.

« Dans quelques secondes, nous atterrirons… eh bien, là où nous devons atterrir. Veuillez ne pas fumer ni détacher votre ceinture pendant toute la durée de l'atterrissage. Nous vous rappelons également qu'il est interdit de mourir sans la permission du commandant de bord… »

Il y eut un bruit de moteur. Ou plutôt une imitation de bruit de moteur, faite par un enfant malhabile.

Les yeux fermés, Max atterrit quelque part. Il sentit à peine le choc mais il sut qu'il était tombé sur le dos et que la ceinture s'était décrochée.

Max déglutit avec difficulté et se releva à demi. Sous ses doigts, la douceur du drap-housse le rassura un peu. Il ouvrit les yeux.

C'était bien sa chambre. Les plaquettes en bois qui lui avaient servi à construire un mur entre le tapis et le fauteuil étaient exactement au même endroit. Les deux ours qui ne le quittaient pas depuis sa naissance étaient vautrés sur un coussin, jeté par terre. La lune passait entre les volets, qu'il n'arrivait jamais à fermer complètement car ils étaient très vieux et lui trop petit, et éclairait le parquet gris.

Il entendait même le tic-tac de l'horloge sur le palier, derrière la porte. Mais il savait que le cauchemar continuait. Il le savait aussi certainement qu'il avait compris que, désormais, aucun de ses rêves ne resterait lumineux et léger.

« Je vais regarder sous le lit, d'accord, murmura-t-il.

— C'est en effet la meilleure chose à faire, bonhomme, répondit la voix du commandant.

— Je vais regarder sous le lit et vous allez laisser papa, d'accord ?

— C'est un *deal*, petit. Tu regardes sous le lit. Je laisse ton père. »

Max prit une longue inspiration et accrocha les mains au bord du matelas. Puis, sans respirer, très rapidement, il bascula en avant.

Il dut poser les paumes sur le sol, pour ne pas tomber. Elles glissèrent.

Visqueux. Chaud.

Sous sa main droite, le long tube spongieux s'écrasa sur le parquet. Et sous le lit son père gisait, le visage tourné vers lui, les yeux ouverts et vitreux, les mains crispées sur le ventre. Entre ses doigts, la plume du chef, rouge et noir, dégoulinait de sang encore frais.

« Oh oui, Max, ça, c'est un *deal* ! rit la voix du commandant. Tu regardes sous le lit et j'y laisse ton père ! La prochaine fois, tu réfléchiras avant d'aller fouiller du côté du Marchand de sable. La prochaine fois, tu t'endormiras bien tranquillement, d'accord, sale petit con ? »

Max ouvrit la bouche, mais sur le silence.

L'oreiller sous sa tête était mou et tiède.

Cette fois-ci, il était bien réveillé, dans sa chambre, dans son lit.

Les plaquettes en bois qui lui avaient servi à construire un mur entre le tapis et le fauteuil étaient exactement au même endroit. Les deux ours qui ne le quittaient pas depuis sa naissance étaient vautrés sur un coussin jeté par terre. La lune passait entre les volets qu'il n'arrivait jamais à fermer complètement, car ils étaient très vieux et lui trop petit, et éclairait le parquet gris. Mais il n'entendait pas le tic-tac de l'horloge qui se trouvait sur le palier, derrière la porte. Et pour cause : elle n'avait jamais marché, cette horloge.

Ce qu'il entendait, c'était le cliquetis, régulier et léger, du bois contre le bois. Il reconnut ce son. Quelqu'un, sur le palier, s'éloignait en s'appuyant sur une canne.

Lentement, Max tira sa couette et la ramena sur son visage.

Le son de la canne disparut peu à peu. L'aube passait entre les vieux volets. À l'étage en dessous, le pied d'une chaise racla contre le parquet.

La maison se réveillait doucement.

Max, lui, se demanda s'il arriverait à de nouveau dormir un jour, sans la certitude que ses rêves seraient de nouveau lumineux et aériens.

« Tu n'as plus besoin de rêver, dit une petite voix dans son esprit. Il a trouvé le moyen de venir jusqu'à toi. »

Sur le tapis gisait la plume rouge et noir. D'un pied prudemment sorti de la couette, Max la fit disparaître sous son lit.

CHAPITRE 12

SIMON n'était jamais rentré dans le théâtre de la ville. Il détestait les pièces de boulevard et il n'avait aucune raison, grâce à Dieu ou à son absence totale de masochisme, de se taper les productions du lycée du coin. Parfois il allait au cinéma, seul ou avec Paulo. Le moins possible avec Ève qui mangeait du popcorn ou riait bruyamment.

Là, il était bien obligé de sortir, essentiellement pour voir Paulo en chien pianiste du Muppet Show. À l'entrée, en se faisant bousculer par la horde de parents excités ou maussades qui allaient écouter leur progéniture, il regretta de ne pas avoir eu une urgence au boulot.

C'était bien un théâtre de province, avec ses sièges rouge sang élimés, son parquet qui craquait sous ses pas, les lumières à peine tamisées des balcons. À ses côtés, Ève cherchait un improbable programme dans la besace militaire qui lui servait de sac à main. Elle devait sûrement vouloir vérifier que son fils passait bien en premier, pour pouvoir se tirer après et ne pas subir les gosses des autres écrasant de médiocrité Duke Ellington ou Chopin.

Les conversations dont ils étaient exclus allaient bon train. Ils n'osaient pas se parler. Pour se dire quoi ? Ils respiraient déjà l'ennui et le devoir. Ève avait l'air de vouloir exploser. Simon, les yeux rivés sur le rideau rouge, soupirait.

C'est alors qu'il la vit. Elle remontait l'allée vers les strapontins du fond. Son écharpe, portée en chèche, dégringolait sur sa gorge, nue. Elle portait le jean et le pull gris col V de celles qui n'ont jamais quitté l'adolescence. Simon fit un pas en avant.

Elle leva la tête, le vit à son tour et lui sourit. Simon n'aimait pas que les femmes lui sourissent mais elle, c'était différent. Elle glissa vers lui, poussant du plat de la main les gens qui la frôlaient à peine. Ève vint se poster à côté de son frère, aux aguets.

« Tu connais Diane Gaucher ? »

Simon la regarda du coin de l'œil. « Si je la connais… »

Diane entrouvrit son imper d'une main, retira une mèche de cheveux blonds de son front de l'autre et continua sa progression vers eux, jusqu'à ce qu'il sente son parfum et ses seins contre son torse.

Puis elle sourit de nouveau et, faisant descendre sa main vers celle de Simon, se projeta contre lui. Derrière eux, la colonne des balcons les reçut. La bouche de Diane chercha celle de Simon, la trouva, se présenta.

Simon laissa glisser ses mains le long du buste de la jeune femme, sous l'imper, remonta son pull gris, rencontra sa peau. La jambe de Diane écarta les siennes. Dans le silence soudain, il poussa un gémissement.

« Ferme la bouche, tu as l'air d'un crétin », murmura Ève à son oreille.

Elle lui donna un coup de coude dans les côtes puis montra la jeune femme qui s'était arrêtée pour parler à quelqu'un – une femme plus âgée qui portait des boucles d'oreilles en perles et un manteau beige.

« Tu connais Diane Gaucher ? répéta Ève.

— J'ai l'air de la connaître ? » répondit-il, mauvais, la respiration courte.

Diane tourna la tête et leur fit un signe de la main.

« Sois poli. Ses gosses sont amis avec Paulo, reprit Ève.

— Je serai aussi poli que tu sais l'être. »

Diane arriva à leur niveau. Le rideau rouge frémit derrière elle. Il leur restait peu de temps. Simon voulut tendre la main pour la serrer contre lui mais la jeune femme se rétracta un instant. Enfin, elle prit sa main. Sa peau était chaude et un peu rugueuse, exactement comme il l'avait sentie contre le pilier.

Il la plaqua contre son torse, cherchant sous son propre pull, son T-shirt, son armure quotidienne, sa peau à lui. Elle avança la bouche, la posa sur son cou, dégageant d'un coup sec l'écharpe dénouée qui pendait sur son blouson. Il se laissa tomber au sol, sans tenter de se retenir.

Autour d'eux, les parents devinrent flous, le rideau s'immobilisa. Il la laissa ouvrir son pantalon, le faire glisser sur ses cuisses, malgré le contact froid, humide et râpeux de la moquette sous ses fesses. Il ferma les yeux.

« Mon frère, Simon », dit Ève.

Il les rouvrit. Diane était devant lui, la main dans la poche de son imper, la bouche entrouverte.

« Diane Gaucher », lâcha Ève dans un soupir agacé. Puis elle détourna son attention vers les premiers rangs, où quelques enfants venaient de se placer.

Diane hocha la tête et tenta un sourire. La seconde d'après, sa langue s'enroulait autour du lobe de l'oreille gauche de Simon, qui venait de lui attraper les hanches. Celle d'après encore, elle était à sa place, bousculée par un couple pressé, et réussit à articuler un bonjour essoufflé.

Puis elle disparut.

Ève prit son frère par le bras pour l'entraîner vers des fauteuils libres. La chaleur qu'il ressentait dans le moindre pore de sa peau disparut lorsqu'il s'assit à côté d'une femme à tête de souris qui tentait de maintenir sur ses genoux un marmot vagissant. Ève approcha son visage désapprobateur du sien.

« Toi qui détestes toute idée de famille, tu dragues Diane Gaucher ?

— J'ai dragué quelqu'un ?

— Ne me la joue pas comme ça. Pas à moi. Tu sais qui est cette femme ?

— Diane Gaucher. Probablement la mère de deux ou trois gosses qui ont la chance de fréquenter mon merveilleux neveu et qui, dans trois secondes, vont me donner envie de laisser Wagner envahir la Pologne.

— Diane Gaucher. La fille Gaucher. La famille la plus friquée, la plus tentaculaire, la plus *old fashion* du coin. Tu te souviens quand tu es allé voir *Les Grandes Familles* avec Paulo ? Eh bien,

Paulo dit que chez eux, c'est comme ça. Il y a un porte-parapluies en ivoire dans l'entrée de leur baraque. La maison s'appelle le Chais.

— Grand bien leur fasse. Le fils se flingue à la fin du film. Et arrête tes conneries de midinette. Tu m'as déjà vu draguer ?

— Hélas, oui. De l'extérieur, c'est assez lamentable. »

Simon haussa les épaules. De l'intérieur, ça l'était aussi, si ça pouvait la rassurer. Puis, soudain, réalisant à retardement l'offensive, il marmonna :

« Et puis je ne déteste pas toute idée de famille. Ma présence ici prouve bien qu'il n'y a pas plus famille que moi.

— Donne-moi le nom d'un seul de tes amis qui serait marié, avec des enfants. »

Simon n'avait pas besoin de répondre. Ève eut le sourire épanoui de la victoire puis tourna la tête vers la scène. Le rideau s'ouvrait. Le massacre pouvait commencer.

CHAPITRE 13

LUCIE avait demandé un lit neuf à sa mère, le jour où elle s'était aperçue que le matelas faisait un creux et qu'elle avait compris que ses trente-cinq kilos étaient insuffisants pour l'avoir imprimé ainsi. Elle avait choisi un petit lit en fer forgé et deux couettes à bords ajourés, avec des liserés orange.

L'idée qu'elle avait toujours dormi dans le lit où une vieille femme inconnue était morte lui collait des frissons.

Le soir où elle rêva de la femme qui était morte dans le lit, Lucie mit du temps à s'endormir. Sa conscience la travaillait. Depuis leur escapade au Sausaulée, Paulo se comportait de façon étrange. Il finirait par craquer et tout raconter.

Il fallait, d'une façon ou d'une autre, faire taire Paulo. Elle chercha tous les moyens possibles mais ils la menaient tous à la même issue : la dénonciation, la sanction et, derrière, le déshonneur. À la fin, elle en vint à souhaiter la disparition simple et nette de Paulo. Il éclaterait comme une bulle, sans laisser de traces ni de morceaux sanguinolents… Il cesserait simplement d'exister et elle serait sauvée.

Problème réglé.

Elle s'endormit sur cette pensée réconfortante et vaguement honteuse.

Lorsqu'elle rouvrit les yeux, elle marchait sur un sentier, au milieu d'un bois. Les buissons fouettaient ses jambes nues. Elle regrettait d'avoir mis une chemise de nuit.

La nuit était à peine étoilée mais il faisait bon. C'était sans doute le début de l'été. Elle sentait tous les parfums de la forêt nocturne, plus nets que lorsqu'elle était éveillée. Parmi les bruits nocturnes, un frou-frou régulier lui indiquait le chemin.

La pente était douce et parsemée de petits rochers.

Ses yeux se firent à l'obscurité. Devant elle grimpait une jeune fille, vêtue d'un jupon foncé retroussé sur ses jambes et d'une chemise étrange, ancienne. Elle ne portait pas de chaussures mais ses pas étaient sûrs et énergiques. Sa taille dépassait à peine celle de Lucie mais sa silhouette était celle d'une jeune fille, sans aucun doute.

Lorsque Lucie accéléra, l'inconnue ralentit et laissa la fillette se rapprocher. Puis elle se retourna brusquement, faisant voler ses cheveux bruns et dévoilant un petit visage délicat, au nez rougi et aux yeux perçants.

« Pourquoi tu me suis ?

— Je ne te suis pas.

— Qu'est-ce que tu fais là, alors ? »

Son accent était curieux également. Lucie avait déjà entendu de très vieilles personnes parler avec cet accent-là. La jeune fille se baissa un peu vers elle et la dévisagea d'un air presque attendri.

« T'es pas d'ici ?

— Ben, ça dépend. Où sommes-nous ?

— Dans le bois du Mosson.

— Mosson, c'est un village à côté de chez moi. C'est toi qui n'es pas d'ici. »

La jeune fille avança le pouce et l'index vers les joues de Lucie.

« Que tu crois ! T'es pas la première à venir ici une nuit et à me suivre. Tu rêves. Regarde… »

Elle serra les doigts. Lucie retint un cri de surprise ; les doigts de la jeune fille s'entrechoquèrent. La fillette n'avait rien senti.

« Tu existes pas vraiment. Tu es dans un rêve. Mais moi, c'est mon monde, ma vie, mon bois et mon époque. Tu es de la famille, c'est ça ? Tu es l'autre fille ?

— Je ne sais pas de qui tu parles.

— Peu importe. Qu'est-ce que tu veux voir ?

— Ce que tu veux. »

La jeune fille eut un rire bizarre, une sorte de hululement. Ça ne lui était pas visiblement très naturel, de rire aux éclats.

« Ça ne marche pas comme ça ! C'est pas moi qui choisis ! Tu es venue jusqu'à moi. »

Elle se signa à ces mots. Cependant, Lucie était presque certaine qu'on devait faire le signe de croix dans l'autre sens. La jeune fille continua, sérieuse :

« C'est toi qui viens chercher quelque chose ici. Moi, je dois retourner chez moi. »

Sans attendre de réponse, elle reprit sa marche sur le sentier. La pente était devenue plus raide. Bientôt, Lucie vit apparaître un énorme rocher plat derrière lequel la jeune fille disparut. Elle le contourna à son tour et trouva une ouverture assez large pour laisser passer deux personnes.

L'intérieur de la grotte était aménagé. Il y avait des étagères rudimentaires, couvertes de jarres et de pots, plus une paillasse bourrée de foin et jetée dans un coin, un coffre sur lequel une couverture était pliée. À des crochets, une robe et une cape de laine pendaient à côté d'une peau d'animal – de lapin, visiblement.

Le regard de Lucie s'attarda sur un balai fait d'une branche épaisse et de longues brindilles.

La jeune fille ricana.

« Je vole pas là-dessus, si c'est ta question. Je m'en sers comme tout le monde. »

Le sol de planches disjointes avait été nettoyé récemment.

Des braises couvaient dans un renfoncement dont l'ouverture était délimitée par des pierres en demi-cercle. La jeune fille y jeta quelques petites branches et une bûche.

Elle alla ensuite vers l'étagère et ouvrit un petit pot primitif, sans doute modelé par elle, pour en sortir quelques brins de lavande séchés. Elle les écrasa dans sa main et les frotta contre son cou et derrière ses oreilles, avant de les respirer et les éparpiller dans les braises.

« J'adore la lavande », murmura-t-elle.

De profil, elle était véritablement jolie. Lucie contempla un moment son nez retroussé, sa bouche renflée, son front bombé sous une frange sombre et mal taillée. Elle ne savait pas à qui de son entourage elle ressemblait, mais sans doute à quelqu'un de très proche car elle sentit son cœur se serrer à la vue de ce profil. À la lueur du feu, elle aperçut aussi la saleté de son cou et de sa chemise, et son jupon déchiré et rapiécé à plusieurs endroits. Elle pensa à Cendrillon. Un peu moins quand la jeune fille se tourna vers elle et cracha par terre, juste devant ses pieds.

« Bon, dit la jeune fille. Je suppose que tu n'es pas venue jusqu'ici juste pour me voir attiser le feu. Que veux-tu savoir ?

— Qui es-tu ?

— Je m'appelle Eulalie. Je suis comme toi.

— Ça m'étonnerait un peu. Tu as quel âge ?

— Quatorze ans.

— Tu es petite.

— Non.

— Pourquoi tu es toute seule ici ?

— Ma mère est morte.

— Et ton père ?

— Pas de père. Les filles comme moi ont pas de père. Personne irait servir de père à une sorcière... Ou alors des hommes que même moi je voudrais pas comme père.

— Tu es une sorcière ? Je croyais que ça n'existait pas.

— T'es pas ben généreuse, ma petite. Qu'est-ce que tu crois que tu es, si tu peux venir ici, dans mon époque ? L'autre petite fille, celle qui est venue deux fois déjà, m'a tout expliqué. Vous savez voyager dans les rêves et le temps. Moi, mon don, c'est de prédire l'avenir, comme ma mère. Et je peux te dire que ça me servira un jour. Je vais pas aller user mes visions pour trois sous ou un poulet. Non. Moi, un jour, j'utiliserai mon don pour prédire quelque chose d'incroyable. Et ça me rapportera plus d'or que les piqueux du coin en ont jamais vu. »

Lucie allait parler quand la jeune fille lui fit signe de se taire. Dehors, un bruit persistant se fit entendre. La paroi de la grotte rougeoya, d'abord vaguement puis plus précisément. Lucie comprit que quelqu'un arrivait.

« Je suis pas sûre qu'on puisse te voir sans le don mais j'ai pas trop envie que tu voies ça, toi, murmura la jeune fille. Cache-toi dans le rabicoin, là… »

Lucie rampa jusqu'à une alcôve dissimulée par des grands pots de terre. La peur lui serrait la poitrine. Elle savait que personne ne pouvait lui faire du mal, qu'elle ne pouvait être touchée, mais elle ressentait l'angoisse pénétrante de la jeune fille dont l'ombre s'agrandissait sur la paroi de pierre, au fur et à mesure que la lumière s'approchait.

« Je vous ai déjà dit de pas venir ici », dit la jeune fille d'un ton ferme.

Eulalie savait cacher sa peur. Lucie eut un élan d'empathie et d'admiration.

« Ça t'appartient pas, ici. »

C'était une voix masculine, rocailleuse. Lucie risqua un coup d'œil par-dessus un des pots. Il y avait deux hommes en habits de travail, sombres. Sans doute des paysans. L'un des deux était grand, les épaules larges, d'une quarantaine d'années. Il avait des yeux noirs enfoncés dans les orbites, ce qui lui donnait une expression de bêtise et de méchanceté. L'autre, plus fin, devait avoir la cinquantaine. Peut-être plus. Lucie avait du mal à donner un âge aux gens et ils avaient les traits marqués, tous les deux.

En tout cas, face à la jeune fille, c'étaient deux hommes mûrs, bien plus puissants et assurés qu'elle.

Lucie n'aima pas leur regard, ni la façon dont le plus grand donna sa torche à l'autre. Encore moins son sourire lorsqu'il ouvrit son pantalon de toile.

La jeune fille ferma les yeux une seconde.

« Si tu recommences, je le dirai au curé. Et au père Mahan. T'es sur ses terres.

— Le curé sera trop content de se débarrasser de toi, putain. Je lui dirai que tu m'as séduit avec tes herbes. »

Lucie retint un cri quand l'homme s'approcha de la jeune fille, qui ne prononça plus un mot à partir de cet instant.

La grosse main de l'homme arrêta le bras maigrelet et le plaqua contre son dos, puis il projeta la silhouette frêle sur la paroi, visage et poitrine contre la pierre.

De son autre main, il releva les jupons déchirés. Des jambes couvertes d'égratignures apparurent à la lueur de la torche.

La jeune fille tourna la tête, vit Lucie, lui fit « non » d'un mouvement. Alors que l'homme soufflait dans son dos en lui écartant les cuisses d'un geste brutal, elle regarda droit devant elle et serra les dents.

Lucie retomba derrière le pot et se boucha les oreilles.

Mais elle entendit malgré tout un cri déchirant, soudain, le souffle grandissant de l'homme, le claquement de la chair contre la chair, le raclement des ongles de la jeune fille sur la pierre. Enfin il y eut quelques secondes de silence, et l'autre homme jeta un « laisse-moi la place » qui replongea Lucie dans l'horreur.

Il lui semblait que chaque bruit retentissait dans son esprit.

La jeune fille était recroquevillée près du feu, les jambes ramenées sur le menton. Elle avait rabattu ses jupes. Elle semblait encore plus jeune qu'auparavant, sans doute parce que son regard, vif et intelligent, avait été lavé par les larmes et remplacé par une lueur vulnérable. Lucie rampa jusqu'à elle. Elle attendit un moment avant de parler, ne sachant ce qu'elle devait lui dire. Elle avait envie de rentrer chez elle, de se réveiller, mais quelque chose la retenait auprès de la jeune sorcière… si c'en était une…

De la pitié, bien entendu, mais aussi le sentiment qu'elle devait rester près d'elle et l'écouter.

« Si tu es une sorcière, pourquoi tu les laisses te faire ça ?

— Qu'est-ce que tu crois que c'est, une sorcière, toi ? répondit la jeune fille en reniflant.

— Quelqu'un avec des pouvoirs. Transforme-les. Tue-les. Tu n'as pas des poupées vaudou ?

— Des quoi ? Je connais que les herbes pour soigner ou pour les enfants, moi. On peut pas tuer les gens comme ça. C'est interdit. Faut donner des choses en échange. C'est pas de la magie propre. Je ne fais pas ça. Ma mère ne faisait pas ça non plus, sinon je ne serais pas là. »

Elle baissa la tête.

« Je sais pas comment je suis passée au travers mais je suis là. Et si ça se trouve, je suis la fille d'un de ces porcs. Je voulais pas que tu voies ça.

— J'aimerais bien t'aider. Est-ce que tu ne peux pas le dire à un policier ?

— Un quoi ?

— À un garde… Je sais pas comment vous dites, à ton époque. À un gendarme ?

— Ils s'en fichent… Les gens s'en fichent… Ils savent où me trouver quand il leur faut une herbe ou un sort pour les aider à faire des marmots ou pas, ou à soigner leurs dents pourries… Mais ils ont peur. Et ceux qui ont pas peur, tu viens de les voir.

— Tu n'as qu'à t'enfuir.

— Pour aller où ? Je suis que d'ici, moi. Et puis je ne peux pas partir. Les femmes comme nous ne peuvent pas quitter cet endroit. Dehors, on devient folles. Tu as déjà vu une sorcière folle ?

— Tu es la première sorcière que je vois. Et je ne te trouve pas très puissante, en fait.

— Une sorcière folle, c'est très puissant. Ça contrôle rien du tout. Ça finit par tuer des gens. Et par se tuer ou être tuée. Peut-être que si ça continue, je finirai par partir, tu as raison. Quand je voudrai en finir…

— Ne dis pas ça. Tu l'as dit, tu vas changer ça. Tu vas avoir une vision. Et ça changera tout, n'est-ce pas ?

— Ça, je peux te le dire. Je sens bien que ça va arriver. Et puis je suis pas folle. L'autre petite-fille et toi, vous n'avez pas l'air de manquer.

— Je ne vois pas le rapport.

— Moi je le vois, ma petite, je le vois… dit la jeune fille en émettant un petit rire presque douloureux. C'est comment, chez toi ?

— C'est grand et c'est vieux. J'ai une chambre au premier étage, mon frère aussi. Il y a un grand parc et des chiens. Peut-être que tu aimerais bien.

— Sûr que j'aimerais bien. Est-ce qu'il y a une fontaine avec des oiseaux en pierre ?

— Comment tu sais qu'il y en a une ? Tu l'as vue ?

— Oui, c'est ça, je l'ai vue.

— Écoute, Lalie…

— Eulalie. C'est pas joli, comme prénom, Eulalie. C'est un prénom de fille de rien. Une fois, quand j'étais petite, avant que ma mère soit morte, il y a une vraie dame qui est venue jusqu'ici. Une vraie dame habillée comme une duchesse. Elle voulait pas qu'on la reconnaisse et puis elle était avec son amant, un monsieur bien mis aussi. Il l'a appelée par son prénom devant moi. C'était un vrai prénom de dame, ça ! »

Un peu de rose revint sur les joues d'Eulalie. Ses yeux redevinrent brillants. Lucie s'accrocha à cela pour tenter de la sortir de son état fébrile.

« Et c'est quoi le prénom d'une vraie dame ? Celui que tu prendras quand tu seras très riche et que tu rouleras dans un carrosse, avec des chevaux blancs ?

— C'est vraiment un très joli prénom », dit la jeune fille avec un sourire ravi.

La jeune fille s'était visiblement mise à rêver, les yeux vers le plafond de la grotte.

« Je ferai raser toutes les misérables maisons de ces salauds… Et puis je construirai un château à la place… Et un jour ma lignée y vivra…

— J'en suis sûre ! Dis, Eulalie ? Comment est-ce que je peux repartir chez moi, maintenant ?

— Je ne sais pas. L'autre petite fille a simplement disparu comme ça. Mais c'était le matin. »

Une angoisse furtive prit Lucie. Elle était peut-être coincée là, pour un temps qui paraîtrait une éternité dans son rêve. Elle devait s'enfuir. Elle voulait retrouver son lit, sa mère, le confort du Chais. Eulalie grelottait par à-coups, devant elle. De temps en temps, une expression terrible, sans âge, passait sur son visage. Lucie ne pouvait se détacher totalement de son sentiment d'horreur.

Eulalie avait dit que les femmes « comme elles » ne pouvaient jamais partir…

« Eulalie ? Pourquoi tu ne peux pas quitter cet endroit, exactement ? Qu'est-ce qui t'en empêche ? Je t'ai vue dans la forêt, tout à l'heure…

— Oh, mais je peux quand même quitter la grotte. Mais je me sens en souffrance quand je m'éloigne trop. »

Eulalie se leva avec difficulté. Alors qu'elle boitillait devant elle, Lucie aperçut des marques de doigts d'homme, virant au violet, sur son épaule. Elle eut un frémissement.

« Je vois ce que tu veux dire.

— Tu sais, ajouta Eulalie avec un sourire timide qui ne lui allait pas vraiment. Je suis toute seule ici. Avant, l'autre jeune fille venait mais je ne la vois plus. Est-ce que tu reviendras ? »

Lucie eut envie de pleurer, soudain. Elle voulait tout, sauf revivre ça, revoir ça, réentendre le cri déchirant de la jeune fille. Les visages des deux hommes la hanteraient longtemps, elle le savait. Ils se placeraient désormais, dans ses cauchemars, à côté de celui du Marchand de sable, du carnet de l'oncle Saul. Mais le Marchand de sable, lui, n'était pas réel…

Elle regarda Eulalie et lut une supplique dans ses yeux.

« C'est bon, dit Lucie. Je reviendrai.

— Tu promets ?

— Oui, je promets. »

Elle ouvrit les yeux sur le matin. Elle avait encore oublié de fermer les rideaux. La porte de sa chambre claqua à toute volée. Max entra en braillant, vêtu de son pyjama bleu et la tête protégée par son casque de vélo. Lucie le regarda sans réagir.

« Ben, tu dis rien ? » demanda Max, presque déçu de ne pas recevoir le premier objet qui serait tombé sous la main de sa sœur.

Lucie fit non de la tête.

« Mais tu perds rien pour attendre, petit con ! » s'écria-t-elle aussitôt d'une voix qu'elle voulut enjouée.

Max eut un moment d'arrêt. Il avait également trouvé que le ton de sa sœur sonnait faux.

CHAPITRE 14

SIMON aimait le café du matin au commissariat, même s'il était trop chaud, trop léger, plein de calcaire, et servi dans des tasses toujours à moitié lavées. D'un point de vue purement hygiénique, boire ce café revenait à boire l'eau d'un puits. Le taux d'absentéisme était particulièrement bas, au commissariat. Ils devaient être immunisés contre tout.

Certains jours, Ben affirmait même qu'ils avaient développé des cellules mutantes. Ça ne l'empêchait pas d'en boire aussi, ne serait-ce que parce que le moment du café était également celui du point qu'il faisait avec Simon sur leurs enquêtes communes. Il en servit un à son chef, un pour lui, et tint le thermos à portée de main. La matinée s'annonçait difficile.

« Je me fous de savoir ce que ces connards pensent, murmura Simon en remerciant le jeune homme d'un mouvement de tête. On n'a pas le droit de refuser une main courante. Ça leur coûte quoi ?

— C'est Pollard qui refuse de faire de la paperasse. Il dit que la nana est mythomane et que le type qui la harcèle n'est jamais le même. Il lui a dit de repasser ce matin.

— Comme par hasard ! Je vais latter Pollard. J'en ai marre de ces types qui se prennent pour des têtes brûlées alors qu'ils passent leur nuit à surfer sur des sites d'électroménager. J'ai d'autres chats à fouetter.

— Ça avance pour l'orphelinat ?

— Mon petit Ben, on ne dit plus orphelinat depuis le dix-neuvième siècle. Et ça n'avance pas. Il n'y a pas de preuves. Le gosse n'a été vu nulle part et les avis de recherche ne sont pas diffusés assez vite, ni aux bons endroits. C'est toujours pareil.

— Je vous trouve cynique, capitaine.

— Cynique, moi ? Résigné, peut-être. »

Le jeune lieutenant hocha la tête pour signifier qu'il ne comptait pas argumenter sur le sujet et posa le menton sur ses mains jointes, dans une attitude encore enfantine. Ses cheveux blonds, ras, commençaient cependant à se clairsemer sur le haut du front et les tempes. L'odeur de son after-shave et du gel qu'il s'obstinait à se coller sur le crâne se mélangea à celle du café.

Simon allait lui lancer une vanne lorsque le téléphone sonna. Ben décrocha, marmonna. Quand il raccrocha, ses yeux verts brillaient d'excitation.

« Quelqu'un vous a entendu quelque part. On a retrouvé le gosse, à vingt kilomètres d'ici.

— Vivant ?

— Vivant mais affaibli.

— Où ça ?

— Dans une baraque, dans la campagne. Au Chais, vous savez, cette immense maison où personne n'est jamais rentré. Quand j'étais gamin…

— On s'en fout, Ben. Tu es sûr que c'est au Chais ?

— Oui, la famille s'appelle…

— … Gaucher. Allez, on bouge ! »

La mine sombre, Simon se leva et prit son blouson. Ben lui emboîta le pas.

Claude Gaucher attendait la police sur le parvis de la maison, en haut des grands escaliers de pierre. À ses côtés, Iode, le basset hound de son mari, suivait la progression de la voiture jusqu'à l'entrée du parc.

René Bricard ouvrit la grille lentement, en la faisant racler sur le chemin de sable et de cailloux. Claude crut entendre un grincement lugubre que le portail n'avait plus émis depuis des années, depuis l'année où René et Cathé étaient venus vivre au Chais.

La maîtresse du Chais tentait de garder bonne figure mais sa bouche se crispait malgré elle. La porte d'entrée s'ouvrit et Cathé Bricard vint se poster près d'elle. Debout, côte à côte, les deux femmes faisaient face à l'adversité.

« Où sont les enfants ? demanda Claude d'une voix neutre.

— Max et Lucie sont à la maison, devant la télé. Zette a appelé à l'hôpital pour dire qu'elle ne pouvait pas y aller ce matin. Elle attend dans le petit salon, avec Diane, répondit Cathé sur le même ton.

— Je savais qu'embaucher ce jardinier était une erreur. Je l'avais dit à Henri. René pouvait s'occuper du parc tout seul. René n'aurait pas appelé la police. » L'intonation s'était durcie.

« Le renvoyer maintenant serait une autre erreur, ajouta Claude. Maintenant qu'ils ont réussi à rentrer, ils vont tout envahir, comme du lierre grimpant. Ils vont fouiller partout. Tu sais ce que tu as à faire, Cathé ?

— Oui, Madame.

— Ils vont fouiller aussi de ton côté, Cathé. Tu en as conscience ? Que vas-tu leur dire ? »

La gardienne eut un rictus indigné.

« Rien de plus que ce que je sais.

— Je te conseille même d'en dire moins. Souviens-toi de ce que mon mari a fait pour toi. Souviens-toi de ce que le Chais a fait pour toi. » Une inflexion plus douce vint assouplir sa voix. « Tu sais que j'ai confiance en toi.

— Je le sais, Madame. Mais pas en eux », répondit Cathé en désignant les policiers du menton.

Les quatre policiers sortaient de la voiture et regardaient autour d'eux. La façade du Chais devait leur paraître immense.

Claude regarda le plus âgé s'approcher et eut un pressentiment désagréable. Elle l'avait déjà vu quelque part… Mais où ? Il devait avoir trente-cinq ans, peut-être quarante. Il portait une parka sombre, simple, bien coupée, sans une marque qui aurait pu le distinguer. Ses cheveux n'étaient ni longs ni courts. Des gants dépassaient de sa poche, négligemment. Claude connaissait ce genre d'hommes. Elle aurait pu en être un. Son attitude nonchalante n'était qu'un leurre destiné à masquer un talent d'observation particulier. Et il la fixait, désormais.

Sans la quitter des yeux, Simon sortit son carnet noir et son stylo. Il s'abstint de prendre ses cigarettes. Quelque chose lui disait qu'il n'avait pas intérêt à faire un faux pas, ici. La silhouette de Claude Gaucher, droite comme la justice, ne bougea pas d'un millimètre alors qu'il gravissait les marches de pierre jusqu'à ce que, sans un mot, elle descendît, plus qu'elle ne vînt à sa rencontre, pour l'inviter à faire le tour de la bâtisse, vers l'endroit où on avait trouvé l'enfant.

Tof avait fait son tour, comme tous les matins où il travaillait au Chais, pour récupérer les chiens et les laisser gambader un peu. Puis il avait entrepris de vérifier l'état des amandiers, car il avait gelé durant la nuit.

C'est là qu'il avait repéré un tas étrange, au pied d'un des arbres. Il n'avait pas reconnu un corps humain, au début. Il avait cru à un amas de vêtements jetés là mais, bien vite, il avait aperçu une petite main bleuie de froid et des cheveux brun roux.

Dorian n'était pas mort. Il était transi mais respirait, bien qu'avec une certaine difficulté. Tof avait sorti son portable, appelé le SAMU aussitôt et retiré sa veste pour en emmitoufler l'enfant.

Le jeune jardinier se tenait toujours à l'endroit, où on lui avait dit d'aller pour attendre la police.

Simon lui serra la main et en profita pour jauger la personnalité de son interlocuteur : sa poigne était ferme mais un tremblement parcourait son avant-bras. Il se contenait.

« C'est vous qui avez trouvé Dorian ? demanda Simon en ouvrant son carnet.

— Oui. Il y a une heure.

— Je peux vous demander votre nom ?

— Christophe Petit.

— Vous êtes aussi le jardinier du centre de la DDASS. Très bien. Ben, appelle l'hôpital, s'il te plaît, pour voir comment va le gamin, lança Simon au jeune lieutenant. Et vous, monsieur Petit, nous allons prendre les choses dans l'ordre de votre mémoire. Vous avez trouvé l'enfant sous cet arbre ?

— Oui. Au pied des amandiers.

— Où étiez-vous avant de venir au Chais ?

— Chez moi.

— Seul ?

— Oui, je vis seul.

— Vous allez suivre le lieutenant au commissariat, d'accord ? On prendra votre déposition.

— Vous m'arrêtez ?

— C'est juste une garde à vue. Nous allons prendre votre témoignage. Je vous verrai tout à l'heure. »

Le jardinier et Ben s'éloignèrent, l'un derrière l'autre. Simon profita de cette pause pour regarder autour de lui. D'un côté, le parc s'étendait, entretenu, organisé, mélange de bon goût et de richesse, avec ses bosquets, son kiosque défraîchi où devaient dégringoler des lilas à la belle saison et ses allées de terre claire. De l'autre côté, à deux cents ou trois cents mètres, une petite colline à la pente douce couverte d'arbres et buissons échevelés empêchait de voir plus loin. L'ensemble ne manquait pas de beauté sauvage et Simon se demanda un instant s'il ne préférait pas ce côté-là. Son regard se posa sur la barrière d'arbres, aux branches entrelacées que l'hiver avait dépouillées, puis sur Claude Gaucher qui attendait avec une contrition polie.

« Ce sont des amandiers, c'est ça ? demanda Simon en hochant du menton vers les arbres.

— Oui.

— Pourquoi avoir choisi cet arbre ? Ce n'est pas très courant, dans la région.

— Ils ont toujours été là, répondit sèchement Claude. Je suppose qu'ils ont inspiré mon arrière-grand-père. L'huile d'amande douce sert de base à nos produits cosmétiques. Il y a également une forte valeur symbolique. L'amandier permet de rentrer dans la cité de Luz qui est le séjour de l'immortalité, selon la tradition juive.

— Vous avez des origines juives ?

— Je ne répondrai pas à cette question-là, lança Claude. Disons que nous avions déjà une excellente équipe de communication. Qui n'a jamais rêvé d'éternité ? C'est un argument qui marche bien, en cosmétique. »

Simon regarda le parc, derrière la barrière d'arbres aux branches nues.

« Je voyais l'immortalité mieux entretenue. Votre jardinier ne va jamais de ce côté-là ?

— Il n'y a aucun intérêt à l'entretenir. Mon père aimait l'idée de garder une partie du parc sauvage. Il appelait ce côté-ci “la nature en laisse”. Il n'avait pas tort.

— Peut-on entrer par l'autre côté ?

— Le mur entoure toute la propriété. Il y a une petite porte au fond mais je la tiens close, depuis des années. »

Simon ferma son carnet et se tourna vers Claude Gaucher.

« Mes hommes vont faire le tour du parc, madame », dit-il en faisant un signe aux deux bleus qui attendaient.

Le capitaine contempla la maison au loin et le jardin autour de lui un long moment. À ses côtés lui, Claude Gaucher dissimulait son impatience.

« C'est une très belle maison, madame. Vous en êtes propriétaire depuis longtemps ?

— Depuis quatre générations. Mon arrière-grand-mère a fait construire cette maison, la première de ce style dans le coin. Mais j'imagine que vous le savez déjà.

— Je suis ici depuis moins d'un an, madame. Je n'ai pas eu le temps de faire du tourisme. Où étiez-vous, il y a une heure ?

— Dans mon potager, de l'autre côté.

— En plein hiver ?

— Été comme hiver. Vous voyez une objection à cela ?

— Aucune, répondit Simon, sans relever l'ironie. Avez-vous remarqué quelque chose ?

— Rien. »

Simon hocha la tête.

« J'ai terminé dehors. Je vais entrer dans la maison.

— Cela m'étonnerait fort, dit Claude, avec un sourire assuré.

— Je vais devoir le faire, pourtant.

— Capitaine, je connais mes droits.

— Alors, vous devez savoir qu'après une telle affaire, je peux également mettre toute votre famille en garde à vue. Et, d'une façon ou d'une autre, je rentrerai dans la maison. À moins que vous préfériez que je fasse venir, comme vos droits l'autorisent, deux témoins objectifs pour m'accompagner dans ma visite. »

Le sourire de Claude disparut. La menace était claire et, bien qu'arrivé depuis peu, le policier connaissait déjà la réputation du Chais.

CHAPITRE 15

CLAUDE GAUCHER avait vaincu son cancer comme elle était venue à bout des chenilles dans son jardin : méthodiquement, silencieusement et avec une confiance totale en la science. À la différence des chenilles qui étaient arrivées petit à petit, sous son œil attentif, le cancer l'avait prise par surprise, à un moment de sa vie où elle se croyait à l'abri de tous les soucis du corps, en oubliant que la maladie succède aux transformations de la maternité.

Elle avait supporté les traitements et la chimiothérapie : la douleur était une vieille connaissance, peut-être encore plus vieille que le plaisir. Elle l'avait rencontrée petite, au pied d'un des chênes du jardin – un des chênes dont son père Frédéric était si fier. Elle l'avait gardée tout l'automne dans sa chambre, sur ses jambes, à côté du chat coupable qui voulait bien se nourrir de la main de celle à qui il avait été offert, sans jamais se laisser apprivoiser. Au printemps suivant, le corps pourrissant du chat avait été retrouvé derrière un buisson du parc, mais la douleur de Claude, elle, s'était contentée de s'endormir en elle, jusqu'au matin où on lui avait annoncé que la tumeur qu'on lui avait découverte à l'utérus était maligne.

Vieille douleur, douleur récente... Elle s'était alors revue, à mi-sommet du chêne, en train d'appeler son chaton. La nuit tombait doucement. L'écorce sentait l'humus et la sève âcre. Claude portait un pantalon offert par son père qui souffrait de la voir revenir du parc avec les genoux en sang. Elle aimait ce pantalon qui allait bien avec son prénom ambigu.

Elle portait un collier de brins de lavande entrelacés. La lavande était son parfum depuis cette époque, malgré la simplicité de son essence.

Le craquement du bois l'avait arrêtée dans sa progression. Elle avait pourtant l'habitude des bruits du parc, surtout en automne : coques de marron qui tombaient sur les feuilles, cassage net d'une brindille sous le pas d'un animal, vasque feuillue qui se déversait tout à coup sur la mousse…

Ce bruit-là avait été différent.

Claude avait tourné la tête.

Derrière la barrière d'amandiers, là où elle n'avait jamais vu personne, et certainement pas des étrangers, une silhouette arpentait l'herbe folle. Claude se souvenait d'avoir pensé : *Vous n'avez pas le droit de rentrer dans la propriété.*

La fillette avait plissé les yeux et détaché de l'obscurité naissante le contour d'une robe. Sans savoir pourquoi, elle avait frissonné et tenté de se stabiliser sur les branches. Il ne fallait pas regarder en bas. Elle avait calmé sa respiration et prié pour que le chaton se taise.

Quelle certitude lui avait soufflé que cette femme n'était pas du Chais ? Elle n'en sut rien pendant longtemps. Puis, comme le cancer la replongeait dans sa chute, elle comprit : aucune femme du Chais, à part elle, n'aurait passé la barrière d'amandiers, ne serait allée égratigner ses jolies mains, ni déchirer une nouvelle robe dans le jardin sauvage.

Ce dont elle était également certaine, c'était que la femme l'avait fait tomber de l'arbre, par son regard, l'incongruité de sa présence et le cri qu'elle avait sans nul doute fait pousser à la chouette, un peu plus loin.

Cette femme était à l'origine de tout, de ses jambes brisées, sa colonne atteinte, du fauteuil roulant, de la menace d'y rester assise toute sa vie.

Ce soir-là, en baissant la tête pour descendre de l'arbre, quelques secondes après avoir entraperçu la femme derrière les amandiers, elle l'avait vue à quelques mètres d'elle, en bas du chêne, à la fixer de ses yeux blancs, un sourire cruel aux lèvres, prête à la réceptionner pour l'emporter loin de tout.

Pour la dévorer, peut-être, comme dans un conte de fées.

Mais la vie n'est pas un conte de fées.

Lorsque Claude était tombée de la branche en hurlant, personne ne l'avait retenue de ses bras. Son dos était venu s'émietter sur une grosse racine, dans l'écho d'un craquement.

Les mois de douleur n'avaient été presque rien à côté de la terreur profonde qu'elle en avait gardée. Mais elle les avait associés à cette femme et à son intrusion dans son univers rassurant et clos.

Elle était certaine de ne pas avoir rêvé mais n'en avait parlé à personne. Qui l'eut crue ? Durant ses longues journées d'alitement, elle avait pu y réfléchir. Il suffisait de tout verrouiller : la peur, la douleur.

À partir de ce moment-là, elle avait travaillé à voir la douleur comme une porte. Elle n'était qu'entrouverte au début, mais Claude savait qu'elle s'ouvrirait de plus en plus, jusqu'à emplir tout son être. Sa colonne vertébrale vibrait au rythme des coups portés sur le bois. La morphine la rendait parfois aussi malade. La bonne de sa mère lui avait dit d'imaginer de jolies choses pendant qu'elle avait mal. Claude n'avait jamais réussi. Elle voyait cette porte, derrière laquelle la douleur, immuable, indécente, obèse, attendait pour la remplir de sa masse noire.

Pendant les séances de chimiothérapie, elle visualisait la porte et la poussait. Parfois, la douleur s'en allait. Parfois, elle tapait de l'autre côté, régulièrement, de plus en plus fort, jusqu'à faire voler la porte avec fracas. Depuis, Claude détestait les portes ouvertes.

Devenue adulte, la première mesure qu'elle avait prise était de faire fermer la petite porte à l'est, celle qui donnait accès au jardin sauvage où personne n'allait, de toute façon. Et lorsque son cancer s'était déclaré, elle avait rêvé, chaque nuit, que quelqu'un l'ouvrait, grâce à une clé rouillée, pleine de sang, comme celle du cabinet des femmes de Barbe-Bleue.

Au moment où Simon et Ben entraient dans la cuisine, après avoir essuyé leurs pieds consciencieusement sur le paillasson réservé aux chiens, Claude serra son trousseau de clés dans sa poche, jusqu'à en avoir mal.

Elle leur ouvrit la porte du petit salon et les invita à entrer, sèchement. D'un coup d'œil, Simon appréhenda le confort désuet de la pièce, les livres laissés sur la table basse, la télévision des années quatre-vingt, grise et profonde, posée sur une desserte ancienne, et les deux jeunes femmes, nerveuses, assises chacune dans un voltaire élimé.

Simon repéra également les deux chiens crottés assis à leurs pieds, à l'affût, dans une attitude qui montrait qu'ils n'étaient pas habitués à voir des étrangers, ni même à rester dans cette pièce.

Chez les bourges, les chiens sont utilitaires. Même les bâtards, se dit-il, sans les quitter des yeux.

Il y avait un parfum de bois ciré, d'épices, et l'odeur forte des chiens. Derrière ce mélange, un vieux relent de cigarette froide, confiné par les fenêtres fermées de l'hiver, lui indiqua qu'une des deux femmes, sûrement la plus jeune, y fumait la nuit.

Diane tressaillit, l'obligeant à la regarder.

Simon retint un sourire et s'adressa à Ben : « Peux-tu prendre les dépositions ? »

Puis il se tourna vers Claude, dont il remarqua le rictus plus agacé que suspect. Elle détourna la tête. Ben travaillait vite et bien. Il revint rapidement vers son chef qui contemplait le parc par la fenêtre et, sans un mot, les deux policiers emboîtèrent le pas de Claude.

À l'étage, Simon porta un regard faussement nonchalant sur les chambres des enfants.

Ses yeux furent attirés par une tâche sur le parquet sombre. Il se pencha et retira de sous le lit une plume rouge et noir, de la longueur d'une plume de faisan.

« Cette plume est tout à fait étonnante, sourit Simon en la montrant aux femmes Gaucher. En tout cas, l'oiseau à qui elle appartient n'a jamais mis un pied sur notre sol, du moins de lui-même.

— C'est sans doute une preuve, alors, répondit Claude.

— Ça non, madame, sans doute pas. Mais ça, oui. »

Il prit la plume dans l'autre sens et exhiba son bout pointu, visiblement taillé au couteau. Du sang à peine séché coula lentement dans le tube blanchâtre.

« À qui appartient cette chambre ?

— À mon petit-fils. Vous comptez l'interroger ?

— Pas dans l'immédiat. »

Il tendit la plume à Ben, qui disparut vers le rez-de-chaussée.

Max, qui s'était tenu tranquille dans l'encadrement de la porte, ne broncha pas plus en voyant le jeune lieutenant emporter un de ses trésors. Simon ne s'aperçut qu'il était là que lorsque l'enfant tira sur sa veste.

« Tu peux la garder si tu veux, dit-il d'un ton timide.

— La plume ?

— Oui. J'en rapporterai d'autres. Si le chef l'a remplacée sur sa tête.

— Quel chef, bonhomme ?

— Le chef de la tribu, souffla Max. C'est la première fois que j'arrive à rapporter quelque chose.

— D'où as-tu rapporté cette plume ? Tu veux bien me le dire ?

— Oui. Je l'ai rapportée de l'autre monde.

— Il y a un autre monde ? Où ça ?

— Quand je dors, il y a un autre monde. Mais c'est la première fois que je peux prendre quelque chose. Peut-être que ça veut dire que je suis fort. Peut-être que la prochaine fois je pourrai même faire venir quelqu'un. Pas le chef de tribu, il est trop méchant, mais un guerrier massaï ou mon pap…

— Il est très imaginatif, coupa Claude Gaucher. Je ne veux pas que les enfants soient mêlés à ça. Vous avez la plume, de toute façon. Finissons-en. »

Simon acquiesça. Max le mettait un peu mal à l'aise, avec son air candide et ses histoires. Il quitta l'enfant pour suivre sa grand-mère et visiter le reste de la maison. Ben le rejoignit rapidement.

La chambre de Lucie et celle de madame Gaucher ne lui apportèrent aucun nouvel élément. Ils gravirent un petit escalier de service, sur le côté, jusqu'au deuxième étage.

La chambre de Zette lui ressemblait : intime, faite de trois alcôves où s'éparpillaient vêtements et magazines. Le grand lit en bois foncé, qui avait des allures de paquebot dans cette chambre à la superficie pourtant honorable, n'avait pas été fait ni les volets ouverts. Sur le sol, un pot à confiture recelait plusieurs cigarettes à demi fumées. Un parfum de papier d'Arménie et d'assouplissant régnait dans la petite pièce.

Il arrivait à la chambre de Diane lorsque la porte de l'autre côté du couloir, ouverte, attira son attention. Il se dirigea vers le palier du second étage, tout éclairé d'un soleil froid.

« Vous avez bien des combles ? » dit-il à Claude Gaucher, sans quitter des yeux les longs rayonnages de bibliothèque qui couvraient les murs en ne laissant que la place de la haute fenêtre.

« Oui.

— Et par où y accédez-vous ? Il n'y a pas de porte sur ce palier ni sur celui de l'escalier de service.

— Je sais. Nous y accédons par le toit.

— J'imagine qu'il y avait un escalier de l'intérieur. Sur ce palier peut-être ou celui de service.

— Sur ce palier, en effet, mais il a été condamné.

— Pour quelle raison ?

— Il a été condamné il y a plusieurs années, répondit Claude d'un ton sec. Je ne vois pas le rapport avec votre enquête.

— Simple curiosité, alors. Pour quelle raison avez-vous condamné cet escalier ?

— Mon mari voulait une bibliothèque sur le palier. Et les combles, quoi que nous fassions, créaient un courant d'air.

— Je comprends, murmura Simon en regardant les livres alignés. L'isolation est un vrai problème. »

Il sourit cependant. Il faisait un froid tenace dans la maison, et Ben et lui avaient gardé leurs manteaux. La fenêtre du palier laissait passer un filet de vent glacé qui courait le long des escaliers. En passant la main sur le radiateur, il s'aperçut qu'il était presque froid.

Tout en continuant son inspection, il caressa les reliures de quelques livres et le bois des rayonnages.

D'un coup d'œil, il jaugea la jeune femme qui s'était approchée : regard intelligent et volontaire, visage lisse, discret, cheveux en bataille, un peu comme Ève. Des vêtements simples mais bien coupés, les ongles ras et impeccables, un aspect général de propreté et de sécurité.

Simon lut quelques titres, sans paraître y prêter vraiment attention, puis s'arrêta sur l'un d'eux, un gros volume relié à la couverture rongée d'humidité.

« Histoire de l'éthique biomédicale », murmura-t-il. Il soupesa le livre et, nonchalamment, s'accouda au rayonnage. « C'est quoi, comme bois ?

— Du chêne, répondit Zette. Pourquoi ?

— Comme ça… C'est robuste, n'est-ce pas ? » dit Simon en fronçant les sourcils.

Puis il donna trois petits coups secs au fond du rayonnage. Les coups sonnèrent creux. Une ombre passa sur le visage de la jeune infirmière.

« Intéressant, continua Simon. On apprend beaucoup de choses dans une bibliothèque. Comme la définition exacte du mot “condamné”. Je suppose que les romans sont à vous.

— Détrompez-vous, rétorqua Zette. Je partageais les livres de médecine et de biologie avec mon père. La fiction, ce n'est pas mon truc. Les romans sont à Diane, pour la plupart. C'est celle de nous deux qui est versée dans la romance. »

Il y eut soudain un parfum pesant dans l'air, au-delà de l'odeur particulière des vieux livres en décomposition. Un reste de papier d'Arménie, d'encens lourd et religieux, d'orchidée en train de se faner arriva jusqu'aux narines du capitaine. Le parfum s'estompa pour laisser place à une fragrance plus claire, plus fraîche, d'herbe coupée et de neige fondue, puis de réglisse et de fleurs sauvages.

Zette recula d'un pas.

À ce moment-là seulement, Simon remarqua que le chemisier de Diane était ouvert d'un bouton, que sa bouche n'était pas aussi sèche qu'elle aurait dû l'être en plein hiver, que ses hanches ondulaient au rythme de sa respiration.

Elle eut pour le capitaine un sourire qui aurait pu faire glisser ses sous-vêtements, sans qu'il eût besoin d'esquisser un geste.

Dans la voiture qui les ramenait, Ben et lui, vers le commissariat, Simon se souvint qu'il aurait dû faire quelque chose de bien précis, juste après ce sourire. Au pire, il avait laissé deux bleus sur place, qui seraient bien capables de lui faire un rapport correct à leur retour.

Un rapport sur quoi, déjà ? se demanda-t-il, tout en accélérant.

Pour le moment, il était trop occupé à conduire en contenant son érection.

CHAPITRE 16

UNE FOIS DÉBARRASSÉE des deux flics qui avaient fouillé le Chais, Zette put repartir à l'hôpital.

Elle avait appris deux choses auprès des policiers censés enquêter sur l'homme plongé dans le coma : tout d'abord, il était bel et bien inconnu des fichiers de police mais une recherche à partir de ses empreintes digitales avait été lancée et, ensuite, le docteur Givé avait fini par leur lâcher quelques informations sur l'état général de son patient.

Givé pouvait se montrer terriblement revêche lorsqu'il fallait frayer avec la police ou même parfois avec un autre service que le sien. Zette l'avait souvent entendu dire que plusieurs cerveaux, surtout ceux de flics, ne valaient certainement pas mieux qu'un seul, en l'occurrence le sien.

Pour quelle raison Givé avait-il fini par donner de précieux détails sur son soldat inconnu aux flics ? Zette n'en savait rien. En interrogeant les deux bleus, elle avait appris que l'homme présentait des lésions au cerveau bien plus anciennes que celles infligées par le coma, qu'il était en parfaite santé, et que c'était dans cet état qu'il avait attenté deux fois à ses jours en tentant de s'ouvrir les veines.

La première tentative datait de son adolescence, sans doute. La seconde était plus récente. En outre, comme Zette s'y attendait, l'homme avait un sérieux passé d'alcoolisme et était également coutumier des calmants et des antidépresseurs. En arrivant aux urgences, il avait encore la trace d'un puissant anxiolytique et de plusieurs grammes d'alcool dans le sang.

Le mélange était explosif mais ne justifiait pas qu'il fût plongé dans un profond coma dont Givé était encore incapable d'établir encore clairement les causes.

Lorsqu'elle poussa la porte de la chambre, Zette fut assaillie par le même malaise qui l'avait prise le jour où elle s'était endormie aux côtés de l'homme. La pièce sentait l'antiseptique, les produits d'entretien, l'assouplissant industriel et un vague reste d'air frais du matin. Elle percevait néanmoins une autre odeur derrière tout ça, l'odeur âpre et tenace de l'homme, une odeur qu'autrefois Mamia aurait sans doute définie comme l'odeur de la mort.

Il semblait effectivement à l'agonie. Il avait perdu cet air de sérénité du début de son séjour, qui datait de quelques jours à peine.

Les deux policiers dont elle avait obtenu quelques détails, le brun et le blond, se tenaient de chaque côté du lit. Ils lui jetèrent un regard suspicieux puis s'adoucirent.

« Nous attendons le docteur Givé, dit le plus jeune avec l'air d'être pris en faute.

— Avez-vous des nouvelles à propos de notre John Doe ? demanda Zette.

— John Doe ?

— Vous ne regardez jamais les séries policières américaines ?

— Pourquoi ? Vous regardez les séries médicales, vous, quand vous rentrez du travail ? répondit le blond en souriant.

— Non, c'est vrai ! »

Zette s'approcha du lit pour lire la feuille de soins.

« J'imagine qu'on ne sait pas encore qui il est, continua-t-elle sans regarder les policiers. Il n'a eu aucune visite.

— Il ne risque pas d'en avoir. Pas de famille. Ni femme, ni enfants, ni parents.

— Morts ? Ses parents ?

— Il n'en a jamais eu. En revanche, il a un casier assez chargé.

— Vous savez donc qui… »

Le jeune blond allait ouvrir la bouche, lorsque la porte de la chambre s'ouvrit de nouveau. Un troisième flic entra, regarda Zette, visiblement mécontent.

« Mademoiselle Gaucher, je vais vous demander de sortir… »

Elle reconnut le jeune lieutenant qui avait aidé à fouiller le Chais et lui avait posé des questions. Elle se souvenait de son prénom. L'autre flic, le capitaine, celui qui bavait devant Diane, l'avait appelé Ben.

« Pas de problème, dit-elle. Au revoir, messieurs. »

En croisant Givé, Zette baissa la tête. Derrière la vitre de la chambre, autour du lit du patient, les deux bleus se faisaient visiblement engueuler par le jeune inspecteur.

D'un pas décidé, elle se dirigea directement vers le bureau d'Alexandre.

Elle entra sans frapper, de la démarche la plus naturelle qu'elle pût avoir. Le bureau de Givé lui ressemblait : sobre mais chic, organisé jusqu'à la maniaquerie. Elle n'eut aucun mal à trouver le dossier, dans le tiroir du haut.

L'homme, qui se nommait Pierre Fayais, avait un domicile à cent cinquante kilomètres du bar où il avait été trouvé. Il n'avait aucun antécédent médical connu pour l'instant, hormis les troubles liés à son alcoolisme. Aucun séjour en hôpital psychiatrique, malgré deux tentatives de suicide. Son dossier ne mentionnait aucun mal héréditaire et pour cause : il avait été abandonné à la naissance puis visiblement adopté. Son nom de famille devait être celui de ses parents adoptifs car il n'était relié à aucune information médicale.

Elle sortit rapidement du bureau. Dans le couloir, une collègue lui adressa un signe de tête. Zette avait la délicieuse sensation de jouer au Monopoly et d'avoir piqué dans la banque pendant que les autres joueurs se partageaient la rue de la Paix.

CHAPITRE 17

« C'EST COMME ÇA que tu gères une garde à vue, Ben ? Ça fait combien de temps que ce type attendait, exactement ?

— Pas si longtemps que ça, mentit le jeune inspecteur en faisant racler les pieds d'une chaise jusqu'au bureau de Simon. J'étais à l'hôpital mais je n'ai rien appris de neuf sur le gamin qu'on a retrouvé au Chais, le petit Dorian. Mais j'ai fait virer la fille Gaucher du service.

— Tu as bien fait. J'ai dû envoyer les échantillons de sang de la plume au labo. Et rattraper le rapport des deux crétins de bleus qui sont incapables de faire la différence entre des chênes et des amandiers. Ils n'ont rien fouillé du tout de l'autre côté du parc. Ils ont dit qu'ils avaient été comme attirés derrière la maison, vers une table pleine de sang, avec les couteaux du gardien. Attirés par l'odeur du sang… Ce ne sont pas des bleus qu'on a, mais des putains de labradors ! Et toi qui disparais. Tu sais que je pourrais te coller un rapport, Ben ?

— Vous n'en aurez pas envie quand je vous dirai ce que j'ai découvert.

— Tu m'expliques ?

— En revenant ici, j'ai eu un doute. Il y a un truc qui m'avait échappé. Je ne veux pas être déplaisant, mais qui vous avait échappé aussi.

— Tu as raison, ne sois pas déplaisant, ni présomptueux. Je pourrais encore t'apprendre à ne pas te perdre dans ton slip, petit.

— En attendant, je suis retourné à la maison et j'ai demandé à vérifier un truc.

— Elle t'a laissé entrer ?

— Madame Gaucher ? Non, pas elle. Sa fille. Celle qui a de gros…

— Abrège.

— Vous vous souvenez du couloir de la cuisine ? Ni vous ni moi n'avons fouillé au bout. Il y a un escalier, figurez-vous. C'est ce qui m'avait chiffonné, j'étais sûr de l'avoir vu, cet escalier, mais quelque chose m'en avait détourné. Vous voyez ?

— Je vois très bien, répondit Simon d'un ton rêveur.

— Sans doute l'envie de voir la maison de l'intérieur. Le Chais ! Vous pensez ! Quand j'étais gosse, c'était un peu comme la maison hantée du coin. Bon, en haut, il y a une chambre, fermée à clé. Visiblement, c'est la chambre du fils qui ne vit plus là.

— Et qui vit où ?

— Aucune idée. Pas eu le temps de faire des recherches. J'ai l'air d'avoir deux cerveaux ?

— Tu as l'air d'en avoir déjà perdu un.

— N'empêche que la chambre était plutôt crade par rapport au reste de la maison, comme si personne n'y entrait jamais. Or je ne sais pas si vous avez remarqué, mais même la salle à manger qui ne sert pas était impeccable.

— J'ai remarqué. Et ?

— Et j'ai trouvé ça. »

Ben sortit de sa sacoche un carnet à dessin et le laissa tomber sur la table, avec une nonchalance feinte qui fit sourire Simon.

Le capitaine ouvrit le carnet avec la même indolence.

« Des dessins de gamin ?

— J'ai lu votre rapport sur le petit Dorian. Et ceci y était mentionné. »

Ben lui montra un nom calligraphié, de l'index.

« Le Marchand de sable, lut Simon dont le sourire disparut peu à peu.

— Ça m'avait déjà interpellé dans votre rapport.

— Pour quelle raison ?

— C'est une vieille légende par ici. Vous la connaissez ?

— Je connais le type en costume de polichinelle qui met du sable dans les yeux des enfants pour les endormir. Même que je n'ai jamais compris cette histoire. Du sable dans les yeux… Il y a de quoi bondir de son pieu, plutôt.

— Par ici, il peut se montrer bien plus cruel, si les enfants ne s'endorment pas tout de suite. Certains prétendent qu'il a existé autrefois, une sorte de fou sanguinaire qui aurait tué des marmots dans leur berceau. Mais c'est juste une légende.

— Elle est un peu trop présente dans cette enquête. Tu es du coin, Ben, non ?

— Ouais.

— Tu sais quoi sur les Gaucher ?

— Pas grand-chose. Je ne les connais que de réputation. Ils sont riches, puissants et snobs, évidemment. Et je n'ai jamais prêté foi au reste.

— Le fait qu'ils soient secrets ?

— Le fait qu'ils soient sorciers. Satanistes. Bouffeurs de gosses. Égorgeurs de vierges. Je ne sais pas d'où ça vient, mais ma grand-mère en parlait souvent.

— Ça expliquerait quoi ? Que pour la cent millième fois des gens qui vivent différemment et qui réussissent sont accusés de tous les maux par jalousie ou par ignorance. Et les Bricard ? Tu sais quelque chose ?

— Non. Ils sont attachés au Chais et aussi secrets que leurs patrons. Et vous ? Vous avez du nouveau sur eux ?

— Les deux crétins ont loupé les amandiers mais pas la maison des Bricard, et ce qu'ils y ont trouvé est plus qu'intéressant, dans ce contexte précis. René Bricard était le jardinier des Gaucher avant de devenir leur gardien. Et Catherine Bricard était infirmière dans une des cliniques de la famille.

— Drôle de reconversion.

— Surtout quand on a tellement la vocation…

— Que voulez-vous dire ?

— Les bleus ont fait une découverte chez les Bricard et viennent mollement de me le signifier par écrit. Un jour, je leur défoncerai la tête ! Bref… Catherine Bricard garde tout un matériel médical. De quoi faire des perfusions, des piqûres, prises de sang, des solutions de glucose, le tout récent et en bonne quantité. Bizarre, comme lubie, de la part d'une femme qui a l'air d'être parfaitement équilibrée et qui n'exerce plus son métier depuis au moins quinze ans.

— Ça a sans doute un lien avec ce que moi j'ai trouvé : de l'argent liquide… Dans une guérite, derrière la maison, au milieu des produits et des outils pour le jardinage.

— Ôte-moi d'un doute, Ben… Les Bricard sont en garde à vue à l'heure qu'il est ?

— Non. Je n'ai pas voulu prendre cette décision sans vous demander votre accord.

— C'est bien la première fois. Tu vas me faire le plaisir de retourner là-bas et de me les ramener. Rapidement.

— Bien, chef, sourit Ben. Je suppose que je n'ai pas le temps pour un café ?

— Et pour mon pied au cul, tu as le temps ? Grouille-toi. Je veux les deux vieux ici même dans moins d'une heure… »

Le téléphone sonna à ce moment-là. Simon fit un geste rapide à Ben pour lui dire d'attendre. À la tête de son supérieur, le jeune inspecteur comprit que les hautes instances faisaient passer un message déplaisant. Il vit la mâchoire de Simon se serrer et l'entendit soudain éructer : « Et le petit jardinier alcoolo, j'ai le droit de l'emmerder ? Trop aimable, commissaire. C'est réciproque, ne vous inquiétez pas. »

Ben resta prudemment à distance du bureau, alors que son chef raccrochait d'un geste rageur.

« Changement de programme, petit. Enfin, pour l'instant, parce que je peux te dire que ça ne va pas se passer comme ça. On laisse les Gaucher tranquille. Décision de la haute juge et, évidemment, Delrieu suit. On cuisine encore le jardinier et on retourne au centre. Je me charge des informations sur Catherine et René Bricard. Toi, tu demandes au gars du labo de se dépêcher pour les analyses de sang. Tu appelles l'hôpital pour avoir un bilan clair sur l'état du petit Dorian. Tu insistes. Ils refuseront de te répondre ou bien resteront évasifs. Et tant que tu y es, Ben… Tu demandes à ta grand-mère tout ce qu'elle sait sur le Chais, le Marchand de sable et les Gaucher. Tu prends le thé avec ses copines de loto s'il le faut, mais je veux en savoir plus. Réaliste ou délirant. Je considère tout, même les bébés sacrifiés au Diable et les partouzes avec des succubes. »

En regardant Ben s'éloigner, Simon se dit soudain que pour la première fois de sa carrière il se sentait dépassé par les événements. Il avait déjà eu à démêler des affaires tordues – ses promotions répétées en étaient d'ailleurs les conséquences –, mais pour la première fois il se heurtait à ses propres limites.

Il écrivit le nom de Gaucher sur une page vierge de son carnet. D'un côté, il traça les mots *Marchand de sable*. De l'autre, il énuméra les éléments qu'il avait sur les Bricard, seule piste intéressante pour l'instant. Alors qu'il notait le nom de Saul Gaucher, suivi d'un point d'interrogation, le visage de Diane lui apparut, obsédant.

Il comprit, avec la lucidité fulgurante des condamnés, qu'il allait devoir lutter contre lui-même pour faire son métier, sa première faiblesse jusqu'ici. Pour faire bonne mesure, il insulta le commissaire Delrieu et les magouilles des notables de province et se servit un autre café.

CHAPITRE 18

LE PETIT DORIAN avait été transféré dans le service de réanimation, son coma provisoire s'étant transformé en coma avéré. Comme Alexandre Givé le lui avait fait remarquer, Zette avait déjà de la chance de ne pas être mise à pied.

Depuis deux jours, elle découvrait le service de gynécologie obstétrique où elle avait été mutée sur la demande de la police. Après avoir accompagné la plupart de ses patients dans le silence de la mort, elle se retrouvait dans les hurlements de douleur et de désapprobation. Elle n'était pas certaine d'aimer ça.

Elle pensait à Quentin également, seul dans sa ville grise et inhospitalière. Elle ne pouvait pas prendre le risque de se faufiler en cachette dans le service pour tenter de le rejoindre, ni celui d'ouvrir une nouvelle porte au Marchand de sable.

Elle regarda le visage de la jeune femme allongée sur le drap blanc et y chercha furtivement l'immobilité réconfortante de ceux qu'elle avait accompagnés. Mais elle avait beau sonder ses traits, chercher les chemins de traverse, elle ne ressentait ni ne percevait rien.

« Mademoiselle ? » gémit sa patiente, entre deux halètements.

La jeune femme tentait tant bien que mal de respirer, la main accrochée à la poignée du lit d'hôpital. Elle s'était maquillée et des filets de fond de teint commençaient à couler doucement le long de ses tempes.

« Est-ce que l'anesthésiste est arrivé ?

— Je n'en sais rien, répondit Zette.

— La sage-femme est partie depuis au moins une heure. Et j'ai de plus en plus mal. »

Zette vérifia le monitoring. Tout semblait normal. Une contraction passa néanmoins sur l'écran et convulsa le visage de la patiente. À ses côtés, son mari l'imita.

« Je vais vous donner quelque chose contre la douleur, murmura Zette. Et je vais voir ce que fait l'anesthésiste, d'accord ?

— Mademoiselle ? intervint le mari, le visage ravagé par l'angoisse. Elle a vraiment mal, c'est normal ?

— Tout est tout à fait normal. Mais la sage-femme vous en dira plus. »

Zette sortit rapidement. Elle savait à peu près quand une femme allait accoucher. Celle-ci ne tarderait pas. Zette entendit des éclats de voix dans l'escalier et vit arriver la sage-femme, la démarche puissante, suivie d'un médecin au crâne dégarni et à l'air aussi agacé qu'elle.

« Françoise, dit Zette en lisant le prénom de la sage-femme sur sa blouse rose. Votre patiente de la douze est sur le point d'accoucher.

— Sans rire ? répondit la sage-femme en jetant un regard furieux vers le médecin. Pourquoi crois-tu que je suis allée chercher le docteur Grenier jusque dans la salle de naissance, ma jolie ?

— Il n'y a pas que vos patientes, Françoise, siffla le petit homme. Et je suis tout seul. »

Le stentor se tourna vers l'anesthésiste. Les yeux de la sage-femme venaient de repérer les troupes françaises qui s'ébaudissaient sur la plaine de Waterloo.

« Écoutez-moi bien… Ma patiente a été suivie dans cet hôpital depuis le début de sa grossesse. Elle a fait les cours de préparation à l'accouchement avec moi et vous l'avez vue deux fois. À ce titre, elle mérite qu'on lui pose sa péridurale maintenant. L'espèce d'hystérique de l'autre chambre n'avait qu'à y penser avant de choisir l'option accouchement à la maison en bramant que son utérus était libre et qu'elle suivrait la tradition ancestrale. Alors, un interne va s'occuper d'elle et nous, nous allons mettre au monde un bébé selon les lois inhumaines de la science. »

Le médecin ouvrit la bouche pour répondre mais se résigna à suivre la sage-femme qui repartait déjà vers la chambre de sa patiente. Zette esquissa un sourire et s'éloigna.

Soudain, elle s'arrêta net dans le couloir, aux aguets. Derrière une porte, un rideau, elle sentit plus qu'elle n'entendit un souffle de douleur, d'incompréhension absolue.

Elle eut l'impression de voir son esprit pénétrer dans la masse noire des rêves, juste avant le réveil, celle qui pouvait rendre fou si elle s'y attardait.

Pourtant, elle était éveillée.

Sans réfléchir, elle ouvrit la porte, presque avec fracas.

Une jeune fille un peu ronde et vraiment très jeune, d'à peine quinze ans, attendait, allongée sur un fauteuil. Elle portait un sarouel entrouvert et un top moulant, entre lesquels sortait un bourrelet encore enfantin. Ses cheveux étaient nattés jusqu'aux oreilles et retenus par un bandeau en cuir. Elle avait ôté sa paire de baskets roses et les avait déposées contre le mur, bien perpendiculaires.

« J'ai mal. Je crois que j'ai la diarrhée. »

Cette petite voix implorante heurta Zette. Il y avait une puissance compacte et terrifiante derrière elle. Quelque chose essayait de sortir de cette enveloppe fragile, avec une violence inhumaine.

« Je suis mouillée… Est-ce que c'est du sang ? » La jeune fille supplia Zette des yeux. « Est-ce que c'est grave ?

— Ce n'est pas du sang, répondit Zette en tendant la main vers le front de la jeune femme, d'un geste maternel puis en se reprenant. Vous venez de perdre les eaux.

— Mais c'est quand on accouche, ça !

— Vous êtes en train d'accoucher, oui, on dirait. »

Il y eut un silence puis la jeune fille remonta les pieds sur le fauteuil, dans un mouvement lent, comme si elle voulait contenir le liquide qui s'écoulait sur le plastique du fauteuil d'auscultation.

Un médecin entra rapidement et lui demanda aussitôt de l'aider à déshabiller la jeune fille. À ses sourcils froncés, Zette vit que ce n'était pas le moment de poser des questions. Deux autres infirmières entrèrent dans la pièce, faisant rouler le monitoring et une station de perfusion.

Zette, devant la fermeté générale, essayait d'être la plus douce possible, tandis que la jeune fille roulait des yeux affolés dans toutes les directions.

« Allez me chercher Françoise ! brama le médecin à une des infirmières. Et personne d'autre ! » Il appréhenda Zette, soudain. « Vous êtes nouvelle ? Je n'ai pas besoin de vous, alors. Dehors. »

Zette obéit. En sortant, elle distingua le début d'un gémissement et, derrière, un hurlement tenace, audible par elle seule, qui lézardait le blanc sale des murs. Elle vit les murs bouger autour d'elle et se sentit partir.

Sa tête heurta le sol. Elle n'entendit plus rien. Devant elle, la route de briques jaunes apparut.

CHAPITRE 19

SIMON vit tout de suite, à la figure de son neveu, que quelque chose clochait. La journée devait avoir été aussi mauvaise pour le gamin. La façon dont il tenait son cartable, dont il traversait la cour en traînant le pied gauche, dont il avait mis son blouson de travers et à moitié coincé sous l'anse de son sac de sport, tout montrait qu'il allait falloir trouver des tonnes d'énergie pour lui remonter le moral.

Puis Simon vit les enfants Gaucher sortir de l'école à leur tour et courir pour encadrer Paulo. Étrangement, il oublia aussitôt qu'il devait le consoler.

« C'est mon oncle », l'entend-il murmurer.

Le petit Max regarda Simon sans vraiment le voir, tandis que Lucie dardait ses yeux perçants sur lui. Les flics devaient avoir mauvaise presse au Chais en ce moment, que Lucie l'ait reconnu ou non. Mais c'était Max qui l'intéressait.

« Hé, Max… Tu te souviens de moi ?

— Non.

— Nous nous sommes vus au théâtre, pendant votre spectacle, et chez toi, dans ta chambre.

— Oui, peut-être.

— Vous voulez quoi ? intervint Lucie. Nous n'avons pas le droit de parler à des étrangers.

— Hé, mais c'est mon oncle ! répondit Paulo.

— C'est un étranger. Viens, Max.

— Attends deux minutes, dit Simon. Max ? Il me semble que tu aimes bien les plumes, non ? J'étais chez toi, l'autre jour. J'ai trouvé une plume dans ta chambre. Tu ne m'en veux pas de te l'avoir empruntée ? Je te la rapporterai.

— Ce n'est pas la peine de mentir, grogna Lucie. Vous l'avez prise parce qu'il y avait du sang dessus. Ma tante me l'a dit.

— Tu te souviens de ce que tu m'as dit ? Que tu l'avais rapportée de l'autre monde. Dis-moi la vérité. Elle était à toi, en fait, Max, cette plume ? demanda Simon en ignorant ostensiblement la fillette.

— Non. C'est celle du Marchand de sable », répondit Max.

Paulo et Lucie eurent un léger sursaut au même moment. Mais si Simon vit de la colère dans l'attitude de Lucie, il perçut une peur extrême chez son neveu.

« On s'en va, supplia Paulo. Simon, on s'en va ! On va être en retard ! »

Le gamin s'accrochait à son blouson. Simon contempla les enfants Gaucher qui en profitaient pour se diriger vers la grille où devait les attendre leur mère ou leur grand-mère.

« D'accord, on se tire. Viens, Paulo. Ça te dirait d'aller goûter quelque part en ville ? Après, je te ramène chez ta mère. »

Le gamin hocha la tête. Le gaver avait toujours été un bon moyen de lui faire oublier ses soucis.

« … mais quatre pains au chocolat, ça fait beaucoup, Paulo, quand même », marmonna Simon en appuyant sur la sonnette.

Il entendit les deux verrous. Ève lui ouvrit, bouffie de sommeil, tout habillée. Elle s'était sans doute endormie en rentrant du travail, une heure plus tôt.

« Tu as peur de te faire agresser ? sourit Simon en entrant.

— J'aime bien me sentir à l'abri. C'est pas toi qui vas me reprocher un excès de sécurité, hein ?

— Ni de sommeil. Tu es malade ?

— Demande-le-lui, répondit Ève en hochant le menton vers son fils. Il a neuf ans et il ne fait plus ses nuits.

— Qu'est-ce qui t'empêche de dormir, bonhomme ? »

Simon savait que sa question resterait sans réponse. Il avait tenté de faire parler le gamin entre deux bouchées de pain au chocolat mais il reconnaissait facilement un témoin récalcitrant et Paulo avait décidé de ne rien dire. Sans doute que cette gamine Gaucher y était pour quelque chose… Paulo haussa les épaules et disparut dans sa chambre.

« Il ne me dit rien non plus, grogna Ève. Tout ce que je sais, c'est qu'il refuse de dormir. Il a une trouille folle. Tu sais ce qu'on fait de nos nuits ? On regarde le télé-achat. Dans deux mois, ce gosse est en échec scolaire et moi, je me serai surendettée à m'acheter des robots ménagers et des machines à abdos.

— Il y a un truc particulier dans sa chambre ?

— Non. Il fait assez chaud, mais pas trop. Il y a des volets roulants, donc la lumière ne passe pas. J'ai mis une veilleuse, du coup… Bref, il n'y a aucune raison. Je crois que je vais l'envoyer chez le psy.

— Tu sais ce que je pense des psys.

— Je sais, Simon, je sais bien… Mais j'ai besoin de dormir, d'accord ? Je te jure que s'il me fait le coup de la figure paternelle, j'en cherche un autre.

— En tout cas, tu ferais mieux de le faire parler sur ce qu'ils se racontent dans la cour. Il y a une histoire de Marchand de sable qui traîne… Et j'ai l'impression que ça vient directement des gosses Gaucher. Paulo est facilement impressionnable.

— Dis-moi… justement… C'est quoi cette affaire avec les gosses Gaucher ?

— De quoi parles-tu ?

— On a retrouvé un gamin à moitié mort chez les Gaucher, non ?

— Ève, tu sais bien que je n'ai pas le droit…

— Je sais, mais Paulo va chez eux… J'ai besoin de savoir si je dois lui interdire, finalement. Et qui d'autre que ma seule figure paternelle peut me conseiller sur le sujet ?

— Je croyais que tu arrêtais le chantage affectif, Ève. Qui t'a raconté ça ?

— Au bureau, la vieille garce qui bosse avec moi, tu sais, celle qui s'est plainte à mon chef parce que je mets mon déjeuner dans des bentos.

— Les Gaucher sont vraiment connus partout.

— Le fait qu'ils emploient une bonne partie des gens du coin ne doit pas y être étranger. Mais j'ai quand même bien rigolé. La vieille a sous-entendu que la propriété des Gaucher avait été construite sur…

— Un ancien cimetière ? Le lieu d'un massacre ?

— Je t'assure, rit Ève. Elle croit vraiment qu'il y a un cimetière là-bas. C'est une figure paternelle qui le lui a dit.

— Trêve de rigolade, Ève.

— Trêve de rigolade, alors. La famille a très mauvaise réputation, en tout cas. La vieille m'a aussi raconté que les filles Gaucher n'épousaient jamais un type du coin, Et qu'aucun membre de la famille ne fréquentait les gens de la région, sauf pour échanger deux mots dans la rue ou à la mairie. Ton neveu a eu un traitement de faveur en y allant.

— Ce qu'il ne pourra plus faire. Je suis impliqué dans l'enquête. Je ne veux pas que Paulo traîne là-bas, tant que nous n'en saurons pas plus.

— Tu y es allé, toi ?

— Oui. C'est pas mal.

— Est-ce qu'il y a un porte-parapluies en ivoire ?

— Oui. Et des chiens de chasse et de la porcelaine. C'est tout ce que tu veux savoir ?

— Non. Le gosse ?

— Dans le coma. »

Ils se regardèrent en silence. Ève savait qu'ils venaient d'atteindre leurs limites et que continuer sur un ton léger la mènerait vers un cynisme que Simon n'admettait jamais.

« Tu sais ce qu'on dit sur le coma ? dit-elle soudain, très bas. On dit que l'esprit est prisonnier du corps. Tu te souviens de maman, les derniers temps ?

— Assez bien, oui. »

La voix de Simon s'était enrouée. L'image de sa mère, les narines dilatées dans ce visage si mince, à la peau tendue, était encore bien présente.

« Heureusement qu'il y avait le coma, continua-t-il.

— Je n'en sais rien.

— Ça l'a protégée de la douleur, Ève.

— Je n'en sais rien et les médecins non plus. Je me souviens très bien. Je lui ai parlé jusqu'à la fin. J'ai demandé aux médecins si elle m'entendait. Aucun d'eux n'a été capable de me répondre, sauf le grand professeur qui visiblement défendait une théorie pour faire avancer sa carrière. Mais personne ne m'a vraiment répondu. Est-ce qu'elle souffrait ? Est-ce qu'elle m'entendait ? »

L'esprit de Simon dériva. Il revit Ève, au chevet de leur mère dont la peau tendue ressemblait à celle d'un vieux tambour, déjà. Ève à seize ans serrait les dents.

« Pourquoi est-ce que tu en parles maintenant ? Ève ?

— J'ai vu ce grand professeur pendant le journal télévisé. Il était interviewé sur le sommeil. Voir sa tête m'a fait froid dans le dos. Le pire, c'est que c'était plutôt drôle comme information.

— Je n'ai pas eu trop le temps d'écouter, marmonna Simon en se passant la main sur le visage. Qu'est-ce qu'il y avait de drôle ?

— Des cas de somnambulisme, depuis quelques nuits, à différents endroits, dans le coin. On dirait presque un truc ésotérique, des gens qui ne se connaissaient pas du tout se sont levés en même temps et ont arpenté les rues.

— Tu es sûre que ce n'est pas un canular ? Ça ressemble un peu à la nuit des morts-vivants, ton histoire.

— Je trouve aussi. Mais j'ai noté le numéro du centre pour traiter les problèmes de sommeil. Je te le passe, pour le jour où toi aussi tu voudras dormir.

— Je dors très bien.

— Tu devrais te trouver une nana, grand frère. Le cul, ça aide à s'endormir, pour les mecs.

— Ça se trouve où, une nana, Ève ? Tu as des adresses ?

— Si j'avais des adresses pour ça, tu y débarquerais avec le gyrophare. Tu sais très bien ce que je veux dire. Tu n'as eu personne depuis cette fille, là… La blonde avec qui Paulo t'avait vu. C'était quoi, le problème avec elle, Simon ?

— Elle ne voulait pas de cul. Elle voulait être aimée, d'abord, et être aimée au point de faire des gosses et en plus de les élever. C'est moi qui n'avais pas le bon profil.

— Alors, change de genre. Je ne compte pas t'avoir sur les bras toute ma vie. Et Diane Gaucher ? Elle te plaît.

— Elle me plaît. Mais c'est une suspecte potentielle. Je pense qu'il faudrait peut-être que je l'invite deux ou trois fois au restaurant avant de lui proposer de faire des trucs avec mes menottes. Je doute qu'elle apprécie la balade en fourgon.

— C'est terriblement excitant, non ?

— Non. »

Paulo choisit ce moment-là pour réapparaître, déjà prêt pour ne pas dormir, dans son pyjama bleu.

« Allez. Essaie de te coucher, toi, tu me parais plein de volonté. Et toi, petite sœur, occupe-toi de ton propre cas. Il y a un moment où la figure paternelle que je suis aura besoin de se reposer un peu », dit Simon avant de prendre sa veste et de les embrasser rapidement.

Ben l'appela alors qu'il sortait de chez sa sœur, pour lui demander de repasser par le commissariat. Le jardinier avait craqué. Vingt-quatre heures de garde à vue, les bons mots, la fermeté froide de Ben, la perspective d'une précieuse bouteille d'alcool avaient eu raison de ses réticences. Il avait continué à nier le kidnapping et la restitution du petit Dorian ou une quelconque accointance avec cette affaire.

En revanche, il avait avoué qu'il touchait bien un revenu illégal, tous les mois, en échange d'informations sur ses patrons, les Gaucher.

Ben avait vérifié le témoignage de la directrice du centre en perquisitionnant l'appartement de Tof. Il y avait là du matériel qu'aucun jardinier du coin n'aurait pu se payer : un écran géant accroché au mur, une chaîne hi-fi, des enceintes, une table de mixage – le jeune homme aimait visiblement la musique – mais aussi des meubles que le capitaine reconnut comme valant un certain prix.

Tof ne voulut jamais dire quel genre de renseignements, malgré les menaces. Il estimait qu'il n'avait pas à trahir les demandes de son commanditaire. Apparemment, cela heurtait son code de l'honneur. En revanche, il accepta de lâcher son nom et son adresse.

« Vous n'avez qu'à lui demander. Moi, ce n'est plus mon problème. »

La somme évoquée ne suffisait pas à justifier ce déballage de richesse. Il y avait autre chose. Il devait toucher plus d'argent de la part de son commanditaire ou avoir une source de revenus de plus.

Mais le jardinier refusa de continuer ses aveux. La garde à vue avait duré vingt-quatre heures. Simon prit la décision de le laisser partir, faute de preuves contre lui.

CHAPITRE 20

ZETTE hurla mais aucun son ne passa la barrière de son rêve. Elle n'était pas accoutumée à habiter son propre monde des rêves. Elle avait peur du silence qui y régnait.

Une plaine.

C'était une plaine morte, à l'herbe rêche et éparse. Au loin, sur la ligne d'horizon, de minuscules traits dressaient des potences noires vers le ciel. La route de briques jaunes serpentait le paysage, mais trop loin pour qu'elle pût l'atteindre.

Rien ne bougeait, à part un point qui se rapprochait d'elle en slalomant entre les potences.

Un point minuscule…

Elle voulut hurler pour l'éloigner.

Le point redoubla de vitesse, se transforma en une maigre silhouette qui s'arrêta net et pivota sur le côté. Il fuyait en emportant quelque chose contre lui, bien serré contre sa poitrine.

Zette entendit son ricanement.

« Pitié », murmura-t-elle.

C'était bien lui. Elle fut prise d'un long frisson. Le son qui provenait d'entre les bras squelettiques de la créature la glaça encore plus ; c'était le cri, reconnaissable entre tous, d'un nourrisson qui vient de naître. Le Marchand de sable serra le petit paquet entre ses bras, jusqu'à étouffer le vagissement.

Il eut un éclat de rire, satisfait, repu.

Lorsque Zette réussit à hurler, elle était revenue dans la salle de garde et Lise se penchait sur elle, pleine de sollicitude.

« Tu sais, Louise, ça va être un problème si tu t'évanouis à chaque fois qu'une nana met bas... », dit Lise en lui tendant un verre d'eau dont l'odeur écœurante attestait qu'elle n'avait pas fait que la sucrer.

Zette acquiesça. Mais ce bruit assourdissant... Ce hurlement de douleur, de terreur... Ce hurlement aigu, strident... Le bébé... Lise se redressa.

« Quel bébé ? Le bébé de la gosse ? Il va bien. Dis, je sais que tu regrettes bien notre service, bichette. C'est plus remuant ici. Mais tu penses à quelques jours de repos ? Le temps que l'affaire se tasse...

— J'imagine que les commentaires vont bon train, grinça Zette.

— Pas qu'un peu. Givé a déjà menacé de virer la moitié du service, en particulier les aides-soignantes. En attendant, je peux demander à Michel de te changer de service.

— Laisse ton mari en dehors de ça, Lise. Givé a déjà dû être mis au courant. Il va s'en charger personnellement.

— Je te l'ai toujours dit... Les médecins, il faut les épouser, pas coucher avec. Te voilà dans de beaux draps, avec la police aux fesses...

— Tu as le sens de l'image, Lise. Laisse tomber, tu veux ? Au fait, qu'est-ce que tu fais là ?

— J'avais un truc à te dire. Et tu me manques, quand même. On rigole assez peu, ces derniers temps, avec tous ces flics qui passent... Et je n'ai personne d'autre avec qui commenter, en plus. »

La porte de la salle de repos du personnel s'ouvrit doucement devant Françoise. Elle avait de larges cernes et perdu son sourire contagieux.

« Salut, Lise, dit-elle après avoir marqué un temps d'arrêt. On vient voir les copines ?

— Comme tu vois, Fanfan. Tu es fatiguée, ma grande. Ça n'arrête pas ?

— Comme d'habitude. »

Françoise tendit sa tasse et tomba lourdement à côté de Zette.

« Tu es Louise Gaucher, toi. La surdouée du service réa...

— Et la fille d'Henri Gaucher, oui, si c'est la question suivante, répondit Zette, sur la défensive.

— Oh la, ma jolie… Tu pourrais être la fille du président, je m'en ficherais pareil. Avec moi, tu n'auras pas ce genre d'histoires. En plus, on a une amie en commun.

— Apparemment, oui.

— Non, pas Lise. Cathé Bricard. Ça fait un moment que je ne l'ai pas vue. Et pourtant, on en a fait, des meetings et des manifestations, ensemble.

— Cathé ? Des manifestations. Elle ne m'en a jamais parlé.

— Le militantisme féministe est mort, que veux-tu… Ce n'est plus la même époque. Cathé était une sacrée militante. Tu lui diras bonjour de ma part.

— Je n'y manquerai pas », mentit Zette.

Après tout, si Cathé n'avait jamais jugé bon de parler de son passé de militante, ce n'était pas elle qui allait lui balancer au visage, surtout en ce moment. Françoise dévisagea la jeune femme :

« Tu es un peu pâlotte. Ça fait pourtant peu de temps que tu es avec nous… Tu as du mal, on dirait…

— Elle a des problèmes avec son chef de clinique, lança Lise négligemment.

— Ça, ma petite, commenta Françoise. Les médecins, faut pas coucher avec. Après, on ne peut plus les engueuler.

— Je me le tiens pour dit ! répondit Zette. Mais ça va quand même, je m'adapte.

— C'est important, l'adaptation, dans notre boulot, soupira Françoise. Moi, ça fait vingt-cinq ans que je m'adapte. J'en ai marre, des jours comme aujourd'hui.

— Des soucis avec une maman ? demanda Lise.

— Une maman ? Quinze ans… Une gosse qui ne savait même pas qu'elle était enceinte. J'avais pas vu ça depuis quoi ? Deux, trois ans ? Je m'en passerais bien.

— Je me demande comment c'est encore possible, murmura Lise, les sourcils froncés. Les gosses d'aujourd'hui savent. On ne peut pas dire qu'ils ne sont pas informés sur tout ça, surtout depuis le sida…

— Ça n'a rien à voir. Et le cerveau est une machine étonnante. Si tu savais ce que ces femmes arrivent à faire faire à leur gamin…

— Tu veux dire quoi ?

— Tu l'as vue, toi, Louise, cette gamine enceinte ?

— Oui, admit Zette.

— Elle avait le ventre d'une femme enceinte ?

— Non, pas spécialement. Mais elle est plutôt ronde…

— Rien à voir ! Le bébé est arrivé quasiment à terme. Trois kilos cent et quarante-neuf centimètres. Un bébé normal. Seulement, tu vois, le corps s'adapte, l'utérus reste à sa place et le fœtus s'allonge, au lieu de se recroqueviller… Tant que la mère ne réalise pas qu'elle est enceinte, rien ne bouge… Au pire, l'entourage pense que la gamine mange un peu trop souvent au fast-food…

— Quand même ! dit Lise. L'entourage n'est pas bien fin, tu l'avoueras.

— Pas bien fin, comme tu dis, Lizzie… Ou bien il ne veut pas voir. Parfois, ces femmes-là ont un mari avec qui elles partagent un lit, nuit après nuit, sans qu'il ne voie rien. Va savoir…

— Et le bébé ? Il va bien, n'est-ce pas ?

— Le bébé va bien, *a priori*. Je t'avoue que je suis pas restée très longtemps. Les yeux de cette gosse… Jusqu'au bout, elle n'a pas compris. Mais… Oh, que se passe-t-il encore, dans ce service de fous ? »

Des cris furieux venaient d'éclater dans le couloir. Les trois femmes se concertèrent du regard puis se levèrent du même élan.

Le gynécologue qui avait accouché la jeune fille était aux prises avec une femme d'un certain âge, à l'allure digne pourtant, sanglée dans un strict manteau bleu marine. Ses yeux roulaient de rage. Le docteur Alter avait croisé les bras et tentait de la calmer.

« Vous allez me laisser la voir immédiatement, vous m'entendez ? J'ai le droit de voir ma petite-fille ! Je suis sa tutrice légale ! »

Françoise vint se poster à côté du gynécologue. À la vue de la femme, ses yeux s'étaient rétrécis.

« Madame, vous pourrez aller la voir, mais dans quelques minutes seulement. Elle est encore en salle de naissance.

— Vous ! Évidemment ! Vous n'avez pas le droit de m'en empêcher ! Surtout pas vous ! C'est à cause de vous que ma petite-fille s'est retrouvée enceinte ! Vous et votre planning familial ! Vous qui pourrissez nos enfants en leur parlant de sexe !

— Bien sûr, madame. Et je leur paie aussi des chambres d'hôtel où ils peuvent s'envoyer en l'air. »

Le docteur Alter soupira à ses côtés.

« Françoise… commença-t-il.

— Laissez, docteur. Madame Vaudan et moi, nous nous connaissons depuis longtemps. Quand ses copines et elle ne sont pas occupées à m'attendre devant ma voiture pour me menacer, elles racontent aux gosses de cette région qu'ils iront en enfer s'ils s'embrassent un peu trop dans les coins. Ça doit vous faire drôle, là, maintenant ?

— Françoise, je vais être obligé de vous demander de retourner en salle de naissance, grogna le gynécologue.

— Pas de problème, docteur. Je vais voir de ce pas la petite-fille de madame Vaudan. Après tout, un gosse du Saint-Esprit, ça n'arrive pas tous les jours. »

Le gynécologue attrapa le bras de la sage-femme et l'entraîna un peu plus loin.

« Vous pouvez voir l'enfant, si vous le voulez, dit-il.

— Non. Cet enfant sera adopté. Ce n'est pas la peine que Charlotte le voie non plus. »

Zette pensa à son petit patient plongé dans le coma, qui cherchait la sortie, dans le labyrinthe de son esprit, tandis que des machines le maintenaient en vie. À bien des égards, cette gamine vivait la même chose que lui : une errance, une incompréhension et cette solitude… Cette solitude terrible, la certitude que jamais personne ne viendrait se blottir contre eux pour les réconforter, dans l'obscurité où ils s'étaient égarés, tous les deux…

Et elle, Zette, ne pouvait rien pour cette jeune fille et plus rien non plus pour cet enfant, pas plus que pour celui qu'on avait trouvé dans son propre jardin, Dorian. Elle espérait que les deux garçons sauraient se défendre du Marchand de sable.

La voyant vaciller légèrement, Lise l'entraîna un peu plus loin.

« La vie est étrange, murmura son amie, en la serrant par le bras.

— Plutôt oui… souffla Zette. C'est la première fois que je vois une chose pareille.

— Dis donc, je dois repartir, moi. J'étais juste venue prendre de tes nouvelles et t'annoncer… Ton soldat inconnu… Ton patient, là… Celui qu'on a retrouvé dans le bar…

— Eh bien ? Qu'est-ce qu'il a ? »

Lise marqua une hésitation, puis murmura : « Il s'est réveillé. Et il t'a demandée. »

Zette allait répondre, lorsque Lise lui fit signe de regarder vers la droite. Une infirmière venait d'arriver avec précipitation. Le médecin et elle échangèrent quelques mots à voix basse puis le docteur Alter se tourna vers la grand-mère de la gamine qui secoua énergiquement la tête.

« Eh bien, vous allez m'écouter quand même, hurla soudain le gynécologue. Le nourrisson de votre petite-fille va être transféré et j'ai besoin de votre signature. Son pronostic vital est engagé. Il vient de tomber dans le coma. »

Lise ouvrit la bouche, éberluée : « C'est une épidémie ou quoi ? »

Elle n'obtint pas de réponse. Livide, Zette se mit à courir vers les escaliers.

CHAPITRE 21

Ti serra les dents en passant le portail du Chais. Son père interrogé par les flics, ça lui vrillait le ventre, déjà… Mais sa mère… Il avait une envie soudaine de péter des dents, lui qui n'avait jamais frappé que pour se défendre. Il était tellement furieux qu'il mit une bonne minute à retrouver la clé dans sa cachette. Pas de coup de klaxon joyeux ou d'arrivée triomphale. Il n'avait aucune envie de croiser quelqu'un d'autre que les siens, à cet instant précis.

Au boulot, son directeur s'était montré compréhensif. Mais le bruit avait couru parmi les gamins, pour ses parents. Sans doute un autre éducateur avait-il parlé… Sans doute ce dégénéré de Fred… Il y avait des dents sur pivot en prévision, de ce côté-là aussi. Un an de boulot foutu en l'air, avec certains gamins qui ne reconnaissaient que l'autorité immaculée, avec qui il n'y avait jamais de droit à l'erreur.

Ti allait devoir remettre tout le monde dans l'axe en rentrant. Pour l'instant, il ne pensait qu'à voir ses parents et à rassurer sa mère.

Il gara sa voiture dans l'allée, contre le mur du Gardiennage, de façon à ce qu'elle ne se voie pas depuis la cuisine du Chais. Puis il fit le tour et entra dans la cuisine de ses parents.

Il y trouva sa mère en train de faire la vaisselle. Cathé eut un moment d'hésitation.

« Ce n'était pas la peine de venir, Thibaud, murmura-t-elle en tendant la joue.

— Si, c'était la peine. Alors ?

— Pas de garde à vue. Madame Gaucher a fait jouer ses relations, je crois.

— Et cet argent ? Qu'est-ce que c'est que cette histoire d'argent ? D'où vient cet argent, d'abord ? »

Cathé se dirigea calmement vers le frigo, l'ouvrit, sortit le beurre et un pot de confiture et les déposa sur la table, avec des gestes mesurés.

« Pas de ça, maman, grogna Ti. Ça fait des années que je respecte votre putain de silence.

— Ne sois pas grossier, je peux t'en mettre une.

— Tu peux. Ça te donnera peut-être l'impression que j'ai dix ans et que tu me protèges en ne disant rien.

— Mais il n'y a rien à dire. Moins tu en sais, Thibaud… Et puis madame Gaucher a tout arrangé…

— Je m'en doute bien. Ça fait des années que madame Gaucher arrange tout… Quand j'ai plié la voiture du père de Sofia alors que je n'avais même pas le permis… Quand j'ai raté mon oral de bac parce que papa est tombé en panne… Les Gaucher ont toujours tout arrangé.

— Ce sont de bons patrons, c'est tout.

— Arrête ! Personne ne se mouille à ce point pour des employés. Je veux bien croire que papa a une façon exceptionnelle d'élaguer les platanes… mais ça ne justifie pas tout ça. Tu sais très bien de quoi je veux parler.

— Tu deviens fou, Thibaud. Et tu n'as aucune raison d'avoir peur.

— Je n'ai pas peur. »

Non, il n'avait pas vraiment peur. Il était fou de rage. Fou de rage contre les Gaucher, contre ses parents… Fou de rage à l'idée de tout cet argent, peut-être sale, de tout ce que les Gaucher pouvaient acheter, même l'intégrité de ses parents… Fou de rage et aussi d'humiliation.

« J'ai pris des risques dans mon travail pour venir, maman. J'ai droit à la vérité, maintenant.

— Il a bon dos, le droit à la vérité », fit la voix bourrue de René, derrière son fils.

Ti pivota vers son père.

« C'est ton argent, papa ? Cet argent ? C'est à toi qu'il a été donné ?

— Ça ne te regarde pas.

— Et les années à se serrer la ceinture, ça ne me regarde pas ? Très bien. Ne me dites rien. Je vais aller directement demander des comptes à Claude Gaucher. »

Cathé connaissait bien son fils. Il n'y avait jamais de menace. Que des exécutions. C'était presque une déformation professionnelle.

Elle l'arrêta, la main sur son épaule.

« Assieds-toi, Ti. Ce ne sont pas les Gaucher qui nous doivent quelque chose. C'est nous qui leur devons tout. »

Ti s'assit sur une des chaises pliantes. Il entendit son père qui traficotait autour de la cafetière. Le visage de sa mère exprimait la détermination mais aussi un peu d'anxiété. Il remarqua pour la première fois les rides qui entouraient sa bouche et l'ombre sur son front. Sur sa tempe droite, à la lisière des cheveux, une petite tâche brune était apparue.

« Disons clairement que sans eux, tu aurais peut-être fait un peu de ces centres où tu travailles maintenant, Thibaud, commença-t-elle, d'un timbre rauque. J'ai été… poursuivie pour des affaires assez graves qui datent de l'époque où tu étais encore bébé et avant ta naissance aussi. Elles ont resurgi après, en pleine chasse aux sorcières. Un peu après la loi Veil. On aurait dit des représailles…

— La loi Veil ? Pour l'avortement ?

— Oui. Exactement.

— Ça a un rapport avec la clinique où tu travaillais ?

— Pas exactement. À l'époque, j'étais très engagée pour le droit des femmes à l'avortement et à la contraception. J'ai rejoint les féministes pour ça. Nous avions une pression incroyable, surtout en province, surtout si on travaillait dans le milieu médical. Ton père était d'accord avec moi. Et puis ce n'était même pas la question. Que ce soit des gamines ou des femmes proches de la ménopause, il y avait le même désarroi quand on annonçait une grossesse, le même air. Comme si nous étions obligées de porter seules les conséquences de nos actes. Comme si les hommes n'avaient rien à voir là-dedans. Il a fallu cette saloperie de maladie pour qu'ils commencent à se protéger efficacement. Avant ça, combien de ces hommes-là ont-ils réussi à convaincre leur femme, leur petite amie, une fille de passage que non, elle ne risquait rien ? Je n'ai jamais supporté l'ignorance, Thibaud, tu le sais… Alors, les conséquences de l'ignorance et de la misère… Tu travailles avec, tu sais ce que c'est. Alors, j'ai aidé à avorter et j'ai même fait des avortements moi-même. J'ai cru que j'allais mourir à chaque fois, je vomissais avant et après. Et la loi Veil est passée. Ça a été un soulagement incroyable, bien plus que la satisfaction de voir mes droits et mes idées enfin respectés. Seulement, des années après… »

Elle déglutit. La suite semblait plus difficile à dire.

« J'ai été attaquée en justice par une femme que j'avais aidée. Je me souviens très bien d'elle. Elle avait une vingtaine d'années à l'époque. Elle avait trop bu un soir. Elle mettait ça sur le compte de l'alcool et pas du tout du salopard qui lui avait fait ça. Elle se souvenait juste de son visage. Seulement, des années après, elle s'est mariée. Elle n'arrivait pas à avoir un enfant et un médecin lui a dit que l'avortement en était la cause. Va savoir… L'utérus, le cerveau, on n'y connaît pas grand-chose, en médecine. Je ne dis pas ça parce que je ne me sens pas responsable. Elle a dit aussi que je l'avais endoctrinée, parce que j'étais féministe… Tout le monde me regardait comme si j'avais pris une aiguille à tricoter pour lui arracher son enfant du ventre. Bref, il y a eu des témoignages, des preuves… Des femmes qui m'avaient suppliée de les aider puis tellement remerciée que j'en étais gênée et qui ont eu des enfants après… Ces femmes-là m'ont soudain accusée de les avoir forcées. Ton père a été entendu aussi, comme complice. C'est le beau-père d'Henri Gaucher qui était encore en vie qui nous a sortis de là.

— C'est bon, j'ai compris, murmura Ti, les sourcils froncés. L'un des médecins qui pratiquaient les avortements travaillait dans une de ses cliniques.

— Un peu plus que ça. C'était Henri Gaucher. Voilà pourquoi. Henri Gaucher avait une énorme influence dans la région et connaissait tous les politiciens. Il obtenait ce qu'il voulait. J'ai été acquittée. Je me suis retrouvée sans travail, en revanche. Ton père était jardinier ici, de temps en temps, pour les gros travaux. Claude Gaucher avait besoin de gardiens de confiance.

— Et à qui faire plus confiance qu'à ceux à qui on a sauvé la mise, hein ? Ou ceux qui détiennent un secret… Il aurait pu être impliqué.

— Personne n'aurait été assez fou pour faire un procès à Henri Gaucher. Tu ne te rends pas compte de qui il était et de son influence. »

Ti émit un vague sourire. Sa mère en féministe acharnée… Les avortements clandestins… Où ? Dans quelles conditions ? Et Henri Gaucher, avec ses costumes impeccables et son air de respectabilité… Ti chassa aussitôt cette idée. Qu'y avait-il de non respectable dans cette histoire ?

Aucune idée. Il n'avait jamais eu de point de vue sur ce genre de question. Il s'occupait des gosses déjà nés.

Il posa les deux mains sur la table pour prendre appui et se leva.

« Les filles sont là ? demanda-t-il.

— Je viens de voir passer Zette dans le jardin de devant, répondit son père qui était resté dans son coin, le visage tourné sciemment vers la fenêtre.

— Je vais aller faire un tour au centre. Je connais la directrice, elle connaît la police.

— Ne t'en mêle pas, jappa Cathé en se levant à son tour. Le petit vient de la DDASS et tu le sais. Il y a assez de connexion avec cette maison et nous. Tu ficherais le bazar plus que tu nous aiderais, Thibaud.

— Le bazar ? Quand c'est vraiment la merde, les moyens légaux ne servent pas à grand-chose, maman. Tu le sais mieux que quiconque, non ? »

Il regretta aussitôt ses paroles. Cathé n'était pas rancunière et ni l'un ni l'autre ne penserait à s'excuser mais il savait avoir brisé les règles de la confidence.

Dans le silence, la porte se referma derrière lui, une fois de plus.

Il aimait le Chais la nuit, en particulier le petit promontoire que formait le toit de l'entrée de la cave, au Gardiennage. De là, dissimulé par l'obscurité, Ti voyait une bonne partie du parc et les fenêtres éclairées le soir. Depuis l'adolescence, il s'y réfugiait pour lire ou réfléchir.

Il s'était emmitouflé dans sa veste. La nuit froide de janvier lui donnait des envies d'escapade. Il avait des souvenirs de glace et de neige, des sensations de découvertes, dans le plaisir de la morsure, juste avant la chaleur réconfortante de la maison.

L'ambiance ne prêtait pas à la rigolade, et il avait oublié, de plus, comment vivaient ses parents, à force de ne les voir qu'aux fêtes carillonnées. La météo, le journal, puis une émission sur les requins…

Cela expliquait sa fuite vers le perchoir.

Il venait d'allumer une deuxième cigarette quand la silhouette familière de Zette se glissa à côté de lui. Avant même de la voir, il reconnut sa façon de se mouvoir, au bruit ténu qu'elle faisait. Sans rien dire, elle ramassa le paquet de cigarettes qu'il avait laissé au bord du perchoir. Ti lui passa son briquet, sans la regarder.

« Tu fumes, toi, maintenant ?

— Seulement quand tu es là, répondit Zette en soufflant un double jet de fumée dans l'air gelé. Tu me donnes envie de me mettre des trucs dans la bouche.

— Ce que tu peux être vulgaire… Bordel… »

Il lui passa le bras autour de l'épaule, d'un geste fraternel.

« Ta mère m'a dit que tu étais là, cet après-midi. Elle sait que tu traînes sur les toits ? dit Zette en tirant sur sa cigarette.

— Ça a une importance ?

— Pas vraiment.

— Et toi ? Qu'est-ce que tu fais là à cette heure ?

— Je suis en vacances forcées… Je n'ai plus le droit de bosser en réa. Mes patients me manquent. J'ai appris à tous les connaître. Ils nous entendent, tu sais ? Enfin, si on sait quoi leur dire. Du coup, je préfère être ici tant que tout ça se tasse. Mais je déprime déjà. Je vois à quoi Diane n'occupe pas ses journées et ses nuits… Quant à ma mère… Son jardin… Ses recettes… Et son silence… »

Ti écrasa le bout incandescent de sa cigarette sur sa semelle et visa un buisson un peu plus loin. Son père l'engueulerait pour avoir jeté des mégots dans le jardin mais, le temps qu'il les découvre, il serait déjà parti.

« Leur silence, tu veux dire. La mienne n'est pas mieux. Il se passe des trucs étranges ici.

— Tu veux dire, mis à part le fait qu'on a retrouvé un gosse gelé dans notre jardin ? Ti ? Regarde ça… »

Elle écrasa rapidement sa cigarette sur le rebord du perchoir puis montra une ombre qui se dessinait dans l'obscurité, sur le petit chemin dallé qui menait de la cuisine du Chai au jardinet derrière le Gardiennage. De là où ils étaient montés, ils voyaient assez nettement.

Ti tira la jeune femme vers le fond du perchoir, contre la pierre qui délimitait les escaliers extérieurs, de telle façon que, même avec une lampe torche, personne ne put les voir.

« C'est ta mère », murmura-t-il.

Zette acquiesça. Elle aussi avait reconnu la démarche aérienne de Claude. La forme repliée sur elle-même par le froid arriva à la porte de la cuisine des Bricard et frappa à petits coups secs. Quelques secondes plus tard, Cathé apparut dans la lumière froide du néon.

Les deux femmes parlèrent à voix basse puis Cathé hocha la tête et sortit à son tour en enfilant un manteau.

Peu de temps après, elles avaient pénétré dans la cuisine du Chais.

Zette chercha le paquet de cigarettes de Ti, à tâtons, et en alluma une autre.

« Je ne sais pas ce qu'elles trafiquent, toutes les deux, maugréa Ti en lui prenant sa cigarette des mains. Ce que je sais, c'est que ma mère me ment. Tu savais qu'elle avait été féministe ?

— Depuis peu. Et pro-avortement affirmée, du coup.

— Ton père, aussi. »

Zette fronça les sourcils. Elle soupira et se cala contre son ami, la nuque appuyée sur son épaule.

« Ça ne m'étonne pas, au fond. Dis-moi, Ti, si je voulais accéder au dossier d'un homme qui a été élevé comme pupille de la nation ou à la DDASS, comment devrais-je faire ?

— Être plutôt calée en informatique serait un plus. Mais tenter de soudoyer un copain d'enfance de façon assez peu subtile serait encore plus efficace.

— Tu pourrais me faire accéder à ça ?

— Je peux tenter. Si tu me dis dans quel pétrin tu es. Et ne me mens pas. Je le saurai tout de suite. J'ai l'impression qu'un détecteur s'est mis en place, depuis hier.

— La colère…

— Très exactement. »

Zette lui raconta tout, hormis ce qu'elle avait perçu par son don. Elle aurait voulu lui avouer cette conviction profonde qu'elle voyait la vérité dans le monde des rêves mais quelque chose la retint. Quand elle eut fini, à propos de l'homme inconnu, et que Ti, à son tour, eut terminé de théoriser sur ce que la conscience retenait, même au tréfonds du tréfonds, elle se sentit un peu mieux.

Ti ne rit pas, ne mit pas en doute sa parole, ni n'imagina qu'elle lui fît une farce. Il écouta, les yeux plissés, hochant la tête, comme seuls ceux qui composent avec la réalité de chaque être savent le faire. Il s'avoua tout de même qu'il était bien heureux de ne jamais être tombé amoureux d'une fille Gaucher. Toutes ces fuites émotionnelles lui semblaient difficilement supportables.

Puis il y eut un silence, durant lequel ils regardèrent tous les deux le jardin de devant, la maison, la fenêtre de Diane, la cuisine obscure.

Cathé et Claude n'avaient pas réapparu. Ti se leva en époussetant son pantalon.

« Je vais voir ce que je peux faire. Tu l'as revu, ce type ?

— Non. Je n'ai plus le droit d'aller dans le service de réanimation. Mais je pense qu'il va bientôt sortir.

— Fais attention à toi, quand même. Ne te promène pas seule.

— Je suis toujours seule, soupira-t-elle avec ce qu'il pensa être un peu d'amertume. Mais j'éviterai les promenades. »

Au moment où il allait enjamber la rampe des escaliers, elle le retint, une main posée sur son avant-bras. Elle avait les yeux presque implorants, ce qui lui donnait quelques années de moins. « Des yeux de vagabonde », aurait dit Cathé. Une bouffée de souvenirs revint à Ti, des moments qu'ils avaient partagés, figés dans le temps, finalement plus proches que n'importe qui d'autre au monde.

Quand elle était petite, Zette n'aimait pas dormir seule. Elle n'aimait pas le soir, en général. Une fois, lorsqu'elle avait quatre ans, elle avait sangloté parce que Ti avait jeté des cailloux dans le jardin à la nuit tombée. Il n'avait jamais su pourquoi. Il se souvenait juste qu'elle avait été dans ses bras, inconsolable, et que pour la première fois de sa vie il s'était senti responsable du chagrin de quelqu'un d'autre. C'était également, de fait, la première fille qu'il avait tenue entre ses bras.

« Ti ? Tu ne veux pas dormir avec moi ? Comme quand nous étions petits ?

— Non. Je ne dors plus avec les filles, tu sais bien. Demain, à sept heures ? On ira chercher ce que tu veux, rien que toi et moi. Comme avant, mais sans Diane qui crâne », répondit-il.

Elle lui sourit.

CHAPITRE 22

ZETTE marchait dans la ville, à la recherche de Quentin. Une sorte de poussière brûlée s'était collée du sol au toit des immeubles, qui avaient pris une teinte plus sombre. Les rues avaient rétréci. L'enfant devait aller mal.

Elle ne reconnut pas le dédale de rues qu'il avait construit dans son esprit pour représenter le monde des rêves. Zette accéda rapidement à une grande place aux dalles blanches, au fond de laquelle se dressait un monument étrange qui lui évoqua un mausolée.

Une foule hirsute et silencieuse s'était amassée devant une estrade sur laquelle des formes noires s'ébrouaient. Parmi les badauds, tous tendus vers cette étrange scène, Zette reconnut les enfants qui jouaient au foot dans le premier rêve de Quentin.

Elle s'approcha de l'estrade et se hissa sur un rebord de pierre contre lequel le bois de la scène avait été posé.

Il n'y avait que deux silhouettes devant elle. Une grande, dont l'allure dégingandée ne lui était pas étrangère, et une plus petite qu'elle reconnut rapidement. Quentin, minuscule sur cette immense scène, s'était recroquevillé sur lui-même, les bras autour de la tête. Zette retint un cri.

Autour de lui tournait, virevoltait, sautillait le Marchand de sable, dont le visage avide apparut progressivement dans la lumière. Quand il vit Zette, il s'approcha de l'enfant, sans la quitter des yeux, et posa sa main sur la tête du garçon. Il lui dégagea le visage. L'enfant, plus pâle que la mort, n'ouvrit pas les yeux. Il semblait à bout de forces.

Alors le Marchand de sable pressa sa main sur la nuque de l'enfant. Il y eut un éclair furtif et jaunâtre. Quentin s'affaissa d'un seul coup. Zette hurla.

La foule partit dans un lent applaudissement, répétitif et mou. Le Marchand de sable fit une révérence maniérée.

« Tu vois ce qui arrive si on se mêle de mes affaires. »

La jeune femme voulut répondre mais ne sut quoi dire. Elle serra les poings, de rage.

« Va-t'en, continua le Marchand de sable, méprisant. Tu vois bien qu'il faut que tu t'en ailles. »

Nonchalamment, il se mit à jouer avec le cadavre de l'enfant, du bout du pied. Zette s'appuya sur ses avant-bras pour monter sur la scène mais c'était trop tard. Elle se sentait déjà happée par le réveil, détournée du monde des rêves par une volonté plus puissante que la sienne.

À peine éveillée, elle se jeta sur son portable. Malgré l'heure tardive, elle composa le numéro de sa collègue.

« Lise ? Lise ! Tu es de garde ?

— Si je n'étais pas de garde, je ne répondrais pas à mon portable à six heures du matin, ma petite. Ça ne va pas ?

— Lise, va dans la chambre du dix-sept, le petit Quentin, je t'en prie. Vas-y maintenant.

— Non, Zette, je n'irai pas.

— Je t'en supplie ! C'est une question de vie ou de mort !

— Plus maintenant, Zette. Je n'irai pas, je te dis. Quentin est mort, il y a à peine un quart d'heure. »

Zette n'ajouta pas un mot et raccrocha, avant de retomber sur ses oreillers, anéantie.

CHAPITRE 23

SIMON arrêta sa voiture dans un décor suranné, en haut d'une petite colline, sur un parking de terre sèche délimité par une barrière en bois. Le soleil, froid, venait à peine de se lever.

Durant les deux cents kilomètres de trajet, il avait eu le temps de fumer quelques cigarettes et d'égrener les différentes informations qu'il avait, une à une, prenant le temps de les répéter et de les faire rouler dans son cerveau.

La piste donnée par le jardinier le laissait perplexe. Il ne pouvait se fier à son intuition, pour la bonne raison qu'il n'en avait ici aucune. Il aurait pu extrapoler à partir de n'importe quelle adresse : un illuminé, un ancien patient ou collaborateur rancunier, un délinquant sexuel obsédé par une des filles Gaucher, un amoureux rebuté par Louise Gaucher ou l'ex-compagnon de Diane Gaucher, dont il n'avait même pas le nom. Mais jamais il n'aurait imaginé que ses pas le mèneraient jusqu'à un monastère.

Le jardinier avait-il menti ? Simon ne le pensait pas. Il avait une bonne pratique du mensonge, maintenant.

Il regarda les murs qui enfermaient et protégeaient, par tradition, la communauté qu'il allait déranger. Il avait horreur d'interroger des religieux. Ceux-ci répondaient toujours avec une douceur neutre qui l'empêchait de déceler la moindre petite part de dissimulation dans le ton dans leur voix. En outre, leur autorité était encore plus hermétique que celle des juges les plus influents. Enfin, sa propre grand-mère lui avait insufflé une trouille viscérale de tout ce qui portait une croix, en bonne vieille anarchiste espagnole. Simon avait beau être un homme accompli et un flic consciencieux, il dut prendre sur lui pour s'approcher de l'ancienne porte de bois et sonner.

On lui ouvrit rapidement. Il présenta sa carte à un novice poli puis l'informa qu'il était attendu.

« Mon secrétaire a dû prévenir que je passerais voir le frère Jean. »

Le novice eut un petit sourire supérieur.

« Il vous attend. Il est toujours dans les bureaux après la messe. Vous seriez venu une heure plus tôt, vous auriez pu assister à l'office. On entend les chants de l'extérieur et tout le promenoir résonne. »

Simon remercia le Seigneur, au hasard, puisqu'il était dans sa maison, de ne pas lui avoir infligé ça.

C'était un homme d'une trentaine d'années. Mais pouvait-on réellement connaître l'âge d'un homme qui, *a priori,* ne sortait jamais, ne faisait jamais l'amour et ne buvait que du vin de messe ? Il n'avait toutefois pas la douceur appliquée des autres ecclésiastiques.

Il avait les cheveux ras, évidemment, les yeux clairs et plantés dans ceux de Simon, sans aucune morgue ni gêne. L'immobilité de ses traits, le contour net de son visage et sa bouche impassible montraient qu'il était convaincu et volontaire.

Il prit place derrière un bureau en bois clair et fit signe à Simon de s'asseoir de l'autre côté.

Simon brisa le silence.

« Je viens vous voir au sujet de Christophe Petit.

— Je le sais. »

La voix du jeune frère était froide, presque administrative. Il avait effectivement sa place dans les bureaux.

« Ça devait arriver un jour, continua-t-il.

— Vous imaginez bien que je viens pour que vous me précisiez quels ont été vos échanges avec monsieur Petit et pourquoi vous lui avez remis de l'argent tous les mois.

— Vous en parlez comme un état de fait.

— Vous venez de me le confirmer. »

Le frère Jean acquiesça.

« Je croyais que les ecclésiastiques n'avaient pas de biens propres.

— Il y a des arrangements, heureusement.

— Apparemment, oui. »

Le sarcasme fit rire le jeune homme, derrière son bureau. Simon eut le sentiment qu'il appartenait un peu plus au même monde que lui et qu'il avait enfin une prise.

« Mon frère, le problème reste que j'ai besoin de savoir ce que vous avez demandé en échange à Christophe Petit.

— Rien d'illégal, si c'est ça qui vous inquiète.

— C'est à moi d'en juger, si vous voulez bien me le permettre.

— Êtes-vous juge, juré et commissionnaire, capitaine ? répondit le frère Jean en fronçant les sourcils. Je ne suis pas obligé de vous répondre.

— Ici, non. En garde à vue, oui. Un religieux en garde à vue... Je pense que ça pourrait largement nuire à la réputation de votre communauté.

— Est-ce une menace ?

— Une prévention. J'aurais pu vous faire chercher et amener jusqu'à moi. Mais si vous continuez à nier cette attention, évidemment... J'aimerais connaître le lien entre l'argent que vous versez tous les mois à l'employé de Claude Gaucher et l'enfant qu'on a retrouvé entre la vie et la mort dans le jardin de sa propriété. »

À ces mots, le frère Jean tressaillit. Simon nota que son index droit trembla légèrement et que ses épaules s'affaissèrent. Le frère perdait le contrôle, une petite seconde. Simon en profita.

« Vous connaissez les Gaucher, frère Jean ?

— Je connais leur jardinier.

— Personnellement ? »

Les deux hommes s'observèrent un instant et ce fut le frère Jean qui lâcha prise le premier, avec un rictus ironique.

« Je connais leur jardinier et je connais les Gaucher. Je m'intéresse à eux.

— Pour quelle raison ?

— Êtes-vous déjà allé au Chais, capitaine ?

— Oui.

— Avez-vous apprécié la visite ?

— Pas spécialement.

— Avez-vous vu les amandiers ?

— Oui. Le gamin a été retrouvé à côté.

— Pas étonnant. Vous avez dû remarquer notre jardin, ici.

— On m'a mené directement à vous.

— Dommage. Vous auriez pu constater que nous avons un jardin de plantes tout à fait exceptionnel.

— Vous allez me parler de botanique ?

— Vous venez me parler d'un jardinier, dit calmement le frère Jean.

— C'est juste. Mais quel est le rapport avec vous ?

— Je suis en charge, ici, de m'occuper de tout ce qui pousse, en dehors des poussées de foi, évidemment.

— Évidemment. Vous n'avez pas l'air de ce genre-là.

— Je n'ai pas de genre, capitaine. C'est pour ça que je suis ici. En tout cas, sachez que les amandiers qui poussent au Chais sont les seuls de leur espèce. Et ils ne poussent que là-bas.

— Que voulez-vous dire ?

— J'en ai récupéré plusieurs boutures. Impossible de les faire grandir ici.

— C'est donc cela que vous demandez à Christophe Petit ? Des boutures ?

— Non, pas seulement. Des informations. Claude Gaucher est une herboriste redoutable. Son potager regorge de trésors pour quelqu'un comme moi.

— Comment l'avez-vous appris ?

— J'ai eu la chance de le voir de mes propres yeux.

— Frère Jean, si je confronte vos dires à ceux de Christophe Petit, pouvez-vous m'affirmer qu'ils seront identiques ? Je n'aimerais pas être obligé de venir vous chercher, la prochaine fois, avec une escorte.

— Vous pouvez confronter ce que vous voulez. J'ai là les lettres écrites par Christophe Petit. Vous y trouverez des renseignements sur les plantes, les herbes, les amandiers et la santé de Claude Gaucher.

— En quoi vous intéresse-t-elle ?

— Quand on convoite un trésor, il faut s'assurer de la solidité de son coffre, non ? Pardonnez-moi. Je suis parfois un peu cru.

— Êtes-vous allé au-delà de la barrière d'amandiers ? »

Le frère lissa un pli de sa soutane et posa la paume, bien à plat, sur le sous-main en plastique de son bureau. Il gagnait du temps, visiblement.

« Pourquoi cette question ?

— Je vous le demande. Il y a deux jardins, au Chais. Le jardin entretenu, propre, qu'on s'attend à trouver autour de ce genre de grande demeure. Et le jardin sauvage, derrière les amandiers.

— Je peux juste vous dire que cette espèce d'amandiers est vraiment très particulière. Savez-vous que certaines fleurs diffusent un pollen très irritant, qui éloigne les animaux et les insectes qui voudraient les manger ? L'achillée, par exemple, ou l'amarante… Les hommes sont parfois très sensibles aux pollens et aux parfums…

— Vous n'êtes donc jamais allé au-delà des amandiers.

— Non. Et vous ? »

Il y avait une pointe de défi dans sa voix. Simon commençait à apprécier l'échange. Dans d'autres circonstances, moins lié que dans cette enquête, il aurait pris un plaisir fou à jouter avec le jeune homme.

« Non plus. Aucun de mes hommes, en fait.

— Si vous me posez la question, c'est que vous ne pouvez pas y retourner, pour l'instant. Vous êtes capitaine, n'est-ce pas ? Vos faits et gestes, le déroulement de votre enquête dépendent au fond d'une personne : le haut juge, même pas votre commissaire. On vous a sans doute bien signifié de ne pas aller chercher du côté de la famille Gaucher. Votre enquête piétine. Vous avez besoin d'informations et moi, je préfère éviter la garde à vue, pour ma congrégation. La délicatesse prend parfois des chemins détournés, capitaine. »

Simon se leva. La mine sombre, le frère l'imita.

« Je ne vous raccompagne pas, lui dit-il d'un ton neutre. J'ai encore beaucoup à faire.

— Je vous remercie de m'avoir accordé votre temps, répondit Simon sur le même ton. Une dernière formalité… J'aurai besoin de votre identité. Pour mon rapport. »

Le frère Jean éclata de rire, mais de façon si peu engageante, presque folle, que Simon se mit aussitôt sur la défensive. Il n'aimait déjà pas beaucoup les religieux… Mais un religieux dément…

« Bien, murmura le frère. J'ai cru que j'avais réussi à vous désarmer assez longtemps pour vous faire oublier ce détail, capitaine. J'imagine que je n'ai pas le choix, dans ce cas précis.

— Vous imaginez bien. J'imagine aussi que vous n'avez pas du tout envie qu'on vous relie à ce petit espionnage régional mais il y a toujours la loi des hommes, dehors. »

Le frère s'appuya contre le bureau, un instant.

« Personne ne peut vivre éternellement dans l'ombre. J'ai sans doute péché par confiance, par peur ou par orgueil. Mon nom, capitaine, est Saul Gaucher. »

L'intonation de la voix du jeune homme, alors qu'il prononçait son propre nom, avait des sifflements métalliques de guillotine.

CHAPITRE 24

Lucie faisait grasse matinée. Dans son sommeil, elle entendit du bruit à l'étage au-dessus et dans les escaliers mais refusa d'en tenir compte. Elle avait encore beaucoup de choses à faire.

Elle avait traversé une forêt odorante et pleine de craquements amusants, de bruits incongrus qui formaient une petite musique guillerette. Elle avait adoré marcher dans ce bois-là, qu'elle reconnaissait comme celui où elle avait rencontré Eulalie la première fois.

Tout y était familier et rassurant. D'ailleurs, elle avait vu sa tante Zette sur un sentier brillant, parallèle au sien. Elles s'étaient fait un geste complice.

À présent, elle était assise dans la grotte d'Eulalie. La jeune fille avait un peu grandi et ses vêtements paraissaient plus propres. Sa jupe n'avait été rapiécée qu'une fois. Ses cheveux étaient attachés par un ruban de satin bleu roi.

Elle tournait une mixture épaisse dans une marmite posée sur les braises. Elle paraissait avoir vieilli. À l'arrivée de Lucie, elle avait montré une joie grave puis s'était remise à préparer son dîner. Ou sa potion. Lucie n'en savait trop rien.

Eulalie y jetait des herbes, comme la grand-mère de Lucie quand elle préparait un plat au nom nouveau et qui n'avait jamais le goût qu'on attendait.

« Je suis revenue, tu vois, dit Lucie.

— Je vois bien. Mais tu avais juré. J'ai attendu longtemps. L'autre fille est revenue aussi, après toi. Elle a grandi.

— Et les hommes ? Ils sont revenus ?

— Ils ne reviendront plus jamais.

— Ta voix a changé. Tu n'as plus d'accent. Tu parles mieux. »

Le compliment fit rosir la jeune fille puis elle se concentra sur sa marmite.

« Je sais lire aussi, maintenant, annonça-t-elle avec une pointe de fierté. C'est l'autre fille qui m'a appris. Elle est venue bien plus souvent que toi.

— Elle sait peut-être comment faire, elle.

— Peut-être. En tout cas, elle m'a appris à lire là-dessus. »

Du bout de sa cuillère, elle montra une pile de journaux jaunis.

« Elle a lu avec moi le feuilleton dans le journal. J'aime ces histoires. J'attends d'avoir la bonne personne à qui donner la bonne potion et je demanderai d'être payée avec des romans. Dans une des histoires, il y avait un bandit… un bandit affreux, amoureux d'une jeune fille qu'il avait enfermée, dans sa propre maison. Mais personne ne pouvait la voir !

— Pourquoi ?

— Il avait construit un couloir, caché par une bibliothèque. Il fallait connaître le mécanisme pour pouvoir l'ouvrir. Avec l'autre fille, c'est notre histoire préférée. Tu la connais ?

— Non. Moi, j'aime les histoires d'horreur. Est-ce que je dois faire ça ? T'apprendre quelque chose ? Pour t'aider ?

— Et que pourrais-tu m'apprendre ? Je sais parler, je sais lire. Mélie m'a appris à marcher.

— Mélie ?

— L'autre fille. Elle aussi fait partie de la famille. Je ne pense pas que vous vous connaissiez. Elle est mieux habillée que toi. Elle porte des jupons, elle. »

Lucie réfléchit un moment, en regardant les bulles de bouillon se former à la surface de la marmite.

« Et si je te donnais le moyen ?

— Quel moyen ?

— Ma grand-mère Claude dit toujours qu'on est devenus riches parce qu'on a breveté quelque chose. Maintenant, on a des usines et des laboratoires et des hôpitaux. Si je te donnais le moyen de devenir riche ?

— Comment connaîtrais-tu cela, toi ? Tu n'es qu'une petite fille. Et moi, je ne suis qu'une misérable, tu le sais. Qui me croirait ?

— Pour moi, c'est facile. Il suffit de chercher dans une encyclopédie. Pour toi… Tu n'as qu'à prendre un associé. Mon grand-père avait des associés et même des actionnaires.

— Je ne comprends rien.

— Il faudrait que vous soyez deux.

— Que je me marie ?

— Par exemple. Mais pas avec un des types du village d'en bas.

— Que j'épouse un des porcs ? Ça ne risque pas. Ils ne monteront plus, de toute façon, je te l'ai dit. J'ai dressé une barrière entre eux et moi. Une barrière qu'on ne peut franchir que si on a le bon ingrédient. Et ces rustres ne risquent pas de le trouver un jour. Surtout pas les hommes. »

Les deux filles se perdirent dans leurs pensées. Lucie regarda alors autour d'elle et remarqua la propreté nouvelle de la grotte, ainsi que le matelas et les épaisses couvertures qui remplaçaient la paillasse d'autrefois.

« Tu vis mieux, n'est-ce pas ?

— Je suis devenue meilleure. Dans mes herbes et mes potions. J'ai trouvé le moyen d'empêcher les gens de fouiner dans mes affaires. Ce n'était pas facile, il fallait les bons ingrédients… Si ma mère avait su, à l'époque… Elle était si près du but… Et puis je suis devenue meilleure dans mes visions, aussi. Je peux prédire l'avenir, maintenant. Je suis plus propre et je parle mieux. Je fais moins peur. Ça marche mieux, je gagne des sous. Je mange bien. Mélie avait raison. Elle m'a aussi appris à arranger mes cheveux.

— Elle a eu raison. Tu es très jolie, comme ça. »

Sa beauté tenait à ses longs cheveux noirs bien peignés, ses joues fraîches, la lueur sauvage qui était restée dans ses yeux et les dents blanches que dévoilaient des lèvres bien dessinées. Elle avait également pris de la poitrine. Elle avait vraiment l'apparence d'une jeune fille, désormais, et plus d'une enfant élevée par les loups.

« Écoute, reprit Lucie. Je vais devoir partir mais je reviendrai pour t'apprendre le bon brevet. D'accord ?

— Je sais bien que tu reviendras. L'autre fille me l'a annoncé. »

Lucie fit quelques pas en direction de l'entrée de la grotte, que la jeune fille avait fermée d'une porte de bois mal jointe mais qui arrêtait un peu plus le vent qu'autrefois.

« Bon, chuchota la fillette. Je suppose que si je marche dans la forêt, je finirai bien par me réveiller. »

Elle eut un reste de peur, furtif, lointain, à l'idée de s'aventurer seule dans la nuit, même si sa raison lui rappelait que ce n'était pas vraiment la réalité et que personne ne pouvait l'atteindre.

« Dis ? Les hommes de l'autre fois ? Ils ne sont pas dans la forêt, tu es sûre ?

— Je te dis qu'ils ne viendront plus jamais ici. Foi de sorcière ! répondit Eulalie d'un air bravache.

— Tu les as tués ? souffla Lucie.

— Pour qui me prends-tu ? Non, j'ai fait mieux. Fais-moi confiance. Si tu as peur…

— Je n'ai pas peur !

— Même si tu n'as pas peur… Tu peux bien marcher dans le petit bois et la clairière. Mais si tu arrives aux amandiers, rebrousse chemin. »

Lucie eut un moment d'hésitation. Ne pas aller au-delà des amandiers… Pourquoi cette interdiction lui était à la fois étrange et très familière ?

« C'est bien dommage, d'ailleurs, que je n'ai pas plus de pouvoir. Je protégerais au-delà de ma grotte, ricana Eulalie derrière elle. Comme derrière un grand mur. Et personne ne rentrera jamais. Personne ne pourrait y entrer, jamais. Je serais mieux que dans un château… »

Lucie trouva l'idée judicieuse. Elle vivait elle-même dans une véritable forteresse. Elle ne comprenait pas Max et ses envies de départ. Elle n'avait jamais compris son père, qui aurait pu vivre longtemps dans cette maison avec sa mère et eux et travailler à ses recherches tranquillement, au lieu d'habiter sous une tente au milieu des bêtes sauvages et des insectes.

« Tu as raison, annonça-t-elle. Je te reverrai bientôt, j'espère. Je te l'ai promis. Ne bouge pas d'ici.

— Pour aller où ? Je te l'ai déjà dit. Ici, c'est chez moi. Ça le sera toujours. Chez-moi, le berceau de ma famille, comme disent les gens riches. Au revoir, petite. »

Lucie trouva le ton péremptoire. Peut-être d'ailleurs fut-elle jetée hors de la grotte et, en même temps, hors de son rêve par cet accès d'autorité. Quoi qu'il en fût, elle se réveilla dans son lit, vaguement soulagée. Cette fois-ci, personne n'avait souffert et elle savait exactement ce qu'elle devait faire.

CHAPITRE 25

Ce matin-là, Zette resta un long moment entre sommeil et éveil, allongée dans son lit. Les larmes coulaient, malgré elle.

Son esprit tournait en rond autour de l'idée que, quelle que fût la véritable nature du Marchand de sable, c'était elle et uniquement elle la coupable. Elle n'avait pas su protéger Quentin.

Pire, elle n'avait même pas tenté de le rejoindre, tétanisée par la peur. Elle avait été lâche. L'idée lui donnait la nausée.

Le sommeil la faucha, d'un seul coup. Elle était trop épuisée pour lutter contre son propre esprit. Avant de sombrer, pourtant, elle sentit un frisson lui parcourir l'échine. À son corps défendant, elle prit la route de briques jaunes qui passait au milieu du néant, jusqu'à un nouveau monde, inconnu.

La route longeait un sentier au travers des bois. Zette le voyait entre les arbres clairsemés. Sur ce chemin, Lucie, en pyjama rose, lui fit un petit signe de la main. Zette lui répondit.

Elles ne traverseraient ni l'une ni l'autre. Entrer dans le rêve de quelqu'un d'autre équivalait à une déclaration de guerre. Dans ce cas-là, le danger était imminent.

Zette évoluait dans un monde sans odeur, aux couleurs passées. Le Technicolor avait mal survécu au temps.

Elle était dans son propre rêve.

Lorsqu'elle arriva aux limites de la forêt, elle vit le pont, un vieux pont étrange, fait en carton-pâte et d'une matière inconnue, qui semblait aussi fragile que le verre.

Le pont traversait un ravin. Derrière, il n'y avait que la lande, déserte. Zette n'eut pas envie de se pencher au-dessus du vide.

Devant le pont, assise sur une borne kilométrique qui affichait trois zéros, une petite fille blonde, bien droite, les mains sur les genoux, attendait.

Elle portait une robe bleue à bretelles et deux nattes terminées par des rubans. Elle avait les jambes pliées, une cheville sur l'autre, et exposait les semelles de ses chaussures rouges.

Zette remarqua que l'une d'elles était bien plus usée que l'autre.

« Tu ne peux pas passer », annonça l'enfant calmement.

Zette n'avait pas tellement envie de traverser.

« Autrefois, tu aurais voulu passer. Mais, autrefois, tu n'aurais jamais trouvé ce pont. Sais-tu ce que je fais ? continua la petite fille, le nez levé, l'air important.

— Tu gardes ce pont.

— Je garde ce pont. »

Il y eut un flottement. Zette regarda autour d'elle. Le bois s'effilochait jusqu'au ravin. Le ravin n'avait rien d'attrayant. Il n'y avait aucun autre chemin. Elle n'avait qu'à retourner sur ses pas.

La petite fille gratta le sol, devant elle, avec un bâton.

« Tu attends quelque chose ? demanda Zette.

— Non. Je garde ce pont aussi longtemps que je le peux. Je ne m'ennuie pas, ne t'inquiète pas. Il y a sans cesse de la visite. »

La fillette traça des signes dans le sable, devant ses pieds. Des initiales.

ML.

Zette se pencha un peu pour mieux voir. De sa semelle, celle qui était usée, l'enfant effaça ce qu'elle avait écrit.

« Tu vois, lui, par exemple, ajouta-t-elle d'un ton candide. Il vient tout le temps en ce moment. Mais c'est lui que je ne laisserai pas passer. Ça, non. »

Zette releva la tête. De l'autre côté du ravin, le Marchand de sable, les bras pendant le long du corps, traversait un nuage de poussière dans leur direction. Lorsqu'il fut au bord du ravin, prêt à poser un pied sur le pont, il aperçut Zette et la salua.

Sa main décharnée, aux ongles longs, se voulait amicale. Zette eut un frisson.

Caricature d'homme. Je ne sais pas ce que tu es mais je ne veux pas de toi dans ce monde, pensa-t-elle.

L'homme hésita, d'un pied léger, à emprunter le pont. Zette sentait une puissance qu'elle ne connaissait pas vraiment mais qui les protégeait, le pont, la fillette et elle.

« Presque le monde. »

Elle voulut attendre le départ de l'homme pour rebrousser chemin, à son tour.

« Petite ? »

Nul ne lui répondit. La fillette était toujours assise sur la borne mais sa tête s'était affaissée. La bouche entrouverte, elle somnolait.

« Petite fille ! Réveille-toi, tu dois garder le pont. »

Zette l'attrapa par les épaules et la secoua. Un orage gronda au loin.

Rien à faire. L'enfant dormait.

Zette eut le temps de lever la tête, de voir un sourire exploser sur le visage grenelé de l'homme. Il avança dans un éclair et elle fut balayée par une bourrasque de vent.

Il était là, sur elle, la coinçant contre le tronc d'un arbre. C'était lui, sans aucun doute. Même les yeux fermés, elle reconnaissait la puanteur de son sourire, sentait son haleine tiède sur son visage.

Encore quelques millimètres… ses lèvres sèches toucheraient sa peau malade.

Zette retint un hurlement. Il voulait cela. Il se nourrissait de cela.

« Me voilà, murmura-t-il à son oreille. La gardienne a des petits problèmes de concentration, dirait-on… Ça lui arrive de plus en plus souvent. Et puis bientôt… pouf… elle disparaîtra. Son esprit explosera. À moi, la liberté totale. À moi, le monde. À moi, tous ces esprits tellement impressionnables… »

Tout en parlant, il pressa un peu plus Zette contre l'arbre. Elle sentit enfler, contre son ventre, le sexe de l'homme. Un haut-le-cœur la fit tressaillir.

Il rit.

« As-tu déjà senti ton esprit exploser, Louise ? Tu sais ce qui arrivera, ma chère, chère petite, si tu vas trop loin. Je te ferai exploser. Tu entends, petite salope ? »

Il la comprima un peu plus entre le tronc et lui. Dans le monde réel, elle aurait déjà étouffé.

« Et lui, il te cherche... pour autre chose. Il te trouve bandante, Louise. »

De qui parlait-il ? Zette tenta de le repousser. D'une main puissante, il la souleva un peu. Le sexe gonflé de l'homme était à présent contre le sien. Elle tenta de se débattre.

« Vous êtes prédestinés, petite pute. Il a prononcé ton nom à son réveil. Sais-tu qui le lui a soufflé ? À ton avis ? Le bon vieux Marchand de sable. »

L'homme dans le coma...

« Il va te retrouver. Laisse-le faire. Je suis sûre que tu vas aimer ça. Après, tu reviendras ici. Je te montrerai ce que je peux te faire, moi. Mon monde t'attend, Zette. Toi, les tiens... Ta vraie famille... Au passage, ma jolie, j'aimais beaucoup ta pourriture de frère. Il était délicieux. Je me suis bien amusé avec lui. Une bonne recrue. Oh, d'ailleurs, attends ! C'est l'heure. »

Il relâcha son étreinte d'un seul coup. Zette s'affaissa, sans tomber. La vitesse avec laquelle il avait disparu lui rappela que ce n'était qu'un rêve. Elle osa enfin ouvrir les yeux.

La petite fille était toujours plongée dans un profond sommeil. Le bois était tranquille. Il n'y avait rien que la lande, de l'autre côté du pont. La route de briques jaunes la ramènerait à la maison, au travers des arbres aux couleurs passées.

Elle l'entendit à nouveau derrière elle, avant de le sentir à ses côtés, passant à bonne allure.

« Ne t'amuse pas à me chercher », murmura la voix grinçante de l'homme à son oreille.

Sur les épaules de l'homme, un petit garçon brun, en pyjama bleu clair, ballotté de droite à gauche, ouvrait la bouche sur un hurlement silencieux, les yeux écarquillés. Zette voulut courir vers lui, au moment où l'horrible polichinelle, son chargement fermement tenu, passait devant la fillette endormie et lui adressait un salut nonchalant.

Quelqu'un frappa à sa porte et elle ouvrit les yeux, le visage coincé sous le traversin.

« Ti a appelé, dit la voix de Claude. Il parait que vous avez rendez-vous tout à l'heure. Il serait peut-être temps de te lever. »

Zette se redressa d'un coup.

« Encore un ! »

Elle aurait dû s'effondrer mais, au contraire, elle se sentit portée par une rage qui lui emplissait la poitrine, bloquant toute envie de pleurer.

Le Marchand de sable venait de trouver une autre victime. Elle n'avait pas pu sauver Quentin. Elle sauverait celui-là.

Pour ça, il lui fallait comprendre, chercher des réponses dans le monde réel. Et ne plus dormir.

CHAPITRE 26

Au même moment, dans son appartement, Ève regardait fixement sa tasse de café froid. Autour d'elle, une agitation silencieuse l'empêchait de sortir de son mutisme. Des hommes passaient, déplaçaient un objet, tentaient de s'approcher.

Il faudrait, oui… Il faudrait peut-être parler, à un moment.

Derrière elle, appuyé contre l'évier, Simon la contemplait.

Simon contemplait Ève, Ève regardait fixement le café froid. L'agitation avait changé de pièce.

« Ne me dis pas qu'on va le retrouver, murmura Ève.

— Je n'allais pas te dire ça. »

Simon aurait voulu la prendre dans ses bras, laver sa peine, comme on nettoie une plaie. Mais il n'avait jamais su laver que les plaies superficielles. À la mort de leur mère, il s'était mis à travailler avec acharnement pour intégrer l'école de police. Il emmenait Ève au restaurant, lui offrait des objets de pacotille, la faisait rire, il l'agaçait aussi un peu. Il la maintenait en vie. Elle, au moins.

Mais lui parler, il n'avait jamais su. Il n'avait jamais cautérisé ses plaies.

« Nous ferons tout pour le retrouver… » Combien de fois avait-il prononcé ces mots ? Qui les prononcerait devant lui ?

Pas Ben, qu'un seul regard avait arrêté. Pas le commissaire Delrieu qui savait, mieux que Simon lui-même, qu'on ne retrouvait pas souvent les enfants enlevés.

Paulo n'avait même pas le profil… Il n'était pas orphelin, pas maltraité, pas fugueur. Mais déjà Simon sentait les soupçons planer sur sa sœur et sur lui-même. Ben aurait juré, la main sur le cœur, que son capitaine n'avait rien pu faire contre cet enfant, qu'il aimait sans doute plus que son propre fils jamais né. Mais pas les autres.

Pas les collègues qui l'avaient jalousé, pas ceux qu'il maltraitait quotidiennement, ne supportant ni la médiocrité ni la paresse. Et certainement pas les collègues qu'il respectait. Aucun flic doté d'un minimum de professionnalisme ne l'écarterait de la liste des suspects en raison de ses faits d'armes ou de l'amitié qu'il lui portait.

Simon ne supportait pas grand-chose, en y pensant. S'il avait écouté Paulo, vraiment, au lieu de le gaver de pains au chocolat et l'amener au cinéma… S'il avait appris à cautériser les plaies… S'il avait su s'occuper des siens, vraiment, au lieu de leur jeter des miettes de son temps, entre deux enquêtes.

« Un putain de psychorigide orgueilleux. »

Les similitudes avec la disparation du petit Dorian lui laissaient un espoir tenace, en même temps que toutes les craintes possibles. Paulo avait eu peur de dormir, du jour au lendemain. Il s'était couché dans une chambre fermée, avec des volets. La fenêtre n'avait pas été forcée. Son pyjama bleu n'avait pas été retrouvé, il n'avait pas changé de vêtements, ni emporté un seul objet.

Ève avait dormi sur le canapé du salon, où elle s'installait désormais chaque nuit depuis que Paulo avait des problèmes de sommeil. Elle n'avait pas été réveillée, cette nuit-là. Au matin, elle avait retrouvé la chambre vide, le lit encore marqué par le corps de Paulo, mais froid. Le verrou de la porte d'entrée était tiré.

Personne n'avait pu entrer, sortir.

Simon soudain eut envie de frapper quelqu'un. Ève était au-delà de tout soupçon. Il s'en portait garant.

Comme si sa parole avait un quelconque poids dans cette affaire…

On l'éloignerait, de toute façon. L'enquête, dans sa globalité, lui serait enlevée.

« Ne me dis pas non plus qu'on a retrouvé le petit Dorian », lança Ève en levant les yeux vers lui.

Il aurait préféré éviter son regard. Il aurait préféré garder la tête froide, ne pas voir les yeux d'Ève, les mêmes qu'auparavant, d'une pureté désarmante, avec ce fond froid et calme qui l'empêchait toujours de la considérer vraiment comme une gamine.

« Je ne te dis pas ça, Ève.

— Ils vont t'empêcher d'enquêter.

— Oui. Je ne peux pas être en charge de ce dossier.

— Ce n'est pas un dossier, murmura Ève. C'est mon fils. »

Simon aurait voulu… la prendre dans ses bras et la laisser épancher sa douleur. Peut-être, également, être de nouveau l'enquêteur, neutre et professionnel, capable de réfléchir. Ne pas avoir le cœur prêt à rompre, ne pas se sentir aussi impuissant. Avoir été assez fort, un jour, pour être la solution à tous les chagrins d'Ève. Protéger Paulo. Et à cet instant précis s'enterrer pour toujours.

Mais ce qu'Ève portait sur le visage, alors qu'il voulait disparaître sous terre, n'était pas du chagrin. Une ride creusée entre ses sourcils, un pli de la bouche, qu'il lui avait déjà vus, il y a longtemps. Il eut envie de baisser les yeux.

« Tu vois, Simon. Quand Paulo est né, j'ai compris une chose. Une seule. J'ai compris ce qu'était la guerre. Il y avait déjà cette guerre en moi. J'ai compris ce que voulait dire la guerre, pour les hommes. Pour les femmes aussi. J'ai mis près de neuf mois à le construire, jour après jour. Il y a eu tous ces soins, après. Les nuits, les journées, et même quand il n'était pas là, quand je le savais en sécurité, ailleurs, j'y pensais. J'ai réalisé ce que les mères faisaient, peu à peu… ou défaisaient… Et ce que les hommes pouvaient détruire avec une simple balle, en quelques secondes. J'ai compris ce qui était fragile et ce qui ne l'était pas. Tu peux dire ce que tu veux, Simon, ou te taire, comme d'habitude. Dehors, il y a mon fils, quelque part. Il a peut-être froid, peur, faim. Il m'appelle peut-être. J'entends sa voix en boucle, en tout cas, dans ma tête, qui hurle maman. Je ne sais pas ce qu'on lui fait. Tant que personne ne me l'aura ramené… Je me fous de savoir si tu as le droit, si ta carrière est en jeu, si tu es du bon côté du fusil, si on finit tous dans la merde. »

Elle fit tourner la tasse entre ses mains, d'un geste sec.

« Tu me ramènes mon fils. »

Simon acquiesça.

CHAPITRE 27

Après toutes ces années d'absence de sa région natale, Ti connaissait encore les cafés où aller sans être dérangé. Il n'y avait plus ses habitudes mais il faisait partie de ces hommes qui sont chez eux dans n'importe quel bar, et qui arrivent à se fondre dans le comptoir et à attirer la sympathie diffuse du patron et des clients. Le bar de quartier était son confessionnal au quotidien, là où il traînait les gosses dont il s'occupait et qu'il fallait faire parler.

Il s'assit face à Zette qui l'attendait depuis assez longtemps, à en croire les tasses et les journaux qui jonchaient la table, et sortit une liasse de papiers de la poche intérieure de son blouson.

« Ton Pierre Fayais est un cas ancienne mode, dis donc…

— Tu as eu son dossier ?

— Une partie, oui. Enfin, ce qu'on m'a transmis par téléphone. Son arrivée date un peu… De plus de soixante-dix ans, en fait. Tu penses bien que la DDASS a autre chose à foutre que d'archiver tous les documents de l'Assistance publique d'autrefois. Du coup, il a fallu appeler la bonne personne et attendre qu'elle retrouve le dossier. Pierre Fayais. Abandonné à la naissance. Fayais n'est pas son nom de famille, du coup, mais celui de ses parents adoptifs… Abandonné de nouveau à l'âge de huit ans. Il avait tenté de tuer son frère adoptif avec la scie à bois de son père, en pleine nuit. Je ne vais pas te faire l'injure d'un vague diagnostic sur son état mental. Après, il est passé de famille d'accueil en famille d'accueil puis il est resté à l'Assistance jusqu'à ce qu'il soit mis en apprentissage. Dans une scierie, parce qu'en France, on a de l'humour. Il a fait une tentative de suicide en posant ses deux poignets sur la scie circulaire de son patron. Le dossier mentionne un esprit craintif, un enfant sujet aux cauchemars et une paranoïa aiguë. Il mentionne aussi le nom de famille des parents qui ont confié l'enfant à l'adoption car la mère était mineure.

— Et ce nom ?

— Attends… Lebec.

— Et toi, tu ne trouves pas ça étrange ?

— Non. À peine moche, en fait.

— Non, pas ça. Ce type avec qui je n'ai aucun lien a prononcé mon nom en se réveillant. Ça ne te paraît pas étrange ?

— Incroyable, surtout. Tu es sûre de ne jamais l'avoir vu de ta vie ? Un ancien patient, peut-être, dont tu aurais oublié le visage…

— Je ne risque pas. Il est… il a quelque chose qu'on ne peut pas oublier. »

Zette chercha ses mots. L'homme n'était pas seulement malsain. Il donnait l'impression de négocier en permanence avec la mort. Son esprit semblait caché quelque part ailleurs, en train de jouer une partie serrée pour envoyer quelqu'un d'autre au casse-pipes.

Elle ne pouvait pas dire ça à Ti. Il la traiterait de petite nana romanesque, voire de psychopathe. Pour Ti, la barrière entre les deux, alimentée par une misogynie pleine de tendresse, était encore très mince.

« J'ai chopé le dossier du petit Dorian, aussi. Au cas où, reprit Ti, s'accrochant à des informations réelles pour dissiper le malaise qui parcourait le visage de son amie. Pauvre gosse. Sa vie n'a été qu'un calvaire, avant d'arriver à son centre. Même sa conception en a été un… C'est un survivant, je peux te le dire. Ce que son beau-père lui a fait subir aurait pu le tuer vingt fois. Quant à sa mère… les deux se sont acharnés à le détruire. Il a même failli mourir dès la naissance.

— Comment ça ?

— Sa mère a fait ce qu'on appelle un déni de grossesse. Tu connais, je suppose. Quelques-uns de nos gosses ont eu la même histoire. En général, on fait tout pour recréer le lien avec la mère dans les centres de la petite enfance, mais j'ai déjà eu des ados avec qui ça avait été un échec. Le plus difficile a été de leur faire comprendre que leurs mères n'ont pas tenté véritablement de les tuer, puisqu'ils n'ont jamais existé à leurs yeux. Et après, de leur faire accepter ça.

— Attends... »

Zette fouilla dans son sac, à la recherche de son téléphone portable qui sonnait. Elle s'éloigna quelques minutes de leur table puis raccrocha, un sourire tendu aux lèvres.

« Pierre Fayais sort ce midi, contre l'autorisation de Givé, évidemment. Autant aller chercher l'information à sa source.

— Tu es dingue, Zette. Ce type est dérangé et te court après. Je ne vais pas te laisser te foutre dans la gueule du loup devant moi.

— C'est ma seule chance de comprendre ! La seule piste que j'ai ! Que préfères-tu ? Que j'attende gentiment qu'il me cueille une nuit en rentrant du travail ? Que je me terre au Chais en priant pour que ton père ait fait son bilan ophtalmique récemment et sache encore se servir d'un fusil ?

— Laisse mon père en dehors de ça, femme déloyale, rit Ti, malgré lui.

— Tu te souviens des films d'horreur qu'on regardait avec Saul ? À chaque fois, la nana qui était pourchassée allait se réfugier dans une maison, dans une pièce close... dans une impasse. Celui qui s'en sortait, c'était toujours le type qui faisait face. Toujours. Alors ? Tu viens avec moi ou tu me laisses aller voir le loup toute seule ?

— S'il s'agit d'aller voir le loup... Je suis ton homme ! »

Zette obtenait toujours ce qu'elle voulait.

Dans la voiture qui les menait à l'hôpital, la jeune femme resta silencieuse, sauf pour exiger de s'arrêter dans un fast-food et prendre deux gobelets de café en polystyrène.

« Parce que ça fait flics en planque, non, Ti ? »

Ils attendirent quinze minutes sur le parking, en face du bâtiment administratif où l'homme signait sans doute son autorisation de sortie. Lorsqu'il arriva, Ti le laissa prendre un peu d'avance avant de redémarrer sa voiture et de commencer sa filature.

L'homme prit un bus, puis un car. Depuis la voiture, Zette apercevait sa tête qui se dessinait en ombre chinoise à l'arrière du véhicule. Enfin, il changea encore de ligne. Il leur avait fait faire plus de cent kilomètres, à une allure moyenne qui rendit Ti extrêmement nerveux.

L'homme finit par un peu de stop, ce qui les mit dans l'embarras car ils durent trouver une place à la gare routière d'où ils pouvaient voir l'homme sans en être vus. Heureusement, Pierre Fayais fut rapidement embarqué. Ils firent ainsi encore vingt kilomètres, pour arriver dans un village.

L'homme se fit déposer devant une maison encastrée entre un bâtiment aux volets fermés et une autre petite maison, quasi identique.

Il n'entra pas. Il resta là, assis sur une borne, de l'autre côté de la rue.

« Qu'est-ce qu'il fout ? grommela Ti qui s'était garé un peu plus loin et que la faim rendait à présent irascible.

— Aucune idée. On dirait qu'il n'ose pas rentrer.

— Si c'est chez sa bonne femme et si elle l'attend depuis plusieurs jours alors qu'il était censé être au bistrot, il va avoir du mal à lui faire gober cette histoire de coma.

— Il n'a pas de femme. Les flics me l'ont dit. Pas de famille. Pas d'enfants. On n'a plus qu'à attendre. »

Au bout d'une heure, l'homme se leva et réemprunta le chemin par lequel il était venu. Zette réveilla Ti d'un coup de coude dans les côtes. Le temps de redémarrer la voiture et de filer à ses trousses, c'était déjà trop tard. L'homme avait disparu. Ils sillonnèrent les quelques rues du village, en vain. Ti décida alors de s'arrêter acheter de quoi manger dans l'épicerie minuscule qui déterminait sans doute l'emplacement d'un centre-ville, puis accepta de retourner à la maison.

Ils descendirent et commencèrent à inspecter la porte. Il y avait une plaque ancienne, aux coins noircis, sur laquelle ils lurent le nom de famille de la personne que Fayais n'avait pas osé voir : Marmont.

Ils s'interrogèrent du regard mais aucun des deux ne voulait sonner. Zette recula un peu pour voir si les volets du premier étage étaient vraiment fermés ou juste poussés.

Une toute petite vieille vint se poster à côté d'elle, surgie de nulle part.

« Si vous attendez madame Marmont, elle est pas là pour encore deux jours. C'est moi qui nourris le chien, il est chez moi.

— Je pensais qu'elle revenait aujourd'hui, mentit Zette.

— Vous êtes qui, exactement ?

— Madame Marmont nous a demandé de venir faire un devis.

— Je vois. C'est encore cette histoire de glissement de terrain. J'ai le même problème mais je ne pense pas avoir les moyens de faire réparer. La mairie a promis des aides… répondit tranquillement la vieille dame.

— Je sais bien !

— Ah, vous êtes du conseil régional ? Parce que si vous comptez récupérer nos maisons… Madame Marmont a déjà tout fait chez le notaire et moi aussi. Moi, ça ira aux animaux. Madame Marmont, aux orphelins. Parce qu'elle vient de l'Assistance, madame Marmont. Notez, je viens pas de la SPA mais j'ai toujours aimé les bêtes. Elle, pas trop. Elle a un chien parce qu'on vit seules, vous savez. Moi, j'en avais un, un petit bâtard adorable, mais j'ai dû m'en séparer. Il se mettait tout le temps dans mes pattes. À mon âge, une fracture de la hanche, c'est grave. On tombe et on termine à l'hôpital et au cimetière. Le sien est pas dangereux. D'abord, c'est un gros chien et, en plus, il vit dans le jardin. Il est là pour donner l'alerte. Ça, il la donne ! Il aboie tout le temps, cet idiot ! Vous avez vu ce type, tout à l'heure ? J'ai pas osé sortir. Ça fait plusieurs fois qu'il vient. Il s'assoit et il regarde la maison. J'ai dit de faire attention. Il y a des types comme ça, qui viennent repérer les habitudes des personnes âgées. Mais Marie-Luce pense qu'il vient juste parce qu'il connaissait son mari. C'était un homme exceptionnel, monsieur Marmont. Il en venait de partout, pour le voir. Il faut dire que personne ne réparait les choses comme lui. Il était tout le temps dans son atelier. C'était sa passion, de tout réparer. Vous avez vu l'atelier ? Marie-Luce n'a rien touché. Il y a encore tous les outils. Le pauvre François. Il travaillait sur un de ces objets qu'on lui apportait de loin quand il est mort. Une crise cardiaque. Marie-Luce montre rien mais elle s'en est jamais remise, alors l'atelier est resté comme ça. On se connaît depuis l'enfance, toutes les deux. Mais moi, j'ai trois ans de moins, je suis née après la Grande Guerre. Je suis une enfant du retour, vous voyez ? C'est encore assez rare ! Je ne me fais pas de fierté là-dessus, n'est-ce pas. On choisit pas le jour de sa naissance. Marie-Luce, elle, est née pendant la guerre. Vous savez, quand les hommes revenaient des tranchées… J'ai connu l'autre guerre, je sais ce que c'est. Mariés, pas mariés… Ça en a fait, des gosses à l'Assistance, en plus des orphelins de guerre… Alors, c'est normal que Marie-Luce préfère donner son argent pour les enfants plutôt qu'à la mairie qui n'en fera rien.

— Vous avez tout à fait raison, répondit Zette. Dites-moi… Si vous vous connaissez depuis l'enfance, j'imagine que la maison appartenait aux parents de madame Marmont. Vous connaissez leur nom, non ? »

La vieille la dévisagea puis, les mains sur les hanches, se redressa de toute sa hauteur, ce qui fit arriver le sommet de sa tête à la hauteur du menton de Zette.

« C'est pas la peine de me poser toutes ces questions, lança-t-elle d'une voix furieuse. Je parle pas aux étrangers, de toute façon, et certainement pas aux pourris de politiques. On sait ce que vous faites avec nos impôts. Et puis c'est l'heure de mon émission. Au revoir. »

Outrée, elle retraversa la rue d'un pas vif pour son âge et disparut dans la maison mitoyenne à celle de madame Marmont. Un chien aboya un peu plus loin lorsqu'elle claqua la porte.

CHAPITRE 28

SIMON lâcha le volant pour se masser la mâchoire d'une main. Il perdait ses réflexes, avec le temps. La porte de Christophe Petit lui était arrivée en plein visage, à peine ralentie par le bout de sa chaussure.

Le jardinier avait eu le bon réflexe, lui, mais pas assez rapide non plus. Simon avait vacillé mais, la seconde d'après, il était dans l'appartement, étranglant le jeune homme du col de son T-shirt, l'autre main serrée en poing au-dessus de son visage.

De sales méthodes…

Ces sales méthodes-là étaient inscrites sur son menton, il le constata dans le rétroviseur.

Il avait détesté malmener le jeune jardinier. Il avait également détesté le regard qu'il lui avait jeté, perdu, humilié. Mais il devait savoir.

« Tu me ramènes mon fils », avait dit Ève.

Il comptait utiliser tout ce qui était en son pouvoir.

Il avait lu assez de rapports de police pour savoir ce que certains malades faisaient aux petits garçons. C'était lui qui avait récupéré la petite fugueuse de la DDASS, vivante mais démolie, après que le type qui l'avait ramassée en stop l'eut laissée dans un fossé. Pendant des semaines, la vision du corps qu'il avait enveloppé d'une couverture l'avait hanté.

Et Ève ? Il y avait un mot pour les enfants qui avaient perdu leurs parents mais aucun, dans la langue française, pour les parents qui avaient perdu un enfant. Peut-être était-on un parent toute sa vie, et rien d'autre.

« Tu me ramènes mon fils », avait dit Ève, perdue dans sa douleur.

Et lui, Simon ?

Il avait perdu de vue son neveu, quelques heures, quelques jours. Paulo reviendrait.

Simon respira profondément. Lui qui ne s'était jamais vu comme un orphelin se sentit soudain seul au monde.

« Tant mieux. Sans attaches. Seul, aux aguets et réactif. Professionnel. »

Il devait rester froid, distant, pour ne pas perdre de vue son enquête ni altérer son jugement. Il devait s'en tenir aux faits. Pour l'instant, rien n'indiquait que Paulo eût été kidnappé par un pédophile.

Christophe Petit avait été plus loquace qu'en garde à vue, sans savoir que Simon n'était plus chargé de cette affaire et croyant être face à un ripoux.

Il avait effectivement vendu des informations à quelqu'un d'autre qu'à Saul Gaucher. Une femme lui avait offert une jolie somme pour récupérer la clé de la porte est du parc.

« Une vieille, avait balbutié le jardinier. Une vieille pas rigolote. Elle m'a abordée un jour en sortant du boulot, devant le bistrot. J'ai pas voulu lui donner la clé, au début. Mais elle a offert beaucoup d'argent. C'était trop tard, après. J'avais dit oui une fois. Du coup, elle m'a payé pour la prévenir quand la maison serait vide. Et puis pour effacer ses traces d'autres jours. Mais c'était bien avant qu'on trouve le gosse ! Je vous jure ! J'ai rien à voir là-dedans. Je l'ai pas revue depuis. »

Simon notait mentalement le portrait de la vieille : très âgée, effectivement, cheveux tirés, yeux bleus, mince, manteau noir, petites chaussures de cuir, pas de nom ni d'adresse, ni de mobile connu. Elle n'avait visiblement aucun lien avec la DDASS car Petit ne l'avait jamais vue auparavant.

Simon s'accrochait à cette piste comme au fol espoir que Paulo réapparaîtrait, tout comme Dorian, un beau matin, et qu'il serait retrouvé avant de crever de froid.

Il avait mis Ben dans la confidence. Le lieutenant restait à l'affût. Il lui avait même donné l'autorisation de fouiller dans les dossiers des collègues. Une joie, pour le jeune homme prêt à jouer avec les règles pour aider son mentor.

Mais Ben n'avait rien pu lui apporter de plus, à part deux pistes, dont l'une plus que nébuleuse, encore liée à cet étrange bonhomme, le Marchand de sable.

« Vous savez, capitaine, le somnambule qui a tué le couple, là ? Eh bien, il a raconté qu'il avait rêvé et que, dans ce rêve, un type bizarre, habillé en polichinelle, lui avait ordonné de se lever et d'aller frapper ces pauvres gens. Et qu'il l'avait fait, comme une marionnette. Et que le marionnettiste, c'était ce type. Et l'autre somnambule, celui qui avait de l'arthrose : rebelote. Un type habillé en arlequin s'est présenté à lui en rêve et lui a dit d'aller buter son voisin. Sauf que le type a lutté et a réussi à se réveiller. Et lui aussi a dit que le Marchand de sable l'avait contrôlé, comme un jouet… une marionnette… Alors, je suis allé voir ma grand-mère finalement. Elle était en train de prendre le thé avec ses copines – je vous dis pas la brochette de plâtrées, capitaine, j'ai cru qu'on allait percer le secret des pyramides… et je lui ai demandé ce qu'elle savait sur ce Marchand de sable, parce que ça me disait quelque chose à moi aussi. Elle m'a raconté qu'autrefois, à mardi gras, on faisait venir le Marchand de sable et qu'il n'était ni plus ni moins qu'une sorte de polichinelle qui distribuait des bonbons aux gens… Et parfois il sortait une poignée de sable et la balançait sur les badauds… Bref, du folklore. À la fin, on brûlait son effigie. Après, on a parlé de Saul Gaucher. Ma grand-mère m'a raconté les conneries habituelles sur le Chais : pacte avec le diable, repaire de sorcières, industriels véreux, empoisonneurs d'enfants… Mais une de ses copines a été l'institutrice de Saul Gaucher. Il paraît que le gosse était dingue, au point que ses parents l'ont enlevé de l'école quand il avait huit ans. Peu de temps auparavant, il a fait une fugue avec un petit copain. Le petit copain a été retrouvé le lendemain matin, au pied d'un arbre où il s'était réfugié avec le fils Gaucher… Sauf que le gosse était dans le coma et Saul Gaucher en état de choc. Il parlait toujours d'un drôle de type qui le poursuivait. Moi, je crois qu'il y a une espèce de…

comment ça s'appelle ? D'inconscient collectif autour de cette légende dans la région… Et que le fils Gaucher pourrait être à l'origine de pas mal des histoires qui arrivent en ce moment… Du moins, c'est la seule piste à peu près réaliste qu'on a pour le moment. »

Simon avait décidé de retourner au monastère. Il allait falloir négocier.

Le Chais et la perspective de revoir ses sœurs seraient de bons appâts. Le reste viendrait sur le moment. Une fois ferré, Saul Gaucher lui donnerait le moyen de rentrer au Chais sans être pris en pleine infraction ou, du moins, lui fournirait de précieuses informations.

Il se regarda une nouvelle fois dans le rétroviseur. Son menton avait désenflé mais virerait bientôt au violet. Tout en réfléchissant à ce qu'il allait dire, il emprunta le chemin défoncé qui menait au monastère.

CHAPITRE 29

DEUX HEURES PLUS TARD, par la fenêtre du bureau, au-delà des murets du monastère, Saul Gaucher regardait le policier repartir vers sa voiture. La matinée était perdue, de toute façon. Sous la serre, les novices et le frère Pierre se débrouilleraient sans lui. Il avait toujours le tort de se croire indispensable.

Péché d'orgueil.

Ce flic lui plaisait, même si, depuis la veille, il savait qu'il ne serait plus en sécurité nulle part désormais. La soutane du frère Jean avait été une protection parfaite. Il savait aussi qu'elle disparaîtrait un jour.

Enfin, à bien y réfléchir, il avait imaginé que ça arriverait une nuit. Tout était toujours arrivé la nuit. Encore aujourd'hui, les idées, les prières, les craintes, les révélations lui parvenaient par vagues dans sa cellule.

La nuit avait été son quotidien douloureux, son devoir de mémoire également. Personne n'avait compris ça. Au Chais, il passait pour un fou. Au monastère, pour une âme en souffrance. Il n'y avait eu que Mamia pour le croire.

Il pensait ne plus en vouloir aux siens, à force de méditation, de confession mais aussi de distance. Au fil des années, la colère avait été remplacée par cette constatation sereine : personne n'avait été mis au monde pour le comprendre. Il avait été facile de renoncer aux femmes dans ces conditions, quelles qu'elles soient, et aux hommes, encore plus. Le commerce de Dieu revenait à se parler à soi-même puis à s'oublier.

C'était ce qu'il lui fallait.

Woody Allen avait dit quelque chose à ce sujet. Parler seul était l'occasion de parler avec quelqu'un qu'on aimait vraiment.

Saul sourit dans le vide.

La citation évoquait la masturbation, en fait. Il allait peut-être devoir relire ses classiques, une fois dehors.

Dehors !

L'idée lui arracha un élan d'angoisse, douloureux et diffus.

Le flic avait raison. Mille fois raison. Saul n'avait qu'à réapparaître et chercher des réponses. Simon n'avait pas cru à cette histoire d'amandiers. Il avait à moitié tort.

Saul n'avait pas résisté à entendre parler de sa mère, de ses sœurs, par le jardinier. Il avait accueilli les nouvelles, encore à ce jour, avec un mélange d'amertume et de soulagement. Il avait suivi les grandes étapes de leur vie. Il aurait voulu voir Max.

Le petit garçon inconnu, dont il se fichait qu'il fût du même sang que lui, l'inquiétait plus que les autres.

L'ordure ne s'attaquerait jamais à la fillette. Les filles de la famille lui faisaient trop peur. Il s'en prendrait au garçon. Il s'en prenait toujours aux garçons.

Saul sentit sa gorge se serrer, plus de deux décennies après. Le flic avait parlé de son neveu en des termes sobres, pudiques, et par moments professionnels, pour évoquer des faits.

Saul avait failli le virer. Tout simplement. L'attraper par le col et l'envoyer hors de la pièce, en lui disant de se démerder avec son putain de neveu disparu et ses histoires de fou.

Puis il avait pensé à ce pauvre gosse…

Saul s'aperçut qu'il pleurait, les mains jointes sur son chapelet.

Pour lui, il y avait eu soudain la lumière, une main douce, réconfortante. Mamia était apparue, venue par une porte qui lui était propre et l'avait délivré.

« J'ai déjà vu un ange. Je ne savais pas qu'ils pouvaient avoir des rides », avait-il dit à son confesseur, quelque temps avant de prononcer ses vœux.

L'ange Mamia l'avait emporté, ramené vers la maison.

Il serra les poings malgré lui en évoquant sa grand-mère. Où était-elle désormais ?

Morte ?

Un ricanement silencieux lui secoua doucement la poitrine.

Morte… Les mensonges Gaucher…

Saul posa un regard déterminé sur la voiture qui serpentait la route, un peu plus bas.

Le messager était parti vers les siens avec sa bénédiction. Mais ça ne suffisait pas. Il irait, lui aussi. Il sortirait enfin de sa retraite pour retrouver sa famille et demander des comptes.

Ce serait le chaos, l'explosion de la tour de Babel, Sodome et Gomorrhe, l'apocalypse selon saint Jean.

Ou pire.

Le retour du fils prodigue.

CHAPITRE 30

LUCIE répéta une nouvelle fois les formules qu'elle avait découvertes dans les livres de son grand-père. Il ne lui avait pas fallu beaucoup de temps pour trouver une réponse : la bibliothèque était pleine d'encyclopédies, d'histoires de la science et de revues. Elle avait noté quelques dates, ne sachant exactement quand elle retrouverait Eulalie, ni, en fait, en quelle année elle l'avait déjà rencontrée. Sa mère ne s'était pas étonnée de la voir parcourir des articles sur la chimie moderne, du dix-neuvième siècle à maintenant, et sur les principes de distillations par solvants. Elle nota par ailleurs tout ce qui avait trait à l'histoire de la pharmacie, domaine dans lequel il fallait faire fortune. Dans un article, elle lut que le développement de nouvelles techniques avait vu le jour durant les guerres. Elle s'intéressa particulièrement à la Première Guerre mondiale, la Grande Guerre, car elle doutait qu'Eulalie eût vraiment connu le vingtième siècle dans son ensemble.

Puis elle apprit tout cela, des pages et des pages. Elle qui avait tellement de mal à retenir une poésie de dix lignes apprit des formules chimiques, des dates, des descriptions de procédés et même des exemples de stratégies commerciales. Elle donnerait tout à Eulalie, qui saurait quoi en faire.

Au début, elle pensait seulement à se libérer de ces rêves ; elle n'aimait pas cette aventure-là. C'était trop sale, trop dur. Les visages des deux hommes qui avaient maltraité la jeune fille la hantaient. Elle en avait des nausées.

Puis Paulo avait disparu. Elle était certaine que ça avait à voir avec le Marchand de sable. Max lui avait raconté ses rêves.

Autrefois, Fabien avait raconté à ses enfants les croyances de certains peuples d'Amérique du Sud : les esprits pouvaient envahir le corps des gens puis leur âme, là où siégeaient les rêves.

Le Marchand de sable était un fantôme, un esprit malin. Ils l'avaient invoqué, Max, Paulo et elle, en fouillant dans le Sausaulée. Paulo avait été le plus faible ; il avait été pris en premier. Viendrait Max qui voyait déjà le Marchand de sable dans ses rêves.

Après, ce serait elle.

Les adultes ne la croiraient pas. Fabien était loin et ne téléphonait jamais. Et Max pouvait penser ce qu'il voulait, Lucie savait qu'il fallait compter sans son père, désormais. Il les avait abandonnés.

Eulalie, elle, l'aiderait.

Qui mieux qu'une sorcière pouvait éloigner un mauvais esprit ?

Elles trouveraient ensemble le moyen de faire partir le Marchand de sable.

Lucie repoussa le carnet où elle avait pris ses notes. C'était l'heure de trouver un peu de réconfort. Après avoir enfilé ses bottes et son manteau, elle se mit en quête de sa grand-mère.

Claude était à la bonne place, penchée sur un coin de potager qu'elle retournait. Lucie la rejoignit en parcourant les allées marquées par les étiquettes.

Elle aimait le potager de Claude, car il n'était pas permis d'y aller seul. Une telle interdiction donnait de la valeur à ses visites.

D'un coup d'œil et de nez, elle appréhenda Claude : les cheveux qui dépassaient à peine de la chapka en daim, la grosse écharpe « chenille », comme l'appelait Max, du même vert que ses bottes, l'odeur qui montait de la terre et, plus proche, le parfum habituel de lavande de sa grand-mère.

« Est-ce que c'est déjà l'heure du dîner ? demanda Claude sans lever la tête de son petit râteau.

— Non.

— Il m'agace, ce chien, à aboyer… murmura Claude

— Quel chien ?

— Si je savais lequel… Iode, peut-être, ou Clarins. »

Lucie tendit l'oreille. Aucun chien n'aboyait. Du moins, elle ne l'entendait pas.

« Tu voulais quelque chose, Lucie ?

— Non, pas spécialement.

— Alors embrasse-moi, ma chérie, et file. Tu me déranges, à me regarder comme ça. Tu sais bien que je n'aime pas qu'on traîne. »

Lucie enveloppa le cou de sa grand-mère de ses bras et l'embrassa. Elle aurait voulu pouvoir se confier à elle mais Grand-Mère était vraiment la dernière personne qui la prendrait au sérieux.

Elle se dirigea vers la barrière du potager lorsqu'elle entendit l'aboiement du chien. Elle reconnut aussitôt Iode qui partait souvent dans les aigus en fin de hurlement. C'était un signal de détresse, d'abord lointain, puis de plus en proche à moins qu'elle entendît de plus en plus distinctement.

Comme si quelqu'un avait haussé le volume tout doucement.

« Oui, je l'entends. C'est Iode qui appelle au secours. Il faudrait peut-être aller voir, Grand-mère, non ? »

Lucie crut un instant que sa grand-mère l'avait aussitôt rejointe car elle sentait l'effluve de lavande tout autour d'elle, avant de comprendre qu'elle avait pris, en embrassant Claude, un peu de son parfum.

« Il a dû se coincer dans un buisson », dit Claude en enjambant la clôture du potager.

Lucie savait qu'Iode était le préféré parmi les chiens du Chais, car, bien qu'il soit devenu capricieux, âgé et obèse, il avait appartenu à son grand-père, ce qui lui donnait une aura particulière auprès de la famille. Claude avait dit devant Lucie que le vieux basset hound avait pleuré pendant trois jours à la mort de son maître, de telle façon qu'il avait fallu l'éloigner pendant la veillée du corps.

En mémoire d'Henri, plus que par sentimentalisme ou simple compassion, tout le monde le chouchoutait. Une légende familiale courait, comme quoi le basset avait évité un jour à Henri de mettre le pied dans un des pièges oubliés par René Bricard.

Depuis la perte de son maître, le chien se traînait de sa gamelle au sucrier et personne n'osait lui défendre quoi que ce soit, au nom de ce lien impénétrable qui unissait l'homme et l'animal.

Lucie trottina derrière sa grand-mère, alors qu'elle marchait vers le parc en suivant les appels de plus en plus clairs du chien.

Elles passèrent les parterres de fleurs dormantes, la fontaine et ses entrelacs de rocaille jaune, la pelouse clairsemée de buissons, leurs pieds raclant la terre dure du mois de janvier. Devant Lucie, Claude avait pris la démarche de celle qui part à son labeur avec détermination.

Elles arrivèrent aux amandiers. Claude souleva la bande plastique que la police avait installée là en martyrisant l'herbe de piquets aux dégoulinures de rouille et marcha, en propriétaire, sur la scène du crime.

Les aboiements se firent plus forts et plus désespérés. Sans doute Iode sentait-il la présence de ses sauveurs. D'un geste sec, Claude écarta une branche nue d'amandier et s'enfonça dans le jardin sauvage.

Quelques instants après elle revenait, portant difficilement un chien à la patte blessée et qui, la tête rejetée en arrière et l'œil naturellement indolent, avait l'air de poser pour une Piéta. Lucie caressa doucement les oreilles sales de l'énorme basset.

« Pourquoi est-il allé là ?

— Il a dû débusquer une bête », répondit Claude.

Elle examina la patte d'Iode.

« Pauvre Io-Io ! » chantonna Lucie en enlaçant l'animal puant. Puis elle grattouilla le museau terreux du basset et fit un pas en arrière. Sa grand-mère examinait toujours la patte de l'animal, les sourcils froncés, moins dérangée par l'odeur que sa petite-fille.

Lucie rentra le nez dans son écharpe pour échapper à l'odeur de terre, d'urine, de sang, de musc et de naphtaline que le chien dégageait. Le parfum entêtant de la lavande lui revint, net, compact.

Lucie regarda la barrière d'amandiers, attirée malgré elle par les squelettes immobiles au travers desquels elle voyait, sauvages et isolés, les restes d'une nature vivante qui se fichait de l'hiver.

« Comment tu as fait ça ? murmura-t-elle, sans regarder Claude.

— Comment j'ai fait quoi, ma puce ?

— Aller de l'autre côté ?

— Eh bien… De quoi me parles-tu exactement ?

— Tu as réussi à aller de l'autre côté !

— Ne sois pas ridicule, ma chérie. »

Sa grand-mère s'éloigna, pliant sous le poids d'Iode, à présent gémissant. Lucie les regarda partir puis se tourna vers les amandiers, dégageant son visage de l'écharpe parfumée.

De l'autre côté de quoi ?

Elle se le demandait bien.

Sautillant, elle s'engagea à la suite de Claude pour suivre avidement les suites du sauvetage, en se délectant déjà de la manière dont elle embellirait l'événement auprès d'un Max furieux de l'avoir raté.

CHAPITRE 31

DIANE RESPIRAIT, là, sur son lit, une jambe pliée, l'autre enroulée à la sienne, les bras étendus. Peau contre peau.

« Je suis venue toute seule. Ma sœur a eu un empêchement. »

À quel moment l'avait-il amenée dans son appartement ?

« Vous vouliez me parler de mon frère ? Est-ce que vous l'avez vu ? »

Il s'en foutait, de son frère. La table entre eux était déjà de trop. Alors, le frère avec sa soutane, les gosses disparus, même sa rage... Il allait tout balancer sur la table et puis balancer la table au milieu du café.

« Il va bien ? Vous savez où il est ? »

Il savait parfaitement où chaque chose, chaque personne devait être. Il n'avait jamais remarqué la perfection de sa bouche nue, ni le pli qu'elle avait au-dessus du menton. Il avait tenté d'avancer sa main vers son paquet de cigarettes pour commencer le grand ménage. Ou simplement pour fumer.

Elle l'avait immobilisée. Le silence avait empli le café. L'un des deux s'était levé en premier et l'autre l'avait suivi.

Il la regardait et se demandait comment elle pouvait dormir. L'odeur des autres l'avait toujours maintenu éveillé. Elle emplissait sa bouche et tout son être. Elle finissait par le dégoûter.

Son parfum à elle avait un arrière-goût champêtre d'herbe coupée, de mousse, peut-être de feuilles mouillées. Elle sentait l'automne, mais un automne étrange, passé, sans aucun espoir de retour.

Il avait peur de son réveil. La séparation, même d'un millimètre, était déjà une promesse de mort, de destruction, de chaos.

« Des idées de midinette… »

Il y avait eu de la superstition dans la façon dont il avait posé ses mains sur elle. Il y avait eu aussi l'impression que le monde avait finalement assez peu de secrets et que, de toute façon, les chercher était vain.

« Le comble pour un flic. »

Il avait, profondément et définitivement, le sentiment que la ramener dans son univers la tuerait et que rester dans le sien à elle détruirait ce lien qui ne tenait qu'à la chimie, à la peau, à la façon dont chacun de ses gestes avait trouvé la bonne chorégraphie, le bon chemin.

Sans le souci habituel de bien faire, d'être dans le ton, de rester dans la convention sociale, même à poil et au lit.

C'était un vieux réflexe : penser à la suite. Après chaque nuit, pendant toute sa vie, au petit matin, il avait été tenu éveillé par l'odeur de l'autre et s'était demandé ce qu'il ferait de la suite.

Comment celle qui était dans ses bras finirait sur les bras. Comment il faudrait s'en débarrasser ou tenter quelque chose. La suite.

Il n'y avait pas de suite avec Diane. Il mourrait si elle séparait sa jambe de la sienne, si sa main quittait son épaule. Elle s'éloignerait pour redevenir une femme, peut-être même simplement une fille, avec une écharpe qui peluchait sur son manteau, des cernes, des envies et des promesses, et cette distance que les femmes mettaient souvent avec lui, quand elles voulaient parler. Pire : communiquer.

Il lui fallait un café.

À elle aussi sans doute.

Il n'avait de toute façon pas grand-chose d'autre à lui offrir.

CHAPITRE 33

LE TRAIN avançait à faible allure. Saul ne se sentait pas à l'aise dans son costume. Il ne l'avait porté qu'une dizaine de fois depuis qu'il avait été ordonné prêtre. Il avait dû forcir un peu, car la ceinture du pantalon et le col blanc le serraient. Il avait chaud. L'atmosphère sèche du wagon, la poussière, l'odeur des autres le rendaient vaguement malade. À moins que ce ne fût la colère. Il posa sa tête migraineuse contre la vitre froide, espérant trouver un peu d'apaisement et se laisser bercer par le rythme régulier du train.

Il se croyait blindé, pourtant. Il pensait souvent à Mamia, dans sa cellule. Mais jamais jusque-là il n'avait ressenti une telle rage.

Le paysage défilait, comme, peu à peu, les images de son adolescence et de son enfance. La même question revenait sans cesse, au rythme du train. Qui meurt sans être enterré ? Où était son corps ?

C'étaient les derniers mots qu'il avait adressés à son père, avant de lui balancer son poing en plein visage.

« Où est son corps ? »

Ce n'était pas très beau, un futur prêtre qui frappait son propre père. Pas très catholique. Mais qui pensait, dans cette famille, que c'était la foi qui l'avait poussé à prendre la soutane ? Personne, et surtout pas lui qui en connaissait la véritable motivation.

Le renoncement au monde, oui.

La perte de son identité, de ses souvenirs.

L'éloignement définitif d'avec sa famille.

Le refus de son héritage, matériel et moral.

Ses parents étaient prêts à rendre les coups. Un fils prêtre… « Il aurait mieux valu que Louise devienne pute ou que Diane épouse un postier. »

C'est Saul qui avait balancé celle-là, le jour où ses parents avaient fini par accepter, en échange de son silence. Ils avaient tellement honte que même Diane et Louise devaient l'ignorer.

« Et même pas un prêtre missionnaire, mon pauvre, avait craché Henri Gaucher. Un prêtre de monastère, enfermé entre sa cellule et sa prière. Perdu pour le monde, pour toujours. Avec la petite gueule que tu as, en plus… Qui va y croire, Saul ? Tu fais ta crise de mysticisme, comme tu as eu ta crise d'adolescence. Après nous avoir fait suer avec ton cannabis et tes dessins morbides, tu as trouvé une nouvelle façon de te faire remarquer.

— C'est ça, avait répondu Saul avec un sourire mauvais. C'est un caprice. »

Son père l'avait convoqué dans son bureau et lui avait parlé des heures. Rien n'avait marché : ni la menace, ni la tendresse, ni le chantage. Saul avait fini par faire ce qu'il y avait de pire. Il avait déçu ses parents. Il avait frappé son père.

Henri Gaucher avait rêvé la carrière de ce fils brillant, tellement doué pour les études. Claude lui avait montré tout ce qu'elle pouvait avoir en termes d'admiration pour autrui, le jour où il s'était intéressé à ses plantes. Ils étaient aveugles.

Les parents étaient aveugles, en général.

Incapables de regarder leurs filles. Diane et Louise auraient fait de meilleures héritières. C'était Henri, le coupable. Il s'était enorgueilli d'avoir un fils, au détriment de tout.

« Un homme trop fort, avait murmuré un jour Mamia, depuis son fauteuil dans le grand salon. C'est l'erreur de cette génération. Il y a quelque chose qui ne marche pas pour Claude. Quelque chose qui n'avance pas. »

Saul se souvenait parfaitement du motif jaune qui courait sur le dossier et des mains, déjà ridées et tâchées, de Mamia sur les accoudoirs. La vieille dame ne savait pas qu'il était dans son dos, écoutant sans respirer son monologue chuchoté au foyer.

« Elle n'a pas assez de don. Et il a fallu qu'elle ramène un homme trop fort dans cette famille. Et ces petites qui ne savent rien. Qui ne doivent rien savoir. Si j'arrivais... Si je savais... Il y a quelque chose, mais quoi ? Je devais faire quelque chose, mais quoi ? »

Le sommeil l'avait prise d'un coup, interrompant ses paroles. Cela lui arrivait de plus en plus. L'horreur était arrivée peu de temps après. Puis elle l'avait sauvée.

Saul sentit la colère le quitter à l'évocation de sa grand-mère. Il eut froid et chercha à couper l'aération au-dessus de son siège. Il n'y avait pas de bouton. Il se rassit avec un soupir, soudain abattu.

Sans Mamia, il ne se sentait pas de taille pour affronter le monstre.

CHAPITRE 34

Max se dressa brusquement. Le hurlement s'était éteint, coincé dans sa gorge. Il reconnut l'obscurité rassurante de sa chambre. Il était dans son lit, où il s'était endormi d'un seul coup au début de la soirée, entouré de ses peluches, de ses deux oreillers, des livres qu'il avait oublié de poser sur la table de nuit.

Le visage révulsé de Paulo ne lui apparaissait plus. Le silence craquelé du Chais avait remplacé ses cris et ses appels au secours.

Il n'y avait pas de pont, pas de Marchand de sable, pas d'enfants attachés de l'autre côté, pas de tourbillon de douleur, d'ongles raclant indifféremment le sol, la peau, la fragilité visqueuse du blanc de l'œil.

Max se précipita hors de son lit, en direction de la veilleuse.

Il entendit le premier son à ce moment-là. Il s'arrêta, le souffle court, pour comprendre ce bruit inhabituel.

Une seconde. Pause. Une seconde. Pause.

Où l'avait-il déjà entendu ?

C'était un bruit régulier.

Une fois en bas, une fois en haut.

Il était sûr de le connaître.

Il eut la vision d'un univers blanc, lumineux, sans mouvement ni parfum.

Une fois en haut, pause, une fois en bas.

Sans allumer la lumière, il le suivit. Sur le palier, le son était plus fort et presque régulier.

Une fois en bas. Souffle, pause, souffle. Une fois en haut. Souffle, pause, souffle.

Il n'avait plus besoin de la vue. Il suffisait de suivre le son jusqu'au deuxième étage, où il prenait toute sa puissance sourde. C'était un beau son, un son qu'il avait envie de connaître. Il suffisait de se laisser bercer.

Il arriva sur le second palier. L'intensité du son lui fit ouvrir les yeux. Sa source devait être là, juste au-dessus de lui.

Rien.

Juste un entrefilet de lumière pâle, au milieu de la bibliothèque.

Une fois en haut, souffle. « Viens, Max. » Pause. Souffle. « Viens par là, Max. » Une fois en bas.

Max passa le doigt dans l'espace qui s'était ouvert, entre deux pans de la bibliothèque, et entendit un « clic » discret. La porte dérobée bougea. Le pied sur la première marche d'un escalier en bois épais, solide, il chercha la voix.

Une fois en haut. Souffle. « Viens m'aider, Max. » Pause. Souffle. « Viens, je t'en prie, mon bonhomme. » Une fois en bas.

C'était la voix de son père.

Il grimpa en courant.

CHAPITRE 35

MARTIAL DUBIN travaillait dans l'un des laboratoires rattachés à la brigade criminelle depuis quatre ans. Il venait d'avoir trente-quatre ans, était père pour la première fois depuis trois mois et espérait pouvoir demander sa mutation dans deux ans, le temps d'économiser assez pour s'acheter une maison en province et avoir un deuxième enfant.

Ses collègues le disaient curieux et consciencieux. Dans l'ensemble, il avait de bons dossiers à traiter et mettait un point d'honneur à travailler vite et bien, même désormais, alors que ses nuits étaient entrecoupées de pleurs, de lait tiède et de vomi sur son oreiller.

Il se tenait devant sa table d'analyse, en blouse, et retournait la plume depuis dix minutes entre ses mains gantées. De temps en temps, il remontait ses lunettes de l'avant-bras et lâchait un juron. Ça ressemblait à une mauvaise blague, un bizutage grossier et obsolète.

Il n'aurait pas dû s'intéresser à la plume. Il était censé recevoir le sang séché à analyser et ne se préoccuper que de ça. Mais la plume était restée emballée dans son sac plastique sur le bureau de son collègue et l'avait intrigué.

Ce n'était pas une plume de gonolek, un oiseau namibien – sa seule piste concrète –, bien qu'elle fût noir et rouge. Elle était bien trop grande et trop pointue. Le rachis était trop large.

Martial s'était amusé à chercher dans ses encyclopédies puis dans des bases de données de différents services. Il avait même appelé un ancien collègue de la faculté de biologie. À la fin de la conversation, il était désormais certain que cette plume n'appartenait à aucun oiseau répertorié. Il s'était bien gardé d'en faire part quiconque, au cas où la découverte fût importante. Une grande découverte… même en dehors de sa spécialité… En dehors de toute spécialité, en fait, car il n'en avait aucune en recherche.

Ça l'avait occupé en attendant les résultats de ses analyses. Il avait noté rapidement sa première conclusion : du sang humain, groupe A positif. Des tests plus poussés, sur les télomères, avaient prouvé que ce sang était celui d'un enfant, sans doute très jeune. Voilà pourquoi il réexaminait la plume et qu'il avait commencé à prélever des échantillons. Elle pouvait avoir servi à sceller un pacte de sang, comme le faisaient souvent les gosses, ou d'arme lors d'une bagarre entre frères et sœurs.

Ce n'est pas tant le but qui l'intriguait maintenant, mais bien les deux faits qu'il venait de constater. Tout d'abord, le sang séché sur la pointe de la plume ne datait certainement pas de la veille… La dégradation de la matière organique était bien avancée. C'était presque un miracle qu'il en restât suffisamment à prélever.

Ensuite, et surtout, les premières données tirées des échantillons de la plume montraient qu'il s'agissait d'une matière organique, certes, mais composée d'une protéine totalement inconnue.

Martial ne savait plus quoi faire. À ce stade, il allait avoir besoin d'aide.

Machinalement, il sortit son portable de la poche de sa blouse et le ralluma. Il avait quatre messages en attente, tous de sa femme. Il était plus de minuit. Il avait oublié l'heure, passionné par ses nouvelles découvertes.

Anna devait s'être inquiétée et surtout se sentir un peu seule. Leur fils Lucas avait encore des coliques et pleurait beaucoup, particulièrement le soir. Bien souvent, lorsque Martial rentrait du travail, il trouvait Anna à moitié en larmes elle aussi, épuisée et démoralisée.

Il tenta de la rappeler immédiatement. En vain.

Elle ne répondait pas. Elle devait être furieuse.

Il laissa un message plein d'excuses et de réconfort sur son répondeur et reposa son téléphone sur la tablette à côté de son plan de travail, allumé, pour qu'Anna pût le rappeler.

Il remit ses gants, prit un scalpel et soupira en se penchant de nouveau sur la plume. S'il devait mettre un spécialiste dans le circuit, il préférait garder quelques échantillons, pour s'assurer un minimum de visibilité sur l'affaire.

Quand il approcha le scalpel du rachis, la plume émit un petit couinement.

Il s'arrêta et la regarda, sans comprendre.

Son fils Lucas lui rendit son regard, tortillant son ventre nu sous le scalpel que Martial avait arrêté à quelques millimètres de sa peau.

« Mais que… »

Martial cligna des yeux et recula son instrument.

La plume frémit tout doucement sur la table.

Il devait être fatigué. Il travaillait depuis plus de onze heures. Son métier était stressant, malgré tout. Il avait trop réfléchi, cette affaire le perturbait.

Il soupira plus énergiquement pour se défouler de cette tension soudaine. Il avança le scalpel et entailla le rachis cette fois-ci.

Un hurlement aigu lui répondit.

Il retira la lame ensanglantée.

Ce n'était plus la plume mais bien son fils, toujours nu, qui agitait bras et jambes sur la table.

Martial fit un geste vers lui, éberlué.

Lucas reprit sa respiration et repartit en sanglots, de plus en plus forts. Martial hurla à son tour. Il venait d'ouvrir, sur deux centimètres, la peau délicate, le ventre tendu et propre de bébé aimé de son fils.

Des larmes roulaient sur les joues rebondies du nourrisson, au fur et à mesure que le sang s'égouttait sur le marbre blanc de la table de travail. Puis soudain la minuscule plaie se déchira sur toute la longueur, d'un côté à l'autre, zébrant la spirale délicate du nombril au passage. Les cris de Lucas se firent perçants. Le sang inonda la table, la blouse de Martial puis le sol.

Du ventre ouvert du nourrisson dont seule la bouche était encore agitée d'un soubresaut, comme il criait encore de douleur, sortit une tête d'oiseau rouge et noir. Puis une autre. Encore une autre. Les trois becs s'ouvrirent et crièrent à leur tour, d'un pépiement tellement strident que Martial sentit presque ses tympans exploser. Il hurla à son tour.

Puis le silence.

La petite bouche de Lucas cracha un peu sang et émit un gargouillement. Son père n'eut pas besoin de se pencher sur lui pour savoir que ses yeux ouverts étaient devenus fixes et vitreux. Un sanglot lui déchira la poitrine.

À ce moment précis, il remarqua l'ombre qui se tenait de l'autre côté de la table. Un homme à peine plus grand que lui, maigre et accoutré d'une drôle de façon, dans un costume de foire aux couleurs passées, avait posé sa main squelettique sur le ventre du bébé et, avec une attention méticuleuse, presque paternelle, retirait les oisillons de leur nid sanguinolent.

Martial frémit en entendant les trois sons spongieux qu'ils émirent puis fit un pas vers la table.

La main de l'homme l'arrêta, sans même le toucher.

« Chut ? »

Martial s'immobilisa. Il émanait de cet homme une menace sourde, une promesse de souffrance et de mort. Il ne douta pas une seconde qu'il avait fait… cette horreur… à Lucas mais, malgré sa rage, Martial se savait incapable de s'opposer à sa volonté.

L'homme pelotonna la nichée d'oisillons dans son habit, le maculant de sang, et sourit à Martial.

« Chut ! » répéta-t-il, avant de disparaître.

Martial reprit ses esprits et se précipita vers la table. La plume avait disparu. Le sachet en plastique qui contenait les échantillons déjà prélevés était vide également.

Une odeur de brûlé remplissait la pièce. La poubelle avait pris feu. Martial eut juste le temps d'attraper l'extincteur qui était fixé sous sa table de travail. Au milieu des cendres, il vit le reste du rachis de la plume et les éprouvettes qui contenaient les prélèvements.

Il regardait toujours ses mains, éberlué, lorsque la sonnerie du téléphone portable retentit, faisant vibrer la tablette de métal.

« Martial ? dit la voix de sa femme. C'est moi, Anna ! Tu m'entends ? Il faut que tu viennes ! Je suis aux urgences ! C'est Lucas ! Il n'a plus respiré pendant plus d'une minute ! Martial ? Mais, réponds ! Réponds ! »

Martial se laissa tomber sur une chaise, le cœur prêt à rompre.

Son portable roula à ses pieds. Par la fenêtre, il entendait des pépiements d'oiseaux.

En pleine nuit.

CHAPITRE 36

LE SOIR était tombé depuis longtemps sur le paysage d'hiver que Saul traversait à bord de ce train plus lent qu'un corbillard. Arrêt après arrêt, il voyait des gens monter et descendre, des gens seuls, souvent, qui revenaient d'un travail nocturne.

La dernière image qu'il avait de Mamia, vieillissante, anxieuse, la main posée sur sa poitrine, le lendemain matin du drame qui les avait unis, le hantait.

Le contraste lui sauta alors aux yeux. Il avait souvent vu de pauvres gens au monastère, des malades, des gens qui avaient tout perdu, mais la misère qu'il voyait dans ce wagon, à cette heure tardive, lui parut pire que tout. Ces gens tristes…

Personne n'était triste, au Chais, avant la disparition de Mamia. Il pensa à la vivacité de sa sœur Zette, au calme un peu mélancolique de Diane. Il pensa à la rapidité des gestes de Mamia, même âgée, lorsqu'elle attrapait un ruban pour le nouer autour de son chignon.

Il se souvenait parfaitement des photos de Mamia jeune. Les albums de famille étaient rangés dans le grand salon, celui qui ne servait jamais mais où il aimait aller, à cause du parfum de cire et de propre qui y régnait. Diane lui ressemblait, du moins physiquement.

Saul avait regardé ces photos des centaines de fois : Mamia jouant au croquet, Mamia assise sur les marches du perron, ses chiens à ses pieds, Mamia au volant de la Traction que son mari, Frédéric, lui avait offerte pour leur mariage… Et Mamia dans sa robe de mariée.

Elle lui avait raconté son mariage des dizaines de fois. À la fin, elle semblait ressasser cette histoire dont le sens véritable lui échappait.

La messe avait été donnée, les fiancés avaient échangé un consentement clair et tonnant. Elle épousait Frédéric, brillant chirurgien, aux côtés de la morne élégance de sa mère, Cécile Deflot, née de Meur, et aux plumes-dentelles-voilettes de tout ce que le coin comptait comme notables.

Amélia remontait, triomphante, le parvis de l'église, au bras de ce mari qu'elle avait désiré au point de refuser la fleur d'oranger, ce qui avait failli faire annuler le mariage par sa mère. Elle avait demandé une ceinture haute, à la japonaise, et exigé des fleurs de cerisier dans son bouquet.

Amélia était sur le parvis de l'église, aux yeux de tous, et anéantissait l'assistance de sa beauté, de sa jeunesse, de ce mari moins riche qu'elle mais qui portait en lui l'avenir de monde. La noce s'était séparée en deux, pour faire une haie d'honneur aux nouveaux mariés, avant de les féliciter.

Amélia allait entraîner son mari un peu plus loin dans l'espoir d'échapper aux félicitations fastidieuses, sous l'œil déjà ulcéré de Cécile, quand elle avait vu, en même temps que les vieilles et quelques invités, ce qui les attendait devant le parvis.

Ce n'était pas l'élégante Traction que son mari lui offrait pour leur mariage, ni même la traditionnelle charrette que les paysans du coin s'amusaient à mettre devant l'église pour emmener les mariés (personne n'aurait osé faire une telle plaisanterie à la famille, de toute façon, de peur de s'attirer le mauvais œil).

C'était un corbillard, auquel étaient attelés deux chevaux bruns et fatigués. Un corbillard immobile, dont une des croix avait penché, dans le cahot des pavés sans doute.

Amélia avait ouvert la bouche, horrifiée. Frédéric avait lâché le bras de sa femme.

Un corbillard devant l'église.

Même Amélia, qui n'était pas superstitieuse, avait pâli sous son voile.

Frédéric, déjà, cherchait le coupable, croyant visiblement à une plaisanterie douteuse. Il n'avait pas tout à fait tort de croire cela : il n'y avait pas de cercueil.

Enfin, le croque-mort était sorti de la buvette à côté, avait hurlé puis expliqué qu'il ne savait pas qu'il y avait un mariage et qu'il allait faire réparer son corbillard, quand la soif s'était fait sentir.

Amélia avait arrêté son mari, au moment où elle avait vu ses poings se serrer.

En haut des marches, les vieilles suivaient la scène, aux meilleures loges, presque au balcon.

En bas des marches, les invités, policés et modernes, avaient repris leurs conversations, sortis d'un coup du silence réjoui de la haie d'honneur.

Frédéric retrouva le sourire charmant qui lui servait de clé depuis toujours.

Le croque-mort avait tiré son corbillard derrière l'église et était sans doute reparti boire en gueulant.

Amélia regardait droit devant elle.

De l'autre côté de la rue, une femme, à peine plus jeune qu'elle, la dévisageait aussi, étonnée de trouver cette haie d'honneur, cette mariée pâle, ce marié rouge de colère, devant l'église.

Les vieilles ne l'avaient jamais vue. Elle avait une apparence de propreté moyenne. Elle aurait pu être une cousine, fille de petits fonctionnaires, du marié mais elle n'était pas habillée pour un mariage. Son manteau d'été bleu sombre, sa jupe longue, ses chaussures plates, le chignon serré qu'elle portait sous un chapeau à petits bords, tout respirait la soumission pieuse, la peur de déranger, la modestie. Elle serrait entre ses mains un sac à main un peu usé.

Elle était mince, presque maigre, sans forme, ni belle ni laide. Une future vieille fille, déjà harnachée pour l'amour de Dieu.

Les vieilles haussèrent les épaules. Pourquoi les deux jeunes femmes s'observaient-elles ainsi, stupéfaites et un peu effrayées ?

Était-ce parce qu'elles s'opposaient en tout, Amélia, blonde, vivante, insolente de réussite et de force et cette fourmi, déjà à moitié enterrée sous sa propre fadeur ?

Puis le lien avait été rompu. Sans dire un mot, Frédéric avait empoigné l'avant-bras de sa femme avec plus de brutalité qu'il n'aurait voulu et elle s'était dégagée, agacée, jamais soumise, jamais contrainte.

La jeune femme en bleu avait baissé la tête, sans doute gênée d'être l'objet de tant d'attention, et par l'effronterie dont elle avait fait preuve.

La noce était partie, dans le luxe de l'oubli.

À partir de là, Mamia accélérait le cours de sa vie.

Elle avait vu cette faille chez Frédéric, dès le jour de leurs noces, cette propension à la colère rentrée commune aux hommes manquant de véritable assurance.

Mamia vieillissante racontait alors à Saul enfant les entrelacs douloureux qui s'étaient tissés entre son mari et elle : l'ennui de la jeune femme lorsque Frédéric lui racontait ses journées à la clinique, son agacement lorsqu'il partait tôt et rentrait tard, ce qu'elle trouvait futile, ses envies de réussite, d'amélioration, sa passion pour les laboratoires, alors qu'il suffisait de regarder autour de soi et de ressentir le monde.

Tout à l'énumération quotidienne de leur différence, Amélia ne vit pas son mari s'éloigner véritablement d'elle. Elle ne surprit, à aucun moment, son air blessé et étonné lorsqu'une repartie saillante, acerbe, un véritable silex envoyé au dîner, venait le heurter de plein fouet.

Et elle ne comprit jamais que le pire, par la suite, fut son silence et son regard.

Amélia avait les cheveux cendrés, la bouche facilement rieuse et rebondie, cette chair rose qui montrait qu'elle aimait la vie en général, mais son regard, plus noir que noir, portait en lui les fantômes des juges de l'Inquisition, les sentences des jurés, et, plus loin, les yeux de pierre de la haute statue du commandeur qui venait emporter le pêcheur.

Ce regard-là qui n'accusait au fond personne de rien, si ce n'est de manquer de grâce et de profondeur, noya son mariage.

Frédéric la trompa. Plus il la trompait, plus le commandeur prenait de place dans le regard sombre d'Amélia. Elle eut un premier enfant, un garçon, Charles, puis rapidement une fille, Claude.

Quelque temps après, leur premier fils, Charles, mourut. Amélia s'enferma dans le silence. Frédéric chercha à s'enfuir.

Puis il n'y eut que Claude, les soins à lui apporter, ce qu'Amélia fit sans plaisir mais sans amertume non plus, et enfin la guerre.

Frédéric partit et revint.

Il n'y eut plus de désir, de frustration ou de colère entre eux. Il n'y eut que des échos de sentiments.

Dans la suite du récit de Mamia, Saul percevait, grâce à cette empathie qui l'avait tant fait souffrir enfant, l'espoir qui s'effilochait, la conviction que chaque être humain qui disparaissait pouvait être sauvé. Elle n'appartenait pas à Amélia, comme elle le pensait, mais à Frédéric, dont les yeux étaient désormais recouverts d'un voile de deuil.

Il ne trompa plus sa femme. Elle aurait préféré qu'il le fît.

Il mourut quelque temps après.

Saul détourna le regard des gens qui partageaient son wagon. L'évocation du souvenir de Mamia l'avait bouleversé, d'une autre façon que la perspective de revoir le Chais.

Peut-être ressentait-il simplement le besoin d'évoquer cette image heureuse, même si le récit ne l'était pas, pour supporter son voyage.

Il se revoyait, petit garçon, aux pieds de Mamia qui racontait.

Les mains de la vieille dame l'impressionnaient. L'auriculaire trop court, un peu tordu, était leur seul défaut. À chaque fois qu'elle racontait, elle posait sa main droite sur la gauche, caressante, puis immobile. Elle ne portait plus son alliance, prétextant qu'elle ne passait plus à son annulaire, d'une finesse de jeune fille.

C'étaient ces mains-là qui l'avaient tiré de l'enfer, qui lui avaient caressé le visage pour le réveiller. C'était leur contact, chaleureux, bienveillant, qui l'avait arraché au sommeil, juste avant le grand saut, avant la mort que le Marchand de sable lui promettait, nuit après nuit.

CHAPITRE 37

Lucie se demanda pourquoi elle ne rendait visite à Eulalie qu'en pleine nuit. Peut-être parce que c'était un rêve, pour elle comme pour la jeune fille, finalement.

Eulalie, les traits et les cheveux tirés, avait vieilli. Le tissu de sa robe, une grosse cotonnade aux bords brodés, tombait jusqu'à ses chevilles, chaussées de bottines couvertes de boue. Accrochée à une patère de bois, une cape doublée pendait au-dessus d'une malle entrouverte contenant des vêtements aux couleurs simples mais au tissu épais et confortable.

Le confort de sa grotte s'était nettement amélioré. La plupart des pots et des ustensiles avaient disparu des étagères de fortune, remplacés par de grands coffres de bois et de cuir. La porte n'était toujours qu'un amas de planches, calfeutrées pour se protéger du vent.

Eulalie passait d'une malle à l'autre, déballant ses affaires ou les roulant en boule d'un geste rageur. Quand Lucie s'avança, la jeune fille eut un moment d'arrêt et, sans se retourner, lâcha entre ses dents :

« Te voilà. Enfin.

— Ce n'est pas moi qui décide, siffla Lucie, agacée par l'accueil.

— J'espère que tu m'as apporté ce que tu m'as promis. Je dois bientôt partir.

— Mais pourquoi ? »

Eulalie se retourna brusquement.

« Pourquoi ? Est-ce que tu sais ce que veut dire être une sorcière, petite ? C'est pas le curé qu'ils vont m'envoyer, c'est les gendarmes, dès que je vais sortir d'ici.

— Alors reste là.

— Toute ma vie dans une grotte ? À aider des croquants qui me lapideront à la première erreur ? Tu sais bien que j'attends mieux.

— Je sais. J'ai tout appris. Quand j'aurai terminé, tu pourras faire ce que tu veux. »

Eulalie s'adoucit, brusquement.

Lucie attendit qu'elle fût assise sur une malle puis commença à réciter, énumérant les procédés, les dates et les concepts à une telle vitesse qu'Eulalie dut l'arrêter pour aller chercher un morceau de crayon et du papier. Il fallut répéter à plusieurs reprises, épeler des mots, vérifier derrière elle quelques dates. Au bout d'un temps qui leur parut long à toutes les deux, Eulalie leva ses yeux rougis de ses griffonnages.

« Avec ça, mes connaissances des plantes, un homme et quelques années, ils ne pourront plus rien contre moi. »

Lucie hocha la tête. Elle avait envie de rentrer chez elle. Elle préférait Eulalie lorsqu'elle posait des questions et tentait de plaisanter. Le confort de la grotte lui paraissait incongru. Elle n'était pas certaine d'aimer ce qu'Eulalie allait faire de ce qu'elle lui avait donné.

Elle ne pouvait s'empêcher de penser à Fabien et à ses discours sur ce que la planète deviendrait. Mais très vite ces pensées s'envolèrent.

« Est-ce que je ne devrais pas partir, maintenant ?

— Je pense que oui, répondit Eulalie un peu sèchement. À moins que tu ne m'aies pas tout dit. »

Elle continua à fouiller dans ses malles. Lucie attendit. Elle aurait dû se réveiller. Elle flâna dans la grotte, contemplant fioles, tissus, pots et pilons. Elle reconnut un alambic, proprement emballé dans un morceau de laine, et un petit livre sur lequel elle mit du temps à déchiffrer le mot alchimie. Une dizaine d'autres livres et quelques journaux complétaient la récente et maigre bibliothèque d'Eulalie.

Parcourant les coffres et les malles des yeux, elle tomba sur une alcôve à laquelle elle n'avait pas encore prêté attention.

La jeune sorcière était occupée. Lucie s'avança dans l'alcôve. Le réduit s'amenuisait encore, jusqu'à une entrée basse délimitée par des rochers. Lucie descendit sans difficulté, consciente à présent qu'elle n'était pas vraiment là et que les pierres ne pourraient la faire trébucher. Elle atterrit dans une galerie qui donnait sur une autre alcôve. L'humidité régnait dans cette partie de la grotte. Il n'y avait pas de lumière, pas un rayon ne filtrait par une ouverture mais elle réussit à se guider, sans savoir comment, entre deux rochers.

Elle grimpa sur l'un d'eux et ressentit soudain une douleur dans la plante de son pied nu.

Comment était-ce possible ?

Elle ne devait pas ressentir de douleur. Elle n'était pas physiquement présente.

Pourtant dans son pied battait le souvenir, déjà, de l'arête de pierre sur laquelle elle avait failli se couper. Elle fit plus attention en redescendant. Sous ses pieds, elle perçut une bande de terre détrempée, d'environ trente centimètres. Elle eut froid dans sa maigre chemise de nuit, les jambes nues.

Lorsque Eulalie posa la main sur son épaule, elle sentit également ce contact rugueux et tiède.

« C'est ce que tu cherchais, sans doute.

— Qu'est-ce que c'est ?

— Exactement, je ne sais pas. Mais ça me réconforte d'être à côté. Ma mère appelait ça la fontaine. Je crois que notre pouvoir vient de là. Regarde, ça t'a rendue réelle !

— Je suis réelle de toute façon. Est-ce que c'est l'eau qui est bizarre ? Comme celle qui transforme les bébés dans le ventre de leur mère, à cause des produits chimiques ?

— Je n'en sais rien. Mais quand j'ai un vrai problème, je viens ici et je trouve la solution. C'est là que j'ai compris comment empêcher les gens de grimper jusqu'ici.

— Comment ?

— Une sorcière ne donne pas ses secrets si facilement, rit la jeune fille. De toute façon, l'autre petite fille m'a interdit de tout te raconter pour l'instant.

— Ça va, grogna Lucie. Ce n'est pas Dieu non plus, "l'autre petite fille". Je t'ai donné le moyen de devenir riche. Et puis, merde, à la fin. Je me fiche de tes histoires de sorcière. En quoi ça me regarde ? Je veux rentrer chez moi, maintenant.

— Pauvre idiote ! C'est ici, chez toi…

— Certainement pas ! Chez moi, c'est au Chais.

— Pas tout à f… je ne peux rien te dire pour l'instant.

— Je sais. L'autre petite fille qui vient en rêve te l'a interdit.

— Oui. Tant qu'elle est vivante, oui. »

Le visage d'Eulalie devint flou et la pression de ses doigts sur le bras de Lucie se fit plus légère. Lucie comprit qu'elle allait se réveiller.

« Vivante ? Attends ! Eulalie ! Que veux-tu dire ? » cria-t-elle.

Mais sa voix n'était plus qu'un écho dans le froid des couloirs de pierre. Elle disparaissait.

Lucie s'éveilla dans son lit.

Sur le palier, un bruit étrange qu'elle avait déjà entendu, un pas rythmé mais difficile et lent résonnait sur le parquet.

Lucie se leva précipitamment et ouvrit sa porte.

Il n'y avait évidemment personne.

CHAPITRE 38

Ti en avait un peu marre de jouer aux apprentis détectives privés, mais Zette ne lâcherait pas comme ça, et surtout pas pour se faire aider de la police. Tout le monde au Chais se méfiait des flics. Même chez les Bricard – surtout chez les Bricard, en fait – on prônait l'ancienne et dangereuse loi de la justice par soi-même. Fort heureusement, l'occasion de mettre en application cette coutume ne s'était jamais présentée.

Ce qui agaçait le plus Ti, c'était de se planquer dans sa voiture, à attendre les différentes sorties de Fayais, pendant que Zette lui taxait ses cigarettes en notant des informations dans un carnet.

Lorsqu'elle lui avait proposé de changer de victime, il avait soupiré de soulagement, sans savoir qu'espionner la vieille madame Marmont serait encore plus ennuyeux et fastidieux, de fait.

Vieille, madame Marmont l'était, incommensurablement.

Elle marchait à petits pas dans les ruelles de son village. Au fil des heures, Ti se rendit compte qu'elle avait sans doute marché à petits pas toute sa vie.

Tout était petit, d'ailleurs, chez elle : son visage ratatiné par l'âge, son chignon serré de quelques rares mèches blanches, ses épaules étroites dans un manteau de laine écossais, son sac à main noir, ses pieds qui glissaient sur le béton.

Ti la regardait sortir trois fois par jour, toujours aux mêmes heures. Le matin, elle marchait jusqu'à l'épicerie du centre du village. Après déjeuner, elle sonnait chez sa voisine et, sans attendre de réponse, entrait, une cafetière à la main. Avant le coucher du soleil, elle y retournait. Au bout de trois jours à suivre cette vie, Ti se déclara neurasthénique. Du bout des lèvres, Zette concéda qu'il était peut-être temps d'abandonner.

« Mais avant, je veux être sûre. Si ça se trouve, il viendra à la nuit tombée.

— La première fois, il est venu en plein jour…

— Juste cette nuit, et après on classe l'affaire, d'accord ? »

Ti accepta ce compromis d'un ton bourru, tout en se coinçant les mains entre les bras et les côtes pour avoir un peu plus chaud. La présence de Zette ne suffisait pas, même si celle-ci n'hésitait pas à se coller contre lui, manquant de le brûler avec le bout de ses propres cigarettes à plusieurs reprises.

Le soir arriva vite.

Comme toutes les maisons de vieux, celle de madame Marmont s'endormit tôt, claquemurée derrière ses volets, affrontant la nuit en la précédant d'un silence de mort.

L'attente dura des heures et le froid de janvier faillit avoir raison de la parole de Ti à plusieurs reprises. Vers vingt-trois heures, il jetait des regards éloquents à Zette qui l'ignorait. À vingt-trois heures quinze, la porte d'entrée de madame Marmont s'ouvrit.

La vieille dame en sortit, vêtue d'une veste de chasse trop grande et d'un bonnet de laine, avança à petits pas, comme de coutume, et s'arrêta devant une voiture qu'elle réussit à démarrer au bout de trois tentatives.

Puis, très tranquillement, elle sortit de sa rue et prit la direction de la départementale.

Ti laissa la distance d'usage les séparer puis s'engagea à sa suite.

Au bout d'une centaine de kilomètres, aucun doute ne fut possible.

« Merde, Ti, souffla Zette. C'est la route du Chais… »

CHAPITRE 39

Saul se passa une main sur le front.

Pourquoi avait-il décidé de revenir au Chais ? Sa gorge se serra. Proche de la suffocation, il se pencha en avant pour dissimuler son visage aux autres voyageurs.

Ça avait commencé par une voix.

Des centaines de cauchemars, contenus dans une seule voix qu'il avait cru oublier avec le temps. Sa terreur de petit garçon de sept ans renaissait au fur et à mesure de son voyage, des bribes de souvenirs, plus effrayants les uns que les autres, explosaient dans son esprit confus, l'éclairant avec une efficacité douloureuse.

Les potences.

Le visage grenelé, les promesses d'écorchures, de déchirure, d'étouffement. L'ongle pointu suivant la veine sur sa tempe.

Un silence. Un silence pire que tout, une nuit de Noël. Le silence avant l'horreur.

Les entrailles brûlantes, comme passées à l'acide. La tête de Zette bébé arrachée à son cou, ses parents soumis et consentant au massacre.

Cette soif… cette soif permanente.

Et surtout, au fil des nuits, alors que le Marchand de sable apprenait à connaître ses peurs et ses faiblesses, cette impression de vertige…

D'être toujours au bord du gouffre.

Une nuit, il n'avait plus supporté et avait décidé de fuguer avec un des gamins de sa classe, de ceux qui n'étaient pas bien dans leur famille d'accueil. Il pensait naïvement qu'en s'éloignant du Chais, il s'éloignerait aussi du monstre.

Mais le Marchand de sable les avait suivis, ancré dans leurs deux esprits. Ils avaient grimpé dans un arbre, pour échapper à la terre froide et aux animaux qu'ils croyaient cachés dans la campagne alentour, prêts à leur fondre dessus. Saul ne s'était endormi qu'une minute.

Le cri de son camarade l'avait réveillé en sursaut. L'enfant gisait, la tête contre une pierre, au pied de l'arbre. Le rire du Marchand de sable résonnait encore dans l'esprit brumeux de Saul.

Il avait compris l'avertissement.

L'horreur avait repris de plus belle, une fois rentré au Chais. Plus il suppliait ses parents de le croire, de l'aider, plus le Marchand de sable augmentait son emprise sur lui.

Une nuit, le monstre était venu le chercher pour l'enterrer vivant.

Vivant.

Saul allait plonger, laisser son esprit dériver puis venir alimenter le tourbillon noir de celui du Marchand de sable, lorsque la fillette était apparue.

Il ne savait pas comment il l'avait reconnue. C'était pourtant elle, Mamia.

Combien de mots lui avait-il fallu pour le faire revenir sur le sol marécageux du monde du sommeil ? Des centaines, des milliers.

Des grappes de mots, tous liés par les premiers qu'elle lui avait dits, sans doute, bébé. Des mots gravés dans son âme.

Elle avait réussi à le ramener puis à s'enfuir avec lui, retrouvant dans le monde réel son corps proche du coma.

Elle l'avait sauvé.

Mais à quoi bon ? pensa-t-il.

Que restait-il de lui, exactement ? De la haine, de la colère, la fuite.

Mamia l'avait sauvé pour le rendre au monde blessé à jamais.

Saul eut l'obscur sentiment qu'il aurait mieux valu mourir cette nuit-là. Peut-être la mort par le Marchand de sable vouait-elle au paradis des martyrs…

« Ou à l'enfer des suicidés. Tu n'aurais pas dû revenir, Saul », ricana une voix dans son esprit.

Saul releva la tête.

Comment avait-il pu s'endormir, la tête contre la vitre du train ?

Il se redressa tout à fait. Il avait suffi d'un peu de relâchement, d'une minute de sommeil, pour que ce salaud réussît à rentrer dans son esprit à nouveau.

Il suffisait donc, vraiment, d'un rien.

Comment avait-il pu dormir, toutes ces années, sans que le Marchand de sable ne vînt le récupérer ? Grâce à Mamia, sans aucun doute.

Cette idée lui donna la conviction que même morte, même disparue, même perdue, elle veillait sur lui.

Une voix automatique annonça son arrêt. Il prit ses affaires. Une fois devant les portes qui s'ouvraient dans un bruit métallique, Saul fut pris d'un frisson de terreur. Chaque bouffée d'air lui parut glacée, tant ses poumons, son cœur bondissant, sa gorge le brûlaient.

« Je n'y arriverai pas », murmura-t-il en s'appuyant contre un strapontin.

Il suffirait de laisser les portes se refermer sur sa peur et d'aller plus loin, jusqu'au terminus, puis encore plus loin, n'importe où, mais sur une autre route.

Saul descendit du wagon et posa son sac sur le quai. Un vent froid lui fouetta le visage. Il faisait nuit noire.

Devant la gare, une voiture de police, vide, attendait ses occupants sans doute partis faire une ronde dans le secteur.

Il repensa au flic qui avait tout déclenché, le flic au regard net et déterminé, mais qui portait en lui plus de blessures qu'il voulait bien en avouer.

Il n'y aurait pas d'ange consolateur pour le neveu du flic. Plus personne ne luttait contre le diable. Personne n'aurait la trempe, la volonté et la connaissance de Mamia. Il n'existait plus personne d'assez fou ou d'assez aimant pour croire les dires d'un enfant de huit ans.

Ce flic avait une détermination à toute épreuve mais ça ne suffirait pas. Il avancerait des faits, chercherait les chemins réels. Saul n'avait que des explications irrationnelles, délirantes, incroyables, des bribes d'histoire qui lui avaient fait approcher l'hôpital psychiatrique de près. Le policier ne le croirait jamais. Ce n'était pas la peine de lui donner les bonnes pistes. Il ne saurait pas quoi en faire.

Le Marchand de sable évoqué par Simon avait encore l'apparence d'un monstre déguisé en homme, de ceux qu'il croisait dans les ruelles des vraies villes et qu'il envoyait en prison. Il n'aurait jamais conscience de ce dont cette créature était capable. Il ne pourrait jamais comprendre qu'elle avait dépassé les lois humaines depuis longtemps.

Saul lui-même n'était pas certain d'y croire tout à fait, malgré la peur.

En revanche, la conviction que l'enfant était peut-être perdu à jamais l'avait poussé à accepter le marché proposé par Simon.

Tout allait exploser. L'ère de la paranoïa serait achevée, enfin. On sortirait le champagne et les squelettes du placard. Peut-être y trouverait-on celui de Mamia, qui n'avait pas connu de sépulture décente. La maison violée, il ne resterait plus rien de ce qu'Henri Gaucher avait bâti, à part l'essentiel de son œuvre : l'argent.

S'il ignorait tout du garçon lui-même, Saul savait pertinemment où il était, à cet instant précis, et ce que le petit ressentait.

D'abord, le monde ressemblerait à une bouche béante, pour lui, en haut d'un tourbillon. Il n'aurait, pour ne pas tomber et disparaître dans le néant, que la main crochue de la créature qui l'avait enlevée à son lit, ses parents, le confort de sa chambre et de sa famille. Il devrait s'accrocher à cette main comme si elle était celle d'un secours, alors que la chose l'emmenait vers pire encore qu'une chute dans le néant.

Il se retrouverait attaché à cette main, pour l'éternité.

Alors, la souffrance commencerait. Il supplierait, il hurlerait, il appellerait sa mère en sanglotant. Ça ne changerait rien.

La créature mettrait à sac son âme, transformant ses plus merveilleuses pensées en horreurs, ses souvenirs les plus doux en lames de rasoir.

La bouche béante du Marchand de sable deviendrait le sourire gourmand, infâme, du monstre qui se repaîtrait de lui, jusqu'à le laisser muet, caché au fond de lui-même pour ne plus ressentir l'horreur qu'on lui faisait subir.

Saul lança son sac sur son épaule et se mit à marcher. Il connaissait la route qui menait au Chais par cœur. Elle ne serait pas difficile, finalement. Il en avait déjà parcouru un bon bout. Elle avait simplement été plus longue que prévue.

CHAPITRE 40

La voix avait guidé Max jusqu'à la bibliothèque, lui avait indiqué quel livre il fallait soulever pour ouvrir la porte secrète puis s'était tue. La peur avait alors paralysé le garçon en haut des escaliers, au point qu'il mit du temps à accomplir des gestes essentiels, comme chercher un interrupteur.

Il reprit finalement ses esprits et trouva le bouton. Il n'y avait que deux sources de lumière qui venaient de deux lampes à hauteur d'yeux.

« Viens là, bonhomme ! » dit la voix claire de son père, au milieu de la pièce.

Ce n'était pas un grenier mais une chambre reconstituée. Fabien se tenait entre une commode blanche et un fauteuil recouvert de velours, au pied d'un lit en métal, de ceux que l'on trouve dans les hôpitaux.

Max ne prêta pas attention au lit lui-même. Il ne vit que son père.

C'était bien Fabien, avec sa minceur, ses yeux vifs derrière ses lunettes, ses cheveux coupés ras, châtains, cette nonchalance rêveuse qu'il mettait jusque dans la façon de se tenir debout. Il sourit à Max qui lui rendit timidement, sans oser aller vers lui.

« Alors, ça va, mon bonhomme ? Ça n'a pas l'air. Moi ça va, tu sais. »

Max secoua la tête.

« Tu es revenu pour de bon ?

— Si tu veux. Mais tu sais bien ce qui m'en empêche, hein ?

— Maman ?

— Ta mère aussi mais elle finira bien par comprendre, tu ne crois pas ? L'important, c'est que je sois avec toi. Mais tu sais bien que ce n'est pas seulement de la faute de maman. Tu connais bien celui qui m'empêche d'être tout le temps avec toi.

— Le Marchand de sable ?

— Bingo, bonhomme ! Et tu sais quoi ? Papa est plus fort que le Marchand de sable. Regarde. »

Fabien lui montra le lit d'un hochement de tête. Soutenu par un oreiller immaculé, la tête du Marchand de sable semblait bien moins terrible lorsqu'il avait les yeux fermés. Le torse nu, couvert de cicatrices, il reposait sur le lit, relié à des appareils silencieux.

Un tuyau, retenu par des bandes et des pansements, lui sortait de la gorge.

Souffle, pause, souffle.

« Tu vois ? Il ne peut rien te faire tant qu'il sera là. Papa l'a vaincu. Mais il faut que tu m'aides, Max. On est une équipe, toi et moi, non ? »

Max fronça les sourcils. *« Papa l'a vaincu. »* Fabien ne parlait jamais comme ça. Fabien lui parlait comme à un adulte.

« Tu ne veux pas m'aider, Max ? »

L'expression douce de Fabien tourna à la tristesse. Max lui avait déjà vu ce visage-là, une fois, alors qu'il faisait sa valise.

« Si, je veux bien t'aider. Mais qu'est-ce que je peux faire ? Est-ce que je dois appeler Lucie ?

— Surtout pas ! Tu connais les filles ! Elle aurait peur, elle voudrait l'aider. Mais toi et moi savons ce qu'il est, Max, et ce qu'il est capable de faire. Nous sommes là pour protéger les femmes de la famille, tu ne crois pas ? »

Max approuva. Lucie, de toute façon, trouverait un moyen de se mettre en avant. C'était à lui que Fabien confiait une mission.

« Alors, je dois faire quoi ?

— Facile, répondit Fabien en faisant un geste vers le corps étendu. Tu vois ce bouton ? Il suffit d'appuyer dessus.

— Mais c'est le bouton de la machine pour respirer, avança Max, soudain mal à l'aise.

— Exactement, bonhomme. Et ce sera fini. Hop, mort, disparu. Et il n'y aura plus personne entre toi et moi », chuchota Fabien en appuyant sur les derniers mots.

Le petit garçon hésita. Ce serait un meurtre.

« Allons, Max, c'est un monstre, tu as bien vu ! Ce n'est pas vraiment un meurtre. Allez ! » dit Fabien d'un air engageant.

Max fit un pas vers le lit. Le respirateur continuait de cracher son air dans la gorge du Marchand de sable.

Souffle, pause, souffle.

La poitrine couturée se soulevait régulièrement. Le visage aigu de l'homme était tranquille.

« As-tu peur, Max ? lança Fabien, d'un ton railleur. Est-ce que mon fils est un trouillard ? »

Max fit non de la tête, marcha jusqu'au lit et avança la main vers le bouton.

Le corps dégageait une odeur étrange, un mélange de produit antiseptique, de poussière et de sueur. D'urine, également. Max se retint de respirer et tendit l'index.

« Allez, bonhomme, tu en es capable ! Règle-lui son compte, à ce salaud ! »

Sous son doigt, le plastique était lisse et tiède, presque rassurant. Il appuya, doucement d'abord. Il faudrait une bonne poussée pour éteindre la machine.

« Max, mais non ! Ne fais pas ça ! »

Max tenta de se débattre mais était tenu fermement par Cathé qui le regardait, inquiète, à genoux devant lui.

« Réveille-toi, Max ! »

Le garçon regarda autour de lui. C'était la même pièce, avec la même commode, les mêmes lampes à lumière basse. Son père avait disparu. L'image de Fabien, le ventre ouvert, passa devant les yeux de l'enfant.

« Laisse-moi, hurla Max. Laisse-moi ! Je dois le tuer ! Je veux mon père ! Je veux mon père ! Je veux mon père ! Il va tuer mon père !

— Personne ici ne va tuer ton père, Max.

— Mais si, lui ! Lui ! cria Max en montrant le lit du doigt.

Puis il se tut, stupéfait.

Sur l'oreiller, il y avait une très vieille femme en chemise de nuit blanche, qui respirait au rythme des machines. Max n'eut pas le temps de la détailler. Derrière les appareils, le Marchand de sable se tenait debout, un sourire cruel aux lèvres, et lui fit un signe de la main.

La bouche de Max s'ouvrit sur un hurlement de peur. Cathé tenta de le calmer mais l'enfant se débattait désormais avec la force du désespoir.

« Là ! Là ! Cathé, il est là ! Il va nous tuer ! Il va nous tuer, tu entends ! »

Paniquée par les cris de l'enfant, Cathé se releva d'un seul coup. Sa tête vint heurter une poutre basse. Elle tomba évanouie.

Le Marchand de sable eut un éclat de rire.

« On ne peut pas gagner à tous les coups, bonhomme. Allez, viens, je t'emmène au pays des merveilles ! » dit-il avec la voix de Fabien.

CHAPITRE 41

LES FILLES de Claude Gaucher ne sauraient sans doute jamais que leur mère aimait par-dessus tout, chez un homme, la façon dont sa barbe entremêlait le noir et le roux. Peut-être avait-elle été impressionnée, enfant, par quelque conte où le seigneur, à l'instar de Barbe Bleue, portait sa virilité au menton. Sans doute même y avait-elle éprouvé ses premières émotions sexuelles.

Dans tous les cas, et depuis l'enfance, elle se sentait étrangement émue lorsqu'un homme se laissait pousser une barbe bicolore.

Par chance, Henri Gaucher aimait plaire à sa femme et les années soixante-dix aimaient la pilosité. Quand Claude se souvenait de son mari, elle revoyait ses propres doigts, fins et longs, caresser et séparer les brins noirs et roux de sa barbe.

Il lui manquait terriblement. Tout son être lui manquait – pas seulement sa barbe – et, chaque soir, elle pensait avec amertume à tous les moments où il l'avait agacée, énervée, déçue. Elle regrettait.

Certaines nuits, elle cherchait sa chaleur dans leur lit. Henri dormait torse nu. Elle avait pris l'habitude, dès leur nuit de noces, de venir poser sa joue sur son dos tiède. Des années après, Diane et Zette, qui se gargarisaient de magazines féminins idiots, avaient parlé devant elle de cette déformation relationnelle qui consistait à tourner le dos à sa femme. D'après la journaliste spécialisée dans les positions du sommeil chez les trentenaires, cela signifiait un refus inconscient de la part de l'homme, un rejet, une introversion incontrôlable.

Claude avait aimé passionnément Henri, qui le lui avait rendu. Il lui avait pourtant tourné le dos, nuit après nuit, non pas parce que son inconscient tentait de lui signifier qu'il était temps d'exprimer au grand jour une homosexualité latente mais parce qu'une fracture au service militaire l'empêchait de dormir sur le dos ou le ventre.

Henri n'avait jamais donné son avis sur la question, ni montré par un geste de tendresse qu'il aimait cette habitude, mais le lendemain des nuits où Claude restait dans son coin, fâchée ou simplement épuisée, il disait : « J'ai mal dormi. J'ai eu froid au dos. »

Cette nuit-là, Claude avait froid au dos, tournée vers le mur, dans leur grand lit. Henri lui manquait. Pourtant elle était forte, elle le savait. Elle avait affronté l'absence de Saul, le chagrin de Diane, son cancer, la peur de la mort. Elle pourrait affronter une rechute ou tous les chagrins à venir.

Elle n'avait jamais eu besoin d'Henri.

Cette nuit-là, plus qu'aucune autre, pourtant, elle ressentit un manque violent, l'angoisse d'être seule dans son lit. Le pressentiment que quelque chose arrivait, quelque chose de plus terrible que la mort de son mari ou la perspective du cancer lui grignotant le ventre, la maintint éveillée, le souffle court.

Elle se leva brusquement, faisant voler les couvertures, enfila un pantalon sous sa chemise de nuit, chercha des chaussures. Elle n'avait jamais été du genre à se cacher sous ses draps en tremblant.

Il y eut deux bruits simultanés, un au-dessus de sa tête, un au rez-de-chaussée.

La porte de la cuisine, pensa-t-elle.

Depuis quelque temps, Cathé était moins vigilante et fermait mal certaines portes. La police avait trouvé son matériel médical à cause d'une de ses négligences.

Elle descendit rapidement, sans bruit. Dans le secrétaire du petit salon, dissimulé dans un tiroir, il y avait le pistolet de son père. Elle savait s'en servir. Elle traversa le hall, puis poussa la porte qui glissa silencieusement.

Le pistolet en main, le long du corps, elle continua vers la cuisine. Cathé avait également oublié de fermer les rideaux. Le rayon de lune qui passait par la porte vitrée encadrait une silhouette que Claude, le cœur battant, reconnut. Elle ne voulut tellement pas y croire qu'elle leva le pistolet, malgré elle.

« Maman ? »

Saul allongea le bras. La lumière crue de la cuisine les aveugla tous les deux.

« La porte était ouverte. »

Claude laissa sa main retomber et chercha, de l'autre, une chaise. Il lui fallait s'asseoir.

« Maman, la porte était ouverte.

— Heureusement que les fenêtres étaient fermées… » répondit Claude, avec une sorte de rire fou.

Saul était parti par une fenêtre. C'était dans ses habitudes, à l'époque où il revenait. Il rentrait par la porte.

Elle contempla le costume de son fils et ses cheveux tondus. Il avait les cheveux si épais… Au printemps, elle mettait plus de temps à les lui couper que ceux de ses sœurs. Elle lui fit signe de s'asseoir puis tenta de reprendre sa respiration. Son fils, devant elle… Dans cet affreux habit… Avec ce col blanc, portant sa trahison devant elle, sans l'ombre d'un remords.

« Tu es bien devenu prêtre…

— Quand tu dis ça, on dirait que je me prostitue. Tu aurais préféré, en fait.

— Joli vocabulaire pour un prêtre.

— Tu confonds les prêtres et les saints, Maman, répondit froidement Saul. Et tu confonds les actes et les paroles.

— C'est la même chose pour moi. Que viens-tu faire ?

— J'ai reçu la visite d'un flic. Il paraît que ça va mal. Je suis venu m'assurer que vous n'avez pas besoin de moi.

— Arrête. Tu ne t'es même pas déplacé à la mort de ton père. Que viens-tu faire ici, Saul ? »

Il n'hésita pas longtemps. Il valait toujours mieux jouer cartes sur table avec Claude. Elle ne mettait aucun plaisir dans la joute.

« Chercher des réponses, lâcha-t-il.

— Tu n'as aucun droit de débarquer en pleine nuit et d'exiger des réponses. Que s'est-il passé ? Tu as soudain réalisé que tu vivais dans le silence ?

— Le sarcasme te va toujours aussi bien, Maman. Tu n'as jamais été généreuse, cela dit, même avec ta propre famille.

— Ma propre famille ? Tu as choisi de ne plus appartenir à cette famille. Ni même à la vie, d'ailleurs.

— Parce que la vie, c'était ça, Maman ? Dix ans après, tu penses toujours que la vie, c'est habiter cette maison, en sortir en costume et en blouse, y rentrer seul en fermant bien le portail à double tour, ne jamais voir personne ? Mais quelle différence, alors, avec le monastère ? Je suis un Gaucher pure souche, selon les critères : je vis quasiment en autarcie, je porte un uniforme et je ne vois que ceux avec qui je vis.

— Tu sais très bien que ce n'est pas ça. Les lois de cette famille ne... »

Saul plongea ses yeux clairs dans ceux de sa mère. Elle se sentit rougir.

« Alors, ce n'est pas parce que je n'ai pas revu Papa avant sa mort ou que je n'ai jamais donné de nouvelles... Ce n'est pas parce que je n'ai pas eu d'enfant. Ce n'est même pas parce que tu as fait de l'athéisme ta propre religion... C'est à cause de l'héritage. N'est-ce pas, Maman ? C'est à cause de l'héritage ? »

Claude détourna la tête. Elle était incapable de laisser un mot passer la barrière de sa gorge. La rage commençait à faire trembler les mains de Saul, posées de chaque côté de ses cuisses. Soudain, il se reprit.

« Bien sûr, que c'est à cause de l'héritage... Une partie du précieux empire donnée à des étrangers... des cathos, de surcroît. Va savoir ce qu'ils auraient pu en faire... D'ici qu'on se retrouve avec de l'eau bénite en perfusion ou qu'on interdise l'avortement... Tu sais, j'ai eu le temps de chercher à comprendre. Et même simplement de chercher. Quand on s'y intéresse vraiment, il y a bien plus d'informations qu'on le pense sur notre famille, disponibles pour pratiquement n'importe qui, s'il en a les moyens. C'est très intéressant, avec un peu de logique, de relier toutes les données et de voir qu'à chaque génération, il se passe à peu près la même chose.

— Es-tu revenu pour m'expliquer qui est ma famille ?

— Non. Je suis revenu parce qu'un flic m'a interrogé et que j'ai compris que tout recommençait.

— C'est toi qui ne vas pas recommencer, Saul...

— Pourquoi ? Parce que cette fois-ci Papa n'est pas là pour te convaincre de ne pas m'envoyer en hôpital psychiatrique ? Ou parce que cette fois-ci je sais enfin que je ne suis pas fou et que tu as toujours su que je ne l'étais pas. Ou parce que tu tentes par tous les moyens de te convaincre que Papa ne l'était pas non plus.

— Je ne vois pas de quoi tu parles, Saul. »

Il y eut un silence. Les doigts de Saul tapotèrent le bois huilé de la table.

« Où gardes-tu son corps, Maman ? Dans quelle clinique ? Quel labo ? Quel institut de recherche contre le cancer ? Contre les maladies du sommeil ? Comment avez-vous réussi à la convaincre ? »

Claude ne répondit pas. Le regard glacé qu'elle lança à son fils le fit sourire, mais sans aucune joie.

« Ah... Tu préfères que je remonte un peu plus loin... Quand Mamia était jeune ? Quand elle a rencontré son futur mari ? Traitée pour insomnies... cauchemars... troubles du sommeil en général. De quoi souffrait-elle le plus, à ton avis ? De narcolepsie ? Ou des visions qu'elle avait, éveillée ? Il était trop tard, n'est-ce pas, quand elle a compris ? Dis-moi, Maman... Comment Papa aurait-il expliqué ce que vivait Mamia ? L'a-t-il fait ? Ces espèces de prémonition... Cette femme qui hantait ses rêves... À quel moment exact avez-vous compris qu'elle était capable de se plonger elle-même dans le coma ? Au moment où son cancer s'est déclaré ? À quel moment Papa a-t-il décidé de l'utiliser comme cobaye ? Et pourquoi a-t-elle accepté ? »

Il reprit sa respiration.

« C'est amusant, tu sais... Il faut toujours un jardinier alcoolique dans les grandes maisons, surtout celles qui recèlent tous les secrets. Et avant ça, un type qui a besoin d'argent de façon désespérée. René Bricard s'était laissé soudoyer bien avant Christophe

Petit. Je te l'apprends, non ? As-tu la clé du jardin du haut, Maman ? Ce que vous appelez le jardin sauvage…

— Bien évidemment.

— Où est-elle ?

— Avec les autres clés. Personne ne passe plus par cette porte-là. Elle doit être recouverte de ronces. Tu es revenu pour me demander la clé du jardin, Saul ? Ou des comptes sur ma propre mère ?

— J'ai assez de clés comme ça pour l'instant. En tout cas, sache qu'il y a déjà un moment, Christophe Petit a vendu un double de cette clé à quelqu'un de l'extérieur. À qui ? Va savoir… Du moins, c'est ce que j'ai cherché, moi, à apprendre. J'ai même demandé un autre double, que j'ai obtenu pour une somme plutôt rondelette. Je suis venu plusieurs fois, j'ai ouvert la porte qui n'est absolument pas couverte de ronces, au passage… Je n'ai jamais pu rentrer. Je ne sais pas ce qui a pu m'arrêter…

— Les scrupules ?

— Moi, des scrupules ? Non. Le traumatisme, si tu veux… Ce que je sais, c'est que plus je m'approche de cette maison, moins je suis capable de prendre des décisions. Il y a quelque chose en moi qui veut que cette maison repose.

— Charmant… Ce n'est pas un cimetière, Saul. C'est ma maison.

— C'est intéressant que tu parles de cimetière… As-tu remarqué, Maman, qu'aucun garçon n'a survécu dans cette maison ? Le frère de Mamia est mort ici. Le tien aussi. Le savais-tu ? Tu as eu un frère, mort à l'âge de deux ans, étouffé dans son sommeil. Et puis, il y a moi. J'ai failli mourir, moi aussi, Maman. Tu te souviens ? La nuit où Mamia m'a trouvé… Où déjà ? Devant les amandiers… Devant cette putain de barrière d'amandiers que personne n'arrive jamais à passer… Sauf toi. Je t'ai vue, un jour. Tu peux aller de l'autre côté. »

Il se redressa un peu, pour cacher son tremblement nerveux.

« Comment fais-tu ? Je veux savoir. Je sais que toutes les réponses sont de l'autre côté, avec la preuve que je ne suis pas dingue…

— Je ne comprends pas de quoi tu parles.

— Tu ne sais pas de quoi je parle ? Un malade mental m'a enlevé une nuit pour m'emmener dans…

— … Saul, je t'en prie.

— Prie, Maman, ça sert, effectivement. Mais ça n'effacera rien. Tu n'as jamais voulu y croire. »

Les larmes commencèrent à poindre sous les paupières fermées de Claude.

« Il n'y a jamais eu de preuves. Il n'y a jamais eu de séquelles, ni même de marques physiques. Saul… personne n'a jamais vu cet homme.

— J'étais juste mort, alors.

— Ton père pensait que…

— Mon père a toujours dit que…

— Ne me dicte pas ce que j'ai à dire, siffla Claude. Ton père pensait que tu avais fait un arrêt cardiaque.

— Alors, il y a bien un au-delà et je l'ai vu. C'était juste l'enfer. »

La remarque lui arracha un sourire moqueur.

« Heureusement que Mamia m'a cru, elle. Heureusement qu'elle est venue me chercher dans l'enfer. Parce que vous, mes parents, vous m'y auriez laissé. J'aurais été un de ces fils morts dont la génération suivante n'aurait même pas entendu parler… C'était bien la peine de me faire autant chier quand j'ai décidé de mourir aux yeux du monde. J'ai… »

Un fracas sourd, venu des étages, l'interrompit. Saul se leva d'un bond.

Claude tenta de le rattraper par la manche, mais c'était trop tard. Et, dans son ventre déjà noué, revint l'angoisse, la certitude que quelque chose d'atroce avait élu domicile dans sa maison.

Elle ne put que se jeter à sa poursuite.

D'un seul coup d'œil, Claude analysa la situation. Cathé gisait sur le sol. Claude se rapprocha de la gardienne. Elle était juste sonnée.

Saul avait dû l'enjamber pour arriver jusqu'au lit où sa grand-mère survivait, raccordée à ses machines.

Claude tira Cathé jusqu'au fauteuil, dont elle enleva les coussins pour lui faire un appui confortable. Cathé ouvrit les yeux et fit signe que tout allait bien. Sous sa main, une bosse commençait à enfler, juste au-dessus de l'arcade sourcilière.

Un hurlement de colère détourna l'attention de Claude. Saul s'était agenouillé auprès du lit et serrait la main de Mamia entre les siennes. La colère déformait ses traits quand il se retourna vers sa mère.

« Dans un grenier ?! Dans une merde de vieux grenier ?! C'est là qu'elle est depuis vingt ans ? C'est là où tu l'as laissée ? Et qui fait les expériences, hein ? Qui ? Elle ? » hurla Saul en montrant Cathé du doigt.

Il tenta d'ouvrir la chemise de nuit blanche mais ses doigts s'accrochèrent aux boutons. Claude bondit jusqu'à lui et l'arrêta, la main autour de son poignet.

« Ne sois pas indécent, Saul ! »

Un long sifflement les arrêta tous les deux. Le corps de Mamia frémit et se releva d'à peine un centimètre, mais ils entendirent très nettement l'air rentrer par sa bouche et virent ses yeux s'ouvrir et fixer le plafond gris. Saul s'approcha de son visage.

« Mamia ?

— Non ! Saul… C'est le coma qui la maintenait en vie. Si elle se réveille, ça veut dire que c'est bientôt fini.

— Tu me dois la vérité ! Pourquoi, exactement ? Qui a décidé cela ?

— Depuis quand doit-on la vérité à ses enfants, Saul ? »

Il eut un moment d'arrêt. C'était tellement Claude… Une onde de colère passa dans la poitrine de Saul.

« Rien ne marchera, n'est-ce pas, Maman ? Ni la raison, ni la menace… Tu continueras à trouver des prétextes pour ne pas voir les choses comme elles sont et pour garder ton pouvoir. Tu pourras dire que c'est pour nous préserver. Ou parce que je t'ai heurtée. Ou parce que je n'ai pas été le fils que tu attendais, que j'ai choisi de disparaître. Un peu facile de revenir et de demander des comptes, n'est-ce pas ? J'ai pensé à vous, pourtant… Tu ne peux pas savoir à quel point… Tu as déjà passé une nuit dans une cellule ? Il ne fallait pas partir, je sais. La vraie cellule, pour moi, c'était ici. Aujourd'hui, tu ne me dois pas la vérité ? C'est ironique. Autrefois, la vérité t'importait plus que moi. Que je dise la vérité. Que je dise que cet homme n'avait jamais existé. Que je sois normal à tes yeux. Tu n'as jamais vu ce que vous aviez de monstrueux, de tentaculaire. Tu crois que c'est un bonheur, de naître dans cette famille ? Enfermé ici à vie... avec des permissions pour être un grand homme... Mais pas un homme libre... J'ai été plus libre sous cette soutane, entre les quatre murs de ma cellule, parce que j'étais libéré de vous. Mais pas d'elle. Tu veux savoir la différence entre elle et vous, Maman ? C'est qu'elle, je l'aime, sans condition. Vous, il a toujours fallu que je vous aime parce que, sinon, j'étais un mauvais fils. Je devenais aussi monstrueux que vous et votre amour plein d'astérisques et de notes de bas de page. Alors non, tu ne me dois pas la vérité, pas plus que je ne te dois le respect. Mais à elle, nous lui devons tous les deux la vie.

— Tu es déjà mort, pour moi, Saul, cracha Claude.

— Ça, ce sont des mots. Tu me parles. Tu ne m'as pas encore foutu dehors. Le Saul que tu voulais est mort mais tu gardes espoir. Ton orgueil maintient en vie le lien que tu penses avoir avec moi. Je ne suis pas mort parce que je suis devenu ce qui t'inquiète le plus au monde, un homme...

— Un homme ?

— Un homme qui aurait une autre ambition que celle de crever entre vos murs ou de faire votre fortune. Je ne vais pas te dire que j'ai prié pour elle, ça te ferait rire. Mais je lui parlais. Elle me parlait aussi souvent, en rêve. Elle me disait que j'avais fait le bon choix. Elle me demandait de ne pas avoir de haine envers toi.

— On ne peut pas dire que tu l'aies beaucoup écoutée.

— Tu confonds la haine et la colère. Tu as toujours confondu les deux. Sais-tu ce qu'elle me disait souvent, la nuit ? "On n'oublie tout, sauf le parfum de sa mère, Saul. Un jour ou l'autre, tu te souviendras du parfum de ta mère..." Amusant, n'est-ce pas ? J'ai toujours détesté la lavande. Cette odeur de spray pour les chiottes...

— Ça suffit !

— Ça suffit, oui. Mais je me souviens aussi de ce qu'elle disait souvent de son vivant. Il n'y a rien de pire que de ne pas faire ses adieux. Tu t'en souviens ?

— Je me souviens de tout ce qui concerne ma mère, Saul.

— Ce qui fait de toi une bonne fille. Alors… »

Saul posa son doigt sur le bouton du respirateur.

« Tu n'oseras pas !

— Crois-tu ?

— Ta religion condamne le meurtre.

— Ma religion dit aussi “ton père et ta mère tu respecteras”.

— Ça nous fait un point commun, grinça Claude. Moi, j'ai respecté chaque mot de ma mère. Enlève ton doigt, Saul. Tu n'es pas capable de faire ça. »

Saul pencha la tête et hésita une seconde. Puis il retira son doigt du respirateur, sans trembler. Dans un geste qui paraissait presque naturel, ses mains se joignirent sur ses cuisses. Claude entendait sa respiration mesurée et le vit fermer les yeux.

« C'est vrai, Maman, murmura-t-il. Je n'en suis pas capable. »

Claude n'arriva pas à détacher les yeux de son fils. Sous les cheveux ras et le front vieilli, aux rides de réflexion déjà marquées, il avait encore ce profil pur qu'elle avait vu le jour de sa naissance. Ce profil sans concession, d'une harmonie qui faisait baisser les yeux des étrangers parfois. Elle avait souvent caressé ce petit profil : l'arête du nez, parfaite, la bouche un peu bombée, pas trop, les paupières fines aux longs cils. Saul avait toujours été le plus secret et le plus aveuglant de ses enfants. Il ne ressemblait à personne.

Et pourtant…

Si Claude avait fouillé un jour dans les archives de la famille, elle aurait trouvé la photo d'un soldat, debout dans les tranchées près de Verdun, quelques semaines avant qu'un obus lui arrachât la moitié du visage et l'épaule droite. Elle aurait reconnu les mêmes yeux sans concession, la même moue un peu hautaine et la même ombre au front chez ce grand-père mort à la fin de la Grande Guerre et dont la jeune femme n'avait pas réussi à le pleurer longtemps, tant elle détestait la violence sourde qui se cachait derrière la pureté de son profil.

Mais Claude ne voyait pas cette violence dissimulée. Elle voyait la bouche de son fils, qui commençait à trembler un peu, et reconnaissait sa façon de baisser la tête quand il écoutait quelque chose qu'elle ne comprenait pas, une chose tapie au fond de son être et qui le guidait.

« Je sais bien que tu n'en es pas capable. Moi non plus, Saul. Puisque tu veux la vérité, je vais te la donner… Cathé reprendra ce que j'ai oublié. »

Alors que Claude commençait son récit, sans plus prêter attention à ce qui l'entourait, les yeux de Mamia s'ouvrirent sur la charpente du grenier. Au même instant, une lueur glacée, un bref éclair, apparut au fond du jardin sauvage.

CHAPITRE 42

MILLIMÈTRE PAR MILLIMÈTRE, les doigts de Max gagnaient du terrain. Il sentait la terre sablonneuse, faite de minuscules éclats coupants, sous la pulpe de ses phalanges. Le Marchand de sable l'avait laissé là, enterré vivant, depuis une éternité.

Max avait l'impression que le haut de son corps se trouvait dans une sorte d'alcôve de calcaire, friable mais solide pour l'instant. En revanche, ses jambes étaient recouvertes de terre. Étonnamment, l'air ne lui manquait pas mais il se sentait tout de même oppressé par l'exiguïté de sa prison.

Pourtant, il aimait les coins et les recoins, depuis toujours. Il avait été le genre d'enfant à se cacher dans les placards et pour qui on avait cadenassé la porte du congélateur. Il était souvent seul et préférait l'être.

Le Marchand de sable l'avait transporté au travers d'une terre désolée, mais aux lueurs et aux teintes sans cesse changées. Ensemble, ils avaient traversé un pont, devant lequel un petit corps, sans doute celui d'un enfant, gisait. Le Marchand de sable avait craché dessus en passant puis ri autant qu'il pouvait.

Au loin, Max avait aperçu une sorte de tourbillon ombrageux et des formes qui se tordaient.

Ils étaient ensuite passés devant des potences, auxquelles pendaient des cadavres consumés et rongés. Max était sûr que le mouvement de certains corps n'était pas imprimé par le vent qui soufflait autour d'eux. Certains suppliciés étaient encore en vie.

Au détour du chemin du Marchand de sable, il avait vu Paulo, enfin. Ce qu'il en restait.

Dans sa cavité, il en frémissait encore. Il préférait encore être enterré là, vivant, loin du Marchand de sable et de ses horribles doigts fins et avides, plutôt que ce qu'il avait vu de Paulo.

Il ne savait pas qu'on pouvait rester vivant après ça. Il ne savait pas ce qu'on lui avait fait. Mais une chose était certaine : tout ce qui traînait aux pieds enchaînés de son ami n'aurait pas dû être à l'extérieur de son corps. La bouche de Paulo jetait encore des gémissements sourds.

Max avait failli éclater en sanglots. Si Paulo avait encore eu des yeux, il aurait pu lui faire un dernier geste, un signe pour se sentir moins seul. Mais le Marchand de sable avait hâté le pas et le corps torturé de Paulo, attaché à ce rocher, avait disparu dans le brouillard.

Les bruits qu'il entendait étaient étranges, atténués par la terre tassée puis répercutés en écho par la cavité.

Il y avait déjà la foreuse qui puisait quelque chose sous la terre, dans un mouvement sinistre de régularité, et qui se détachait d'un filet d'eau courante, plus profond. Des cris d'oiseaux de proie en pleine chasse jaillissaient au loin mais Max n'était pas sûr de leur provenance. De temps en temps, il y avait un hurlement ou le vent, mais rien d'humain, en tout cas.

Et soudain, il y eut le grattement. Il vint de tous les côtés à la fois, au début, comme si la cavité où il reposait se trouvait au milieu d'une fourmilière.

Puis les millions de petites pattes qui grattaient la terre semblèrent se rassembler en une colonne et se séparer d'un seul coup.

Sous son index droit, il perçut également la forme allongée d'un insecte puis le minuscule pincement d'un dard qui s'enfonçait dans sa chair.

Alors, Max sentit les piqûres sur ses jambes et son ventre.

Il avait déjà vu des fourmis s'attaquer à un lézard.

Bientôt, il ne put plus bouger.

CHAPITRE 43

« Quand Mamia a compris qu'elle avait un cancer, elle nous a demandé de venir dans la salle de réception, ton père et moi. On ne vit pas dans cette famille sans savoir exactement combien de temps il nous reste à vivre après un diagnostic. Et personne, de toute façon, n'aurait réussi à mentir à Mamia. Je savais très bien ce que ton père et elle faisaient depuis quelques années. Mamia souffrait de narcolepsie, qui la plongeait dans le sommeil à n'importe quel moment. Ton père s'intéressait particulièrement à ce type de pathologie, parce qu'il pensait sincèrement que l'avenir de la pharmacie serait dans le somnifère. Il imaginait notre société actuelle comme un grand bazar, où le stress et l'angoisse seraient les maux du siècle. Mamia et lui se sont amusés, au début. Et puis ils ont fait une découverte. Mamia s'était aperçue que sa narcolepsie pouvait être contrôlée et que, durant ses périodes de sommeil forcé, sa maladie reculait. Ça a d'abord été un rhume puis, durant une angine, elle a tenté de rester endormie plusieurs jours, dans une des cliniques de ton père. Ça a marché. Quand elle a su pour son cancer des poumons et qu'elle nous a convoqués, elle a demandé à ton père de la plonger dans le coma. Pas pour survivre. Mamia voulait mourir. Elle était âgée, elle souffrait. Sa narcolepsie se transformait en catalepsie. Je la retrouvais figée, parfois depuis des heures, les yeux grands ouverts. Mais... Ton père était contre l'expérimentation, surtout poussée si loin. Il se trouve que le cancer de Mamia a été révélé juste après le mien. Il a accepté pour moi. Ses recherches sur le sommeil se transformaient en recherche sur le cancer. Mamia lui a fait jurer de la maintenir dans le coma le plus longtemps possible, le temps de trouver comment recréer son état grâce à des techniques d'endormissement et de réanimation. Seulement, il ne pouvait pas la laisser dans une de ses cliniques, ni même faire venir une équipe. Tout ce pouvoir… tout ce pouvoir sur nous. Finalement, la solution est arrivée par Cathé. Ton père et elle avaient travaillé ensemble. Cathé avait été suspectée dans une affaire d'avortements clandestins. Oui, Saul, ton père aussi. C'était une bonne infirmière, compétente. Nous avions été liés par un combat commun. Nous lui avons demandé de venir travailler ici. Depuis, elle s'occupe des soins de Mamia. Si ta grand-mère est encore en vie, c'est grâce à elle. Ne fais pas cette tête. Grâce à elle. C'était la volonté de Mamia. Cathé est venue vivre ici, avec René et Thibaud. J'ai guéri de mon cancer. Ton père a continué ses recherches. Et puis il est mort. Que pouvais-je faire, Saul ? Les trahir tous les deux ? Elle nous avait fait jurer de ne jamais la débrancher. C'est facile de juger, de nous faire passer pour des bourreaux. Crois-tu que ce soit facile pour moi ? Je dors chaque nuit avec ma mère inerte au-dessus de ma tête. Et depuis quelque temps, elle faiblit. Cathé et moi sommes seules à porter ce fardeau. As-tu déjà attendu la mort, Saul ?

— C'est à moi que tu demandes cela ?

— Pour les autres personnes présentes, j'ai déjà la réponse.

— Une fois, oui. J'ai attendu la mort, dans ma propre tombe. Elle a été longue à venir. Je crois que ça a été ça, le pire. Attendre la mort dans sa propre tombe, pendant des heures. Sans Mamia…

— Ne recommence pas.

— Tu ne me croiras jamais, n'est-ce pas ? Alors amène-moi derrière la barrière d'amandiers. Dis-moi qu'il n'y a rien là-bas ou aide-moi à la traverser.

— Mais pourquoi, Saul ? C'est juste un jardin, notre jardin !

— Amène-moi là-bas et, après, je t'aiderai à accompagner Mamia. Tu ne seras pas seule.

— Je doute d'avoir besoin d'un prêtre, Saul.

— D'un prêtre, peut-être pas. Mais d'un fils, sûrement. »

Claude ne dit rien. Elle baissa les yeux, pour ne même pas répondre du regard.

CHAPITRE 44

ZETTE recula d'un pas. Elle avait vu la femme sortir l'énorme clé de sa veste de chasse, l'insérer dans la serrure de la porte de fer forgé et entrer dans la propriété du Chais, par le jardin sauvage. Après un instant où elle eut l'air estomaquée, Zette bondit hors de la voiture et parcourut la vingtaine de mètres qui la séparait du chemin.

Le hurlement vint juste après. Une silhouette massive apparut, dissimulée jusque-là par les arbres qui bordaient la route. L'homme attrapa Zette par le bras. Ti la vit effectuer un tour étrange. Puis l'homme eut un geste que Ti reconnut tout de suite.

Le jeune homme se mit alors à courir. Le corps de Zette s'affaissait déjà, tandis que ses mains se portaient à son ventre.

L'homme se tourna vers Ti, un couteau dégoulinant de sang serré dans son poing fermé.

Il y eut une lutte âpre. L'homme était plus lourd mais également plus vieux et moins agile. Ti arriva à lui faire lâcher son couteau et lui décocha un solide coup de poing en plein visage, ce qui fit vaciller son adversaire assez longtemps pour que le jeune homme attrapât une branche d'arbre mort et le frappât avec.

L'homme tomba, sonné, à côté de Zette.

Ti se jeta sur elle et l'entoura de ses bras. Les yeux de Zette s'agrandirent à la vue de l'homme gisant non loin d'elle.

« C'est Fayais... » souffla-t-elle.

Ti savait qu'il ne fallait pas la déplacer. D'une main, il chercha son portable. Il l'avait laissé dans la voiture. Il tenta de décrisper les doigts de Zette, serrés contre son ventre. La parka était déjà humide.

La tête de la jeune femme bascula en arrière.

Au même moment, les paupières de Mamia ouvrir sur ses yeux fixes.

Zette se releva comme elle put. Elle n'était plus sur le froid chemin qui longeait le Chais et où parfois elle promenait les chiens. L'air était épais, le sol trop meuble.

Elle se trouvait de l'autre côté. Devant elle, la route de briques jaunes traversait un carré d'herbe rêche, qui n'avait rien à voir avec le décor moelleux du film en Technicolor.

« Voilà. J'y suis. »

Elle se sentait étrangement en pleine possession de ses moyens, là où d'habitude elle se savait presque impuissante. Elle devait être profondément endormie, dans son monde, pour être, dans celui-là, si… « entière ? »

« J'ai été idiote de chercher à y entrer éveillée. C'est bien endormie qu'on y vit le mieux. »

Elle se mit à fredonner la chanson de Judy Garland, en posant le pied sur la première brique, dont elle perçut les contours acérés au travers de sa chaussure. Tout lui semblait parfaitement cohérent.

Cette fois-ci, elle marcherait jusqu'au pont, parlerait à la petite fille qui le gardait et le traverserait.

Avant de s'engager sur la route, elle eut une hésitation, un éclair d'angoisse et s'arrêta. Quelque chose la tirait en arrière : le sentiment qu'elle ne reviendrait pas aussi facilement que d'habitude.

Ti réussit à descendre la fermeture éclair de la parka sans trop bouger le corps de Zette. La lame s'était enfoncée profondément. Il posa sa main à l'endroit où le tissu déchiré laissait entrevoir la plaie, pour arrêter l'hémorragie.

Conscient de l'inutilité de son geste, il resserra les pans de la parka autour de Zette, afin d'éviter le froid de pénétrer. Enfin, il la reprit contre lui et la berça.

« Zette, réveille-toi ! Bordel ! Réveille-toi ! C'est toi, l'infirmière ! »

Zette hésita. Au loin, un décor industriel remplaçait le mauvais carton-pâte de la route de briques jaunes. Elle reconnut le tourbillon morbide dans lequel elle avait vu les trois visages. Du ciel gris, à l'horizon, se détachaient ce qui semblait être des potences de bois.

Elle chercha le pont, en vain.

Ti passa sa main sous les reins de la jeune femme, le plus délicatement possible, puis la souleva du sol. Doucement, il marcha sur le sol verglacé jusqu'à la voiture, réussit à écarter du genou la portière restée entrouverte et déposa Zette sur le siège du passager.

Le jaune de la route devint moins vif. Autour de Zette, les couleurs s'estompaient. Derrière elle, la force qui la retenait se fit plus pressante. Elle n'osa pas s'en dégager car elle savait, au plus profond d'elle-même, que cette force détenait la vérité : elle n'appartenait pas à ce monde de carton-pâte et d'horreur.

Ti ne vit ni n'entendit l'homme arriver derrière lui. Il s'écroula, simplement, sur le sol gelé.

« Un prêté pour un rendu », entendit-il avant de s'évanouir.

Soudain, Zette fut libérée de toute entrave. La route de briques jaunes se remit à scintiller, juste devant elle. L'herbe devint vert clair et sembla aussi épaisse qu'une moquette de producteur.

Elle fit quelques pas puis, prenant de l'assurance, s'engagea sur le chemin en chantonnant. Les fleurs du bas-côté, des roses rouges, comme dans la chanson, penchaient un peu alors qu'elle les frôlait de ses chevilles nues.

Devant elle, un arc-en-ciel apparut. Elle sourit dans sa direction, sans s'apercevoir qu'il était en noir et blanc.

CHAPITRE 45

LE SILENCE s'était installé entre eux, de façon presque évidente. Diane avait passé ses mains dans les manches de son manteau. Elle avait oublié ses gants sur la table du café. Simon conduisait, presque trop prudemment. De temps en temps, il s'assurait qu'elle ne le regardait pas.

« Je suis désolée, finit par murmurer Diane. La dernière fois que j'ai été raccompagnée par un homme la nuit, c'était il y a plus de dix ans. Est-ce qu'il faut que je fasse comme si vous étiez un chauffeur de taxi ? »

Simon sourit.

« Je crois que vous êtes encore plus coincé que moi, continua-t-elle. Pourtant, j'imagine que vous avez eu plus de… partenaires…

— Pitié, rit Simon. J'aurai des partenaires, sans doute, mais de bridge, quand je serai vieux.

— Le bridge vous ira très mal. Les échecs ?

— Je ne suis pas à un cliché près. Je suis flic, vieux garçon et accro au café.

— On dit encore vieux garçon, de nos jours ?

— On dit bien partenaire.

— Vous n'avez pas tort. Disons que… ça fait bien quelques années que je n'ai pas eu de partenaire de bridge…

— Le bridge se joue à quatre.

— Ça peut s'arranger », répondit Diane d'un ton léger.

Ils se turent quelques minutes.

« Et avec votre dernier… partenaire ? demanda soudain Simon.

— Le père de Max et Lucie, voulez-vous dire ? Nous nous sommes rencontrés jeunes, j'ai eu Lucie très tôt. Fabien n'était pas le genre de garçon qui se serait contenté d'une vie de famille, même relativement heureuse. Un fou de travail, avant tout. Il vit actuellement en Afrique du Sud. Il a choisi un secteur porteur, le développement durable. Il est biologiste.

— Et il n'a jamais pensé à travailler pour votre famille ?

— J'aimerais mieux qu'on ne parle pas de ma famille, si possible. L'enquête, vous savez… Et vous ? Votre dernière partenaire ?

— Nous nous sommes rencontrés jeunes. Elle, surtout.

— Je vois. Vous n'avez pas eu ce problème avec moi.

— Exactement. Ça a facilité les choses. Sauf pour le déambulateur, qui prend un peu de place dans mon coffre. »

Simon écouta le rire de Diane disparaître par à-coups. La dernière fois que quelqu'un avait plaisanté avec lui dans cette voiture, c'était Paulo. Diane lui posa la main sur l'avant-bras. Malgré les vêtements, ils ressentirent tous deux le même frisson.

Le silence se réinstalla entre eux, plus compact, malgré l'intimité partagée quelques secondes auparavant.

Simon alluma la radio qui était restée sur la station des infos.

C'était parfait, pour passer pour un vieux con. Un fonctionnaire. Celui qui n'écoute jamais de musique. À ce stade, il s'en fichait. Ils avaient déjà franchi plusieurs barrières. D'une oreille distraite, il écouta la voix sérieuse du journaliste qui répétait inlassablement les nouvelles, pour la troisième ou quatrième fois de la soirée.

« Depuis trois nuits, des cas de somnambulisme se sont déclarés un peu partout dans la région. La police est intervenue sur quatre secteurs, aidée par le SAMU. Trois personnes âgées ont été retrouvées dans un état d'hypothermie avancée. »

Du coin de l'œil, Simon vit Diane froncer les sourcils. Il haussa le son.

« Plusieurs enfants ont également été amenés aux urgences par leurs parents, la nuit dernière. Il s'agirait d'un cas d'hypnose collective, d'après les chercheurs du département de…

— Hypnose collective… Quelle connerie ! » maugréa Diane.

Elle tourna le visage vers la vitre de la voiture. L'hypnose collective n'était certainement pas possible à cette échelle. Elle, elle se doutait bien de ce qui arrivait. De nouveau. Ça n'arrêterait jamais.

« Les enfants ont tous la même version de leur rêve : ils ont suivi un homme déguisé en saltimbanque qui jetait du sable doré derrière lui. À l'origine de cette image, un dessin animé qui passe en ce moment sur une chaîne du câble, auquel tous les parents seraient abonnés… »

Diane se redressa sur son siège. Le journaliste avait déjà changé de sujet. Simon ralentit.

« Un type qui jette du sable doré. Un Marchand de sable ? » murmura-t-il.

Diane plongea le nez dans son écharpe.

« Même pour moi, ça devient un peu compliqué », ajouta-t-il avec un petit rire.

Il se gara le long du trottoir, juste à la sortie de la ville, là où commençait la départementale vers le Chais.

« Je veux bien qu'on ne parle pas de nos vies ou même de celles des autres, en temps normal, continua-t-il. Mais il y a Paulo. Le type qui l'a enlevé se fait passer pour le Marchand de sable auprès des gosses. Je n'ai pas envie de ça entre nous, Diane, et j'ai bien compris la règle du jeu avec ta famille. Mais il y a Paulo, je le répète. Il est quelque part, avec ce malade qui lui fait Dieu sait quoi. Si Max… »

Diane se retourna d'un coup et lui posa les doigts sur la bouche.

« Pas Max ! Pas lui.

— Et pourquoi pas lui ? Pourquoi Paulo et pas Max ? Parce qu'il fait partie de la même famille ?

— Qu'êtes-vous en train d'affirmer ?

— C'est une question, à peine une hypothèse. Ton frère… »

Diane secoua la tête.

« Mon frère n'est pas le Marchand de sable. Il a été sa victime.

— Et il ne pourrait pas l'être devenu ?

— Arrêtez ça tout de suite. »

Simon reconnut dans la voix de Diane les accents coupants de Claude Gaucher. Il continua néanmoins.

« Je veux des réponses…

— Sinon ?

— Sinon, rien. Je ne vais pas te forcer à parler. »

Diane frémit. Sous le calme habituel de Simon, elle perçut une longue pulsion de violence contenue, de celles qu'il retenait sans doute pendant ses interrogatoires, lorsque le type qu'il questionnait refusait de répondre ou avait commis un acte tellement immonde qu'il devait se raisonner pour ne pas lui éclater la tête sur le bord de son bureau.

« Je n'ai pas vu mon frère depuis dix ans. Saul est parti de la maison lorsqu'il était à peine majeur. Vous voulez la vérité ? La vérité crue ? Saul ne peut pas être le Marchand de sable, pour la bonne raison que le Marchand de sable n'existe pas. Mon frère est psychotique, Simon. C'est du moins la conclusion des spécialistes chez qui mon père a tenté de l'amener.

— C'est censé me rassurer ? Et tous ces gosses, alors ? Psychotiques aussi ?

— Le Marchand de sable est une vieille légende du coin. Celui qui a enlevé votre neveu est juste un homme qui a peut-être utilisé cette histoire. »

Simon serra les mains sur le volant. Le timbre de sa voix se fit métallique, brusquement. « Ai-je affirmé une seconde que le Marchand de sable n'était pas un homme ? »

Il redémarra.

« Je te ramène chez toi. Libre à toi de ne rien me dire. Je finirai par le découvrir, de toute façon. Je n'ai pas le choix. »

Ils arrivèrent à proximité du Chais. Simon s'engagea dans l'allée. Même en rage, il n'avait pas envie de laisser Diane sur le bord de la route, malgré la petite distance qui la séparait de la maison. Il s'arrêta devant le portail, coupa ses phares pour ne pas éclairer les fenêtres des gardiens qui avaient visiblement oublié de fermer leurs volets.

« Il y a quelque chose de bizarre », dit Diane en dégageant un peu son écharpe, malgré le froid. Elle frissonna et porta les doigts à sa gorge.

Simon lui prit la main puis appuya sa paume sur son front. Il était brûlant.

« Attends, tu as de la fièvre…

— Simon, il y a quelque chose de bizarre… Ça ne devrait pas arriver ici… murmura Diane d'une voix rauque. Ça n'arrive jamais ici. Je suis protégée, ici. C'est ma maison.

— Qu'est-ce qui n'arrive pas, ici ?

— Ils sont partout dans le Chais… Il y en a plusieurs… Bien trop. Certains sont insupportables. Des intrus… Mais pas des étrangers… Simon, ce ne sont pas des étrangers… Mon dieu ! »

Diane ouvrit la portière, maladroitement, et tituba jusqu'au portail. Simon coupa le moteur et la rejoignit, juste à temps pour la soutenir et l'aider à marcher jusqu'à la maison.

CHAPITRE 46

CLAUDE FIT LE TOUR de la balise que la police avait laissée pour marquer l'endroit où le petit Dorian avait été trouvé.

Saul remarqua alors comme elle avait vieilli, maigri et comme elle se tenait plus voûtée, déjà. Un peu de compassion lui traversa la poitrine. Il l'avait tellement admirée… Il resta en retrait, contre le mur de la maison.

Claude resserra son manteau autour d'elle et se retourna.

« Que faisons-nous ? demanda-t-elle.

— Passe de l'autre côté, lui cria Saul.

— Saul, c'est ridicule. »

Il lui sourit puis avança vers les amandiers. Son visage changea aussitôt, traversé par un rictus de dégoût. Il recula de deux mètres puis se redressa.

« Passe de l'autre côté ! »

Des nuits entières, il avait réfléchi, analysé, pris des notes. Il savait parfaitement que les amandiers étaient une véritable barrière et que seule sa mère pouvait la traverser.

Il avait découvert ce pouvoir lors de son arrivée au monastère. La botanique l'avait toujours passionné et après quelque temps où il était incapable de la dissocier de sa mère et du Chais, il avait fini par s'y intéresser de façon plus théorique. Claude était une jardinière intuitive. Il était devenu un herboriste pointilleux.

Avant cela, il n'avait jamais fait le rapprochement entre le fait que ses sœurs ne jouaient que dans le jardin en laisse et jamais derrière la barrière d'amandiers. Il percevait le consensus muet de toute la famille mais ne le comprenait pas ou, du moins, ne savait pas le mettre en mots. Mais il le voyait.

Sans doute parce qu'il avait déjà traversé une fois la barrière d'amandiers. Deux fois, en fait, dont une emporté par le Marchand de sable, le diable, le monstre ou le croque-mitaine. Il se souvenait d'avoir essayé de s'accrocher aux branches et de hurler vers la fenêtre de ses parents, alors que les griffes de l'homme – de la chose – pénétraient sa chair au travers de son pyjama.

Il ne se souvenait pas de la deuxième fois.

Au monastère, il avait étudié les amandiers. Évidemment, l'inconscient prend toujours des chemins détournés. La variété qu'il tentait d'étudier devait servir à fabriquer des produits dont la vente aiderait la communauté. Amaretto, poudre et pâte d'amandes… Lui qui n'aimait pas le sucre ni l'alcool était devenu un chimiste-pâtissier acharné.

Mais les amandiers du Chais étaient une variété qu'il n'avait vue nulle part ailleurs.

Christophe Petit lui avait fourni des boutures qui n'avaient jamais pris. Il avait compris alors qu'aucun de ces amandiers ne pouvait pousser en dehors du Chais, de la même façon qu'il n'avait pu vivre ailleurs qu'en perdant son identité.

Il était devenu mutant, à sa façon, mais il aurait pu tout aussi bien, comme eux, en mourir.

Appuyé contre le mur, observant sa mère qui luttait contre son envie d'obéir et d'en finir, dans le froid de cette nuit, il repensa aux mots conciliateurs de Mamia. Mamia avait toujours été l'ambassadrice, alternativement, entre sa fille et son petit-fils.

« On n'oublie jamais le parfum de sa mère… Souviens-toi du parfum de ta mère. »

Il eut un hoquet ironique. Le parfum de sa mère… Cette lavande vulgaire… Rien à voir avec les effluves compliqués, sophistiqués des parfums de Mamia, même dans sa grande vieillesse. Il aimait plonger son nez dans ses foulards, en cachette.

Mais cette odeur de lavande… Il n'osait même pas penser à un parfum. C'était bien une odeur, qu'il ne s'expliquait pas chez Claude, tellement féminine et élégante.

Elle en était presque obsessionnelle. Tout chez elle sentait la lavande : le savon avec lequel elle se lavait les mains, le talc, rapporté d'Angleterre par Henri, plus tard le gel douche, seulement pour elle.

Et cette odeur les repoussait, ses sœurs et lui. Maintenant qu'il y pensait, il ne se souvenait pas de gestes de tendresse envers sa mère, ni d'embrassades… Ou si peu…

Sans jamais avoir dit un mot, elle les repoussait.

Il fit un pas en avant, quittant sa pose contre le mur.

Ce n'était pas Claude qui les repoussait.

C'était son parfum.

La lavande les repoussait, comme les amandiers.

« Souviens-toi du parfum de ta mère. »

Claude venait de faire quelques pas vers les amandiers et lui jeta un regard hargneux lorsqu'il la rattrapa. Il bondit vers elle et la serra dans ses bras.

« Mais, Saul ! »

D'un geste rapide, il dénoua sa grosse écharpe de laine et la huma, en retenant un mouvement de recul. Puis il la frotta contre sa joue.

« Tu es complètement fou ! » murmura Claude.

Saul éclata de rire. « C'est ça ! C'est exactement ça ! »

Il lâcha sa mère et courut vers la barrière d'amandiers. En un bond, il fut de l'autre côté.

« C'était aussi simple que ça ! Aussi magique et simple que ça !

— Veux-tu m'expliquer ? siffla Claude.

— Mais, ma pauvre maman, j'en serais bien incapable ! T'expliquer quoi ? »

Durant quelques secondes il se tordit derrière les amandiers, les larmes aux yeux, sans pouvoir dire un mot. Mamia… Même dans ses rêves, elle restait efficace.

« Souviens-toi du parfum de ta mère. »

Dire qu'il l'avait soupçonnée de… sentimentalisme ! Il ne vit ni n'entendit Cathé qui arrivait en courant de la maison.

Claude tourna un visage ravagé vers la gardienne.

« Que se passe-t-il ? Cathé ? Ma mère ?

— Oui. Elle se réveille ! Et puis… Il y a… quand je suis montée tout à l'heure… Je viens de m'en souvenir… Le choc… Mais il y avait Max… »

Elle tendit la main vers Claude et lui montra ce qu'elle tenait, un petit chausson bleu.

« Il n'est pas dans sa chambre, ni dans celle de sa sœur. Je ne le trouve nulle part. »

Un faisceau lumineux les interrompit une seconde puis s'abaissa vers le sol. Diane avançait vers eux, soutenue par le capitaine qui avait entamé l'enquête sur le Chais.

« Max ? » dit-elle d'une voix blanche.

Simon la lâcha pour s'approcher de Saul.

« Évidemment, vous êtes revenu.

— Ce n'est pas le moment, intervint Claude. Cathé, viens. »

Simon s'arrêta devant la barrière. Saul dénoua l'écharpe de sa mère et la jeta sur le flic.

« Passez-la à Diane. Maman, je te rejoins au grenier après, mais je crois que je sais où est Max. »

Il traversa la barrière dans l'autre sens et prit le visage de sa mère entre les mains.

« Écoute. Je ne suis pas fou. Fais-moi confiance, juste cette fois-ci. Ne réveille pas Mamia. Fais tout pour qu'elle reste dans le coma. Tu m'entends ? Il ne faut pas qu'elle meure sans moi. Il ne faut pas. »

Claude acquiesça.

« Maintenant, ajouta Saul en étreignant sa sœur et en l'entraînant vers les amandiers, suivez-moi. Même vous, capitaine. Nous ne serons pas trop de trois. »

CHAPITRE 47

ZETTE progressait lentement. Cette route était pour le moins étrange et le monde des rêves encore moins palpable que d'habitude, finalement.

De la gelée, se dit-elle en prenant garde de ne pas sortir de la route de briques jaunes.

Très exactement. L'air opaque, les briques molles, son esprit… tout avait la consistance écœurante de la gelée. Sur le bord de la route, des cubes de terre translucides, de la même matière étrange, avaient été entreposés, à la manière des bottes de foin. Au travers de la gélatine qui vibrait à chaque passage du vent, elle entrevoyait des formes noires qui se mouvaient également. Elle aurait eu bien besoin, à cet instant précis, de la présence d'un ami. Dorothy avait croisé ses compagnons sur cette route.

Ti se releva, des étoiles devant les yeux. Fayais avançait dans sa direction. Ti n'eut pas le temps de reculer ni de se défendre.

Les étoiles furent remplacées par l'éclair de la lame plongeant vers lui. Ses genoux détrempés retombèrent sur le sol gelé.

Ti essaya d'inspirer un grand coup mais il semblait qu'il n'avait pas besoin d'air, là où il était. Une sorte de vent frais circulait, dans lequel traînait une vague prière. Une voix de femme ? Ou le hurlement sauvage d'un homme en plein état de violence.

Ti s'empressa de se tâter le ventre mais ne sentit aucune plaie, même pas une déchirure dans sa veste. Fayais l'avait manqué. Son bras avait dû faillir au dernier moment, ou la lame glisser sur sa ceinture, comme dans les westerns. Ti ne savait pas où il se trouvait mais avait une certitude : il était vivant. Vivant et immobilisé. Des liens autour de ses poignets le retenaient, bras en croix. Ses pieds avaient été liés également, à un poteau.

Les liens le retinrent quand il s'évanouit.

Zette regarda ce drôle d'épouvantail qui gisait sur son poteau, la tête avachie vers l'épaule. Ses cheveux ébouriffés et sa posture pitoyable ne risquaient pas d'éloigner les oiseaux, pour autant que des oiseaux eussent envie de picorer un blé aussi peu alléchant. De la tunique déchirée sur le ventre et des manches trop courtes du pitoyable épouvantail sortait de la paille sale. Zette s'écarta de la route avec une certaine prudence. Tout le monde savait qu'il ne fallait pas s'écarter du droit chemin.

« Mais ce chemin n'est pas droit, de toute façon. N'est-ce pas ? » dit-elle en s'approchant de l'épouvantail.

Elle défit ses liens rapidement, d'abord aux pieds puis aux poignets. Un peu de paille voleta dans l'air, pour retomber mollement autour d'eux. L'épouvantail s'écroula au milieu des gerbes de blé cassant.

« Qui êtes-vous ? murmura-t-il en tendant la main vers elle.

— Une voyageuse, comme vous. Pouvez-vous vous lever ? »

Il haussa les épaules. Zette put contempler son visage, sec, aux plis marqués par le tissu que quelqu'un avait utilisé pour faire sa tête. De la peau. Du tissu. Elle ne savait pas réellement. Il lui sembla familier, cependant, et plutôt amical. Lorsqu'il ouvrit les paupières, elle s'aperçut que ses orbites vides cherchaient une réponse qu'elles ne trouvèrent évidemment pas. Sa bouche mima une exclamation. Il découvrait qu'il était aveugle, apparemment en même temps qu'elle.

« Je peux me lever, dit-il tout bas. Et vous, vous pouvez me guider ? Allez-vous quelque part ?

— Je vais quelque part, oui. Mais je doute que vous ayez envie d'y aller. Je suis la route de briques jaunes.

— La route de… ? Et vous êtes qui ? Dorothy ?

— Pas exactement. Mais vous, vous êtes bel et bien un épouvantail.

— Un épouvantail ? cria-t-il en se palpant le visage.

— Oui. Je peux vous emmener mais ce sera risqué. Il y a une chose qui rôde. Je n'ai pas envie de traîner par ici.

— Je veux repartir moi aussi. D'autant plus que je ne voyais pas ça comme ça.

— Quoi donc ?

— La mort. La mort est un putain de conte de fées », répondit l'épouvantail.

Il eut un rire nerveux.

« Il n'y a pas de fées, ici, répondit Zette. Et j'ai un peu peur que le magicien d'Oz ne soit pas exactement celui qu'on attendait. Êtes-vous sûr de vouloir venir avec moi ?

— Pas trop le choix, ma petite dame. Ça ou rester au poteau… »

En le guidant patiemment vers la route de briques jaunes, elle se demanda si c'était le moment de chanter.

CHAPITRE 48

LA VIEILLE FEMME renifla l'air froid. L'hiver avait cela de précieux : aucun parfum, aucun pistil, aucun vent ne viendrait perturber sa concentration. Elle n'avait eu aucun mal à dégager les planches de l'entrée de la grotte, en faisant levier avec sa canne. La petite montée lui avait semblé plus difficile. Les jambes faibliraient sans doute en premier. En attendant, elle avait de bons yeux, de bonnes oreilles et de bons bras. Il ne lui en fallait pas plus. Ses doigts la picotaient. Le médecin avait parlé d'un début d'arthrite. Le médecin était un incapable.

Elle avait toujours ressenti des picotements au bout des doigts, quand l'envie la prenait. Petite, elle tentait de les faire passer en les plongeant dans la neige ou l'eau gelée. Le froid sur sa peau la faisait frissonner de plaisir. Un jour, alors qu'elle caressait de l'index un seau oublié dehors, elle avait croisé le regard de sa mère, plus glacé encore que le rebord de métal sur lequel son doigt s'était figé.

Sale.

Même si le mot n'avait jamais passé les lèvres de sa mère, elle l'entendait. C'était sale. On ne caressait pas le froid, on ne s'allongeait pas au soleil, la jupe relevée sur les genoux. On ne s'arrêtait pas, le cœur battant, les cheveux détachés, au détour d'un chemin, pour écouter la forêt soudain familière et murmurante. Personne ne sortait sans gants, sauf pour exécuter les corvées quotidiennes. En été, il fallait porter des bas de coton, même si on était la dernière du village à en avoir.

Elle était certaine que les picotements lui étaient venus avec la conscience que ses parents n'étaient pas ceux qui lui avaient donné la vie. Qui lui avait dit la vérité ? Certainement pas sa mère qui ne parlait que par formules nébuleuses, aux intonations de proverbe, et encore moins son père qui ne parlait pas. C'était lui qui lui avait appris à contrôler les picotements au bout des doigts, en s'astreignant à une répétition incessante des mêmes gestes, presque devenus des rituels.

Comme elle avait toujours aligné la vaisselle dans un certain ordre sur le bord de l'évier – verres, assiettes, couteaux, fourchettes, cuillères, plats –, elle posa ses instruments sur le sol. D'abord, elle creusa un trou avec le fond de la première jatte, puis disposa à côté, bien parallèles, la petite pelle, le grattoir, la cuillère, l'éprouvette en fer, le briquet usé. Enfin, elle tria les petits sacs de jute, du plus grand au plus petit. Les picotements s'accentuèrent, jusqu'à paralyser le sang aux intersections de ses phalanges.

Elle savait que c'était là.

Il avait fallu attendre toutes ces années pour comprendre, pour sentir ce pouvoir, pour chercher la source. Dieu sait si elle y était revenue souvent, depuis plus de soixante ans, dès qu'une faille dans la surveillance s'ouvrait devant elle. Son pouvoir n'avait pas été facile à contrôler. Il avait fallu attendre aussi la vieillesse pour comprendre et apprendre. Être libérée de son mari lui avait permis d'accéder au savoir. Cette liberté ! Enfin… Toute cette liberté !

Il ne lui restait qu'à découvrir la source, s'y plonger, pénétrer ce monde, cet Éden qu'elle n'avait fait qu'entrevoir.

Elle savait maintenant que celle qui la gardait avait faibli. Encore un peu et elle la trouverait… Encore un peu et le chemin se dessinerait devant elle… Elle ferma ses paupières sèches, les deux mains sur le cœur. Une envie d'enlever ses vêtements, malgré le froid et la pudeur, lui vint. Elle avait chaud, soudain. Chaud et envie de se fondre dans cette terre, bien qu'elle fût durcie par le gel.

Froid.

Celle qui avait vécu là avait eu froid, la plupart du temps. Elle était devenue froide, également.

La vieille femme posa ses mains sur la pierre. Là, il y avait eu de la souffrance, de la solitude. Le silence. Des cris. Ses paumes glissèrent le long de la paroi, jusqu'au sol, et suivirent un chemin invisible, contournant les outils qu'elle avait entreposés.

Un.

C'était l'endroit où elle voulait creuser, plonger ses mains jusqu'au coude, entrer tout entière, faire corps avec la terre.

Deux.

Un autre. Qui était là ? Autrefois, elle avait grimpé jusqu'à la grotte, pour se réfugier, malgré la douleur et la peur.

Trois.

Encore un autre. Une toute petite colère, une grande souffrance. Cette souffrance l'avait déchirée, de part en part. Elle attendrait avant de creuser là, peut-être. Elle avait appris au fil du temps qu'il valait mieux ne pas exhumer certaines douleurs.

« Mets ton mouchoir dessus », aurait dit sa mère.

Elle reprit ses esprits, à genoux, les mains sur le sol. Mettre son mouchoir dessus. Elle se souvint qu'elle avait pris un grand torchon, bien propre, de ceux qu'elle avait achetés au marché, par lot de quatre, blanc avec des fruits bleus et rouges brodés dessus.

Elle savait exactement ce qu'elle avait à faire. La voix le lui avait dit. Les picotements lui avaient confirmé que la voix était une alliée, cette fois-ci.

Toujours à genoux, la vieille femme rampa vers le premier endroit où elle s'était agenouillée, étala le torchon devant elle, prit la petite pelle et commença à creuser.

La vieille femme laissa vite la pelle et se mit à creuser de ses mains, en ayant pris soin d'enlever ses gants de laine. Le trou était profond ; les choses avaient été bien faites. Au fur et à mesure qu'elle fouillait la terre, elle ressentait au fond d'elle-même un petit tourbillon d'énergie, prêt à grandir et qui effaçait le picotement de ses doigts, un reste de vie qui avait dormi dans la terre.

Elle leva la tête, aux aguets. Qui montait vers la grotte ? Encore elle ? Cette femme-là ?

« Non, ce n'est pas elle, murmura-t-elle entre ses dents. Elle n'a pas ce pouvoir-là et elle est trop vieille. Elle ne peut plus marcher. »

Elle reprit la pelle pour aller plus vite.

« Mais qui est-ce alors ? » grinça-t-elle d'un ton faussement gai.

Ça pouvait être n'importe qui. Le petit jardinier alcoolique ? Le gardien autrefois soudoyé, cet abruti qui du jour au lendemain avait eu une conscience ?

« C'est une femme, vous sentez bien », chuchota-t-elle en enfonçant la pelle dans la terre. Une femme… « C'est une femme qui a du pouvoir. Un peu de pouvoir. Sans maîtrise. Pauvre petite… »

La pelle heurta légèrement quelque chose de solide. Avec la plus grande délicatesse, la vieille femme prit le grattoir.

Puis, toujours d'une main douce, elle dégagea le premier petit os de sa sépulture.

CHAPITRE 49

« MAX ! »

Son petit frère n'était plus nulle part. Lucie voulut repousser sa couette pour bondir hors du lit mais ses mains battirent dans le vide. Elle n'était plus dans son lit non plus mais dans la forêt, tout près de la grotte d'Eulalie.

Elle se fraya un chemin parmi les herbes hautes, jusqu'au sentier qui menait à la porte. Les planches avaient été enlevées.

Dans la grotte, Eulalie refermait un coffre. La jeune fille portait un manteau de ville, en drap de laine, et des bottines fines. Elle était décoiffée mais un chapeau travaillé, orné de plumes et de rubans, avait été délicatement posé sur une des étagères vides, derrière elle.

En chantonnant, elle ôta ses gants noirs de terre et les fit claquer l'un contre l'autre.

Le sol avait été retourné devant l'alcôve. De son pied menu, Eulalie tassa la terre. L'alcôve avait été comblée par une grosse pierre. Il avait sans doute fallu une force surhumaine ou l'aide de plusieurs hommes pour déplacer ce rocher.

« Qu'as-tu fait ? demanda la fillette, soudain prise d'une angoisse inconnue. Où vas-tu ? »

Relevant ses cheveux d'un geste gracieux, Eulalie lui dévoila un visage radieux, aux joues pleines et roses.

« J'ai fait ce que j'avais à faire. Cet endroit était trop dangereux. Je m'en vais enfin. Dans quelques jours, je me marie. J'apporte en dot les précieuses informations que vous m'avez données, l'autre petite fille et toi.

— Est-ce que c'était de la magie ?

— Ce que j'ai fait ? Non. Oui. Ce n'est pas de la mauvaise magie, je t'assure. J'ai juste brouillé la piste, comme avec les villageois. J'ai fermé un ou deux chemins... Il faut savoir se modérer. Et puis, ce n'est plus le temps des sorcières. Bientôt, plus personne n'y croira vraiment, nous serons tombées dans le folklore. Et si plus personne n'y croit, plus personne ne tentera d'apprendre. Je ne peux pas laisser tant de puissance à la merci d'une sorcière folle ou, pire... affolée. Si ma barrière tient, j'aurai assez de force pour m'aider de temps en temps à... améliorer les choses, si tu préfères... sans que ce soit dangereux pour personne. La modération... voilà ce dont les femmes de notre espèce ont toujours manqué.

— J'ai besoin de ton aide... Mon petit frère...

— Je suis désolée, murmura Eulalie. Le pouvoir ne protège que les femmes... Je ne peux rien faire pour lui.

— Mais il a...

— Je ne veux rien savoir ! Je n'ai pas de temps à perdre pour ça !

— Mais tu as dit que je chercherai quelque chose ! Qu'il y avait quelque chose pour moi, ici, tant que je reviendrai.

— Ce n'est pas mon problème.

— Eulalie...

— Je ne m'appelle plus Eulalie. Je me suis trouvé un autre prénom, pour une autre vie. Pas un prénom de cocotte non plus... Un prénom respectable. »

Lucie la dévisagea, pleine de colère. Bien sûr, elle avait pris un autre prénom et, désormais, elle ne pensait qu'à son plan : sortir de là, faire fortune, racheter cette terre, y établir sa famille...

« Adrienne, murmura la fillette.

— Comment le sais-tu ? demanda la sorcière, après un instant de stupeur.

— C'est venu comme ça. Adrienne, je t'en prie, aide-moi.

— Je suis désolée, ma petite. Je ne peux rien pour ton frère. Je ne sais même pas de qui tu me parles. Va-t'en maintenant. »

Avant d'avoir pu ajouter un mot, Lucie se sentit aspirée et projetée dans le tunnel qui la ramenait vers la réalité.

La dernière vision qu'elle eut de la jeune fille fut son geste délicat, alors qu'elle ramenait ses cheveux en chignon et qu'elle y piquait des peignes en ivoire, les pieds posés entre les mottes de terre qu'elle avait déplacées.

Lucie se réveilla en chemise de nuit, sur le pas de la porte de l'entrée. Sans hésiter une seconde, elle enfila ses bottes, qui séchaient sur le carrelage, et attrapa sa veste puis noua autour de son cou la première écharpe qu'elle trouva, une de celles de sa grand-mère.

Sur le perron de la cuisine, le froid annihila les odeurs familières de la maison et un doux parfum de lavande lui envahit les narines. Elle y puisa du courage. Ce n'était pas le moment d'être une poule mouillée.

Max était quelque part, dehors, et elle allait le trouver.

CHAPITRE 50

En suivant son frère, dans un état second, Diane ne pensait qu'à Max, à la nuit où elle l'avait mis au monde, qui lui revenait par flashs.

Elle avait eu peur et personne n'avait été d'aucune aide. Fabien lui tenait la main et lui expliquait, en termes techniques, ce qu'elle savait déjà. Les infirmières l'ignoraient presque. La sage-femme était débordée. Elle sentait cette pulsion de vie, limpide, déjà pure, à la manière de Max, qui se frayait un chemin dans son bassin. Elle trébucha sur une racine et, reprenant ses esprits, s'aperçut que la pulsion n'était pas un souvenir. Elle la sentait, plus haut, quelque part dans le petit bois. La pulsion de vie de Max battait, comme au jour de sa naissance. Une violente nausée lui oppressait la poitrine et le ventre. Son corps lui dictait de rebrousser chemin. À chaque battement de paupières, elle voyait une bête sauvage cachée dans un buisson, prête à bondir. Une très vieille bête, dont elle avait eu peur longtemps.

Alors que Saul prenait un chemin vers la gauche, elle s'accrocha à sa manche et l'entraîna de l'autre côté. En silence, son frère obéit. Derrière eux, Simon se tenait prêt et suivait. Soudain, Saul se retourna. Le regard qu'ils échangèrent venait de loin, lui aussi, d'une adolescence où ils n'avaient pas besoin de parler pour se savoir seuls au monde, perdus et incapables de se retrouver l'un l'autre.

Simon accéléra pour dépasser Saul et Diane. Les buissons avaient repris leurs droits depuis longtemps sur ce qu'il identifia comme une ornière formée par la pluie, mais quelqu'un était passé avant eux et avait cassé des branches pour se frayer un chemin. Quelqu'un de menu et petit, visiblement, car les plus hautes tiges retombaient au niveau de ses épaules, sans avoir été brisées.

Il arriva à un renfoncement dans la terre, juste avant un amas rocheux qui luisait sous la lune. Une lueur froide passait entre deux rochers.

Il fit signe de se taire à Saul et Diane qui le talonnaient, puis rampa jusqu'à l'ouverture de la grotte. Tirant sur la manche de Saul, il lui montra les planches qui avaient été jetées par terre et qui risquaient de les faire repérer en craquant.

Il se faufila prudemment à l'intérieur et s'arrêta, saisi, bloquant les autres d'un mouvement de bras. Éclairée par deux lampes torches et un vieux flambeau, une vieille femme, les cheveux détachés, se tenait, les bras en croix, devant l'un des murs de pierre. La lumière blanche ne venait pas de son faible éclairage mais d'un trou dans le sol, dans lequel elle devait faire brûler une matière que Simon n'identifia pas.

« Madame ? » dit-il en se raclant la gorge.

La vieille femme se retourna et leur jeta un sourire dément.

« C'est une propriété privée, madame. Venez avec moi. »

Rassurant, il avança vers elle, les mains en avant.

Il ne réalisa que trop tard qu'elle mettait la main dans sa poche. Avec une rapidité étonnante, elle en sortit un revolver et tira deux coups, sans ciller.

Simon ne sentit pas tout de suite l'impact des balles, l'une dans sa clavicule, l'autre sur son côté droit. Il continua à avancer puis s'affaissa soudain contre le mur gelé, surpris par la paralysie que la douleur provoquait.

La vieille pointa son arme vers Saul qui déjà courait vers Simon.

« Les bras sont encore bons », ricana-t-elle.

En un éclair, Saul comprit. C'était elle qui avait soudoyé René puis le jardinier pour obtenir les clés de la petite porte.

« Un prêtre ? » demanda la vieille, incrédule.

Puis elle éclata de rire. « Ils ont envoyé un prêtre ? Tu ne pourras rien faire, ici. Rien du tout.

— Je le sais, murmura Saul. Les messes noires n'existent pas. Vous le savez aussi. Cette histoire de Satan n'est que du folklore. Il fallait bien trouver de quoi condamner les sorcières. Mais je ne suis pas de ce côté-là. Je suis du vôtre.

— Les prêtres... Je vous connais ! Pendant des années, nous avons répété les mêmes mots, ensemble, sans jamais trouver les bonnes formules... celles qui soulagent et qui expliquent. Je vous connais bien.

— Et moi, je ne vous connais pas. Qui êtes-vous ? demanda Saul, de sa voix la plus douce.

— Quelqu'un qui vient régler ses petites affaires avant de mourir.

— D'accord. Laissez-moi juste voir si mon ami va bien.

— Non. Je n'ai pas le temps. Ton ami va mourir. Et si tu bouges, toi aussi. »

Saul vit la vieille femme se baisser et ramasser un petit sac sur le sol, sans le quitter des yeux ni laisser sa main faiblir.

Elle défit le lacet qui fermait le sac. Des grains de blé, du sable et un peu de terre noire se répandirent sur le sol, là où elle avait creusé son brûlot. Elle murmura quelques paroles. Il y eut des étincelles, comme si elle avait jeté de la limaille de fer sur un brasier. La lumière s'accentua, projetant des ombres sur le mur de la grotte devant eux. Lorsqu'elle décrut, la pierre était fendue sur un côté. La fumée âcre fit tousser Saul.

« J'ai mis du temps à comprendre où était l'entrée, marmonna la vieille en se penchant de nouveau, pour elle-même. Elle la gardait bien... Sœurette, sœurette... Ne vois-tu rien venir ? »

Saul tenta un mouvement vers elle mais elle se releva brusquement et réajusta son angle de tir. Elle le visa à la tête.

« Viens, ma petite, dit-elle vers l'entrée. Je sais que tu es là. »

Diane apparut à l'entrée de la grotte, les bras autour des côtes, la tête dans les épaules. À son visage, Saul comprit qu'elle ressentait une souffrance intense. Il chercha des yeux une blessure mais n'en vit aucune.

« Bien. Toi, aide-moi à pousser cette pierre », reprit la vieille femme en indiquant à Saul, du bout du revolver, le mur fendu devant eux.

Saul s'exécuta. La pierre ronde qui bloquait ce qui semblait être l'entrée d'un petit tunnel était particulièrement lourde mais finit par bouger. Il sentait la présence de la vieille femme derrière lui.

Si Diane retrouvait ses esprits, elle pourrait faire diversion. Il suffirait alors que je la neutralise, pensa-t-il en tentant de faire pivoter le bloc.

Saul s'arrêta un instant pour reprendre son souffle. Entre deux respirations, il perçut celle de Simon, faible mais toujours là.

La pierre bougea, enfin. Au même moment, Diane, derrière lui, poussa un gémissement de douleur.

CHAPITRE 51

À UNE CINQUANTAINE de mètres de la grotte, Lucie s'arrêta au milieu du chemin et regarda la barrière d'amandiers derrière elle. Elle ne se souvenait pas l'avoir traversée un jour. En revanche, elle avait emprunté le sentier en rêve avec Eulalie et n'eut aucun mal à le retrouver, bien que la végétation l'eût en partie recouvert.

Elle leva les yeux vers la grotte. Une lumière aveuglante jaillit de l'entrée, l'obligeant à lever l'avant-bras devant le visage. Les buissons se rétractèrent, la nuit fut plus claire, l'air plus épais et plus chaud. Elle comprit qu'elle n'était plus dans son époque. Elle avait réussi à revenir près d'Eulalie.

En pénétrant dans la grotte, elle comprit également qu'elle était revenue à une époque où Eulalie n'avait pas encore amélioré sa condition : les planches de la porte étaient vermoulues et il y avait des ordures dans les fourrés qui l'entouraient. Pourtant, c'était bien la jeune fille qui vivait là. Lucie entendait ses cris.

Elle courut vers elle, bien qu'elle eût viscéralement envie de dévaler le sentier dans l'autre sens. En entrant, elle aperçut tout de suite Eulalie, vêtue de sa seule longue chemise, à genoux et les mains sur sol, hurlant de douleur.

Une main légère se posa sur Lucie, que le contact fit sursauter.

« Ne regarde pas ça », murmura une voix juvénile à son côté.

Mais Lucie ne pouvait détacher ses yeux du spectacle : Eulalie se redressa, dardant vers le plafond un ventre arrondi puis se rétractant, les bras et les jambes ramassés et soudain tordus autour de son tronc.

« Elle a eu un bébé ?

— Elle va l'avoir maintenant, oui.

— Je croyais qu'elle savait comment ne pas en avoir, dit Lucie d'une voix froide.

— Ça ne marche pas toujours. »

Lucie se tourna vers celle qui lui parlait de ce ton égal et doux. C'était une petite fille de son âge, aux cheveux blonds retenus par un ruban bleu ciel. Elle portait un grand col de dentelle sur une robe de velours. Lucie connaissait ces yeux. Ceux de Diane avaient exactement la même teinte.

« Pourquoi est-ce que je dois voir ça ? » demanda Lucie, perdant sa superbe, d'un seul coup, en voyant Eulalie remonter sa chemise sur ses cuisses nues, dans un hurlement strident.

La petite fille fit un pas en avant puis se rétracta.

« Elle ne nous voit ni ne nous entend, de toute façon. Nous sommes venues ici de notre propre gré. Moi, du moins. Et c'est moi qui t'ai fait venir, Lucie. Je n'ai trouvé que toi.

— Il faut l'aider.

— Nous ne pouvons rien faire. Pas pour elle. Elle aura son bébé.

— Il n'y avait pas de bébé, après. Elle ne l'a pas gardé.

— Non, elle ne l'a pas gardé. Écoute-moi bien, Lucie. Quand tu vas revenir dans ton époque, je veux que tu montes jusqu'à la grotte. Là-bas, il y a ta mère. Il faut que tu lui dises ce que je vais te dire. Le temps nous est compté.

— Pourquoi ne fais-tu rien, toi ?

— Je ne suis plus assez forte pour vous aider. Il va falloir vous débrouiller, cette fois-ci. Ça fait très longtemps que je garde tout ça.

— Tu es une petite fille…

— Non. J'étais une petite fille, il y a très longtemps. Je m'appelle Amélia et je suis ton arrière-grand-mère. Il y a des années, j'ai sauvé le Chais et j'ai gardé le chemin qui mène au monde des rêves. Je suis une vieille femme maintenant et je vais mourir. J'ai mis du temps à le comprendre. Toi, tu es jeune, intelligente et tu as le même don que ta tante et moi. Tu es même plus douée que nous. Il faut sauver Max. Tu veux bien l'aider ?

— C'est mon frère, cracha Lucie, comme si la question venait de l'insulter.

— Alors écoute-moi bien... » répondit Amélia en se penchant vers l'oreille de son arrière-petite-fille.

Lucie se concentra sur ce que la petite fille lui disait, en tentant d'ignorer les hurlements de douleur et d'horreur qui montaient de la grotte, de plus en plus fort.

CHAPITRE 52

LE FROID réveilla Simon. Il ne comprit pas où il était mais ses narines reconnurent le parfum particulier du pin. Près de lui, le grattement d'un quelconque rongeur sur l'écorce lui confirma qu'il était dans une forêt.

La sensation d'être gelé ne venait pas du vent, léger, ni de l'endroit où il était. Sa peau était glacée. Le sang qui coulait dans ses veines le faisait frissonner.

Il voulut ouvrir les paupières, sans y parvenir, pas plus qu'il ne put bouger le corps.

Paralysé…

Il mit un court instant à comprendre qu'il était debout, les bras levés, et encore un moment à ressentir sous ses doigts le contact lisse d'un morceau de bois.

Lorsque, enfin, il réussit à remuer les poignets, un couinement ferreux résonna autour de lui, au milieu des arbres, et se répercuta de longues secondes, de façon inquiétante.

Zette entendit le grincement sinistre, au-delà de la route de briques jaunes.

« Qu'est-ce que c'est ? » demanda l'épouvantail, alors qu'elle lui lâchait le bras pour s'approcher.

Un homme de fer, tenant une hache impressionnante.

Il avait été figé, les bras en l'air, sur sa tâche. Son visage aux paupières closes se mit en mouvement, comme elle marchait vers lui.

« Hé, cria-t-il. Je vous entends ! Venez m'aider. »

Zette sautilla jusqu'à lui et lui effleura le côté. Le bonhomme de fer remua, d'abord doucement, puis de façon de plus en plus fluide, mais sans ouvrir les yeux.

« Vous êtes aveugle, dit Zette, froidement.

— Sans aucun doute », répondit l'homme de fer sur le même ton

Puis il s'étira dans un bruit de ferraille huileuse.

« Je suppose que vous ne devez pas avoir de cœur non plus, continua Zette.

— Et c'est censé avoir de l'importance ?

— Non, pas maintenant et pas aujourd'hui. Venez-vous ? Chaque minute compte. »

Il n'était pas sûr de comprendre ce qu'était une minute mais l'énergie lui revenait par vagues. Bien qu'invisible pour lui, le monde tout autour lui parut palpable. Il se sentit capable de faire un pas après l'autre, sans vaciller.

« J'ai bien besoin d'action », s'exclama-t-il, enjoué.

Zette l'entraîna vers la route et l'épouvantail qui les attendait, anxieux.

« Ne vous inquiétez pas, affirma-t-elle. De l'action, vous en aurez ! »

L'épouvantail maugréa quelque chose en réponse et accorda son pas à celui, rythmé et sonore, de l'homme de fer.

CHAPITRE 53

LA PIERRE glissa lentement, une dernière fois, puis s'affaissa sur le sol dans un bruit violent qui fit sursauter Diane. Un nuage de poussière rocheuse explosa sur leurs chevilles. Sans cesser de menacer Saul, la vieille femme se pencha pour ramasser ses trois paquets. Le haut de l'alcôve que Saul venait de dégager s'effrita un peu. Quelques pierres tombèrent sur eux, avec un bruit mat. Le côté d'un des torchons échappa à la vieille.

Des ossements humains, minuscules et noirâtres de terre en tombèrent.

La vision d'un minuscule crâne sortit Diane de sa stupeur. Elle poussa un cri.

Saul recula d'un pas, tandis que la vieille femme posait le reste de son fardeau pour remettre les os dans le torchon, avec des gestes appliqués, presque tendres. Un bruit attira son attention. Un os avait glissé de l'autre côté du torchon resté ouvert, ricochait sur le sol. Lorsqu'il atteint l'alcôve, il y eut un nouvel éclair de lumière.

Ils écoutèrent le son de l'os qui dégringolait une pente abrupte. La lumière s'intensifia.

Une silhouette s'en détacha. Il ne fallut pas longtemps à Saul pour la reconnaître : air dégingandé, décharné, longs doigts, long nez… La panique s'empara du jeune homme.

L'envie de se recroqueviller dans un coin et de se boucher les oreilles lui parcourut tout le corps, dans un frisson horrifié. Diane frémit à ses côtés. Elle sentait une pulsion terrible, drainant une énergie morbide hors de son corps, au lieu de l'envahir : la peur de Saul. Des images de peau arrachée, de scarification rituelle, d'ongles cassés rentrant dans des orbites, d'écartèlement l'assaillirent.

La vieille femme se pressa de remettre les os dans le torchon.

« J'arrive », murmura-t-elle.

Mais la silhouette dans la lumière trépignait d'impatience. Elle attendait depuis une éternité. Elle avait été trop frustrée, pendant trop longtemps. Elle ne s'était pas nourrie suffisamment.

À peine un enfant par-ci par-là, lorsqu'ils étaient impressionnables… Des enfants orphelins, ou loin de leurs parents, pensa Diane en sentant son cœur s'affoler.

Elle regarda Saul. Elle savait qu'on pouvait être orphelin de bien des façons. Naître différent dans une famille forte, ancrée… Saul avait toujours été à part, éloigné de tous, porté jeune par ce dégoût du monde, cette incapacité à comprendre et aimer les autres, dans une famille qui pourtant aurait pu inventer la notion d'étranger, rien qu'en posant son regard sur les autres…

Elle retrouva alors la sensation chaleureuse qui l'habitait plus jeune, celle d'être la sœur aînée de Saul et de savoir exactement ce qu'il fallait faire. Saul lui-même était déjà debout. Elle sentit qu'il avait lui-même discerné, derrière ses images de terreur, l'onde confiante qui l'avait parcourue.

Leurs regards se tournèrent vers l'alcôve. La silhouette s'était effacée. Il n'y avait plus que celle, fluette et volontaire, de la vieille folle qui serrait les torchons contre son ventre. Lorsqu'elle posa le pied à l'entrée de l'alcôve, la lumière sembla lui répondre, en s'intensifiant.

Saul ne fut pas assez rapide. La vieille femme le repoussa, l'éloignant du revolver, et le projeta contre le mur de pierre. Il eut le temps d'entendre Diane l'appeler, sa tête rebondit contre la roche et il tomba, la bouche ouverte sur un avertissement inutile.

« Cette forêt est interminable. »

Zette avait froid et mal aux pieds. Ce n'était pas normal. Elle n'avait jamais de sensations physiques, dans le monde des rêves.

Elle avait parfaitement conscience qu'elle se trouvait dans un monde à part, aux frontières bien délimitées. Ce monde ne lui appartenait pas.

Le Marchand de sable avait réussi à se créer un domaine.

Il était ce monde. Il était même le cœur de ce monde.

« Non. C'est bien plus primaire… Son ventre… »

Elle eut soudain la sensation qu'elle marchait sur un paquet d'entrailles, spongieuses et nauséabondes.

Les arbres s'étaient espacés de chaque côté de la route de briques jaunes, qui n'en avait plus que le nom, sans aucun doute et bien que Zette n'osât pas baisser les yeux pour regarder sur quoi elle marchait.

« Comme tout est changeant, commenta-t-elle à ses compagnons.

— C'est-à-dire ? demanda l'homme de fer.

— Les arbres ne sont plus des arbres, mais des potences.

— Un peu de rigueur ne fait jamais de mal.

— Ce n'est pas exactement de la rigueur… » murmura Zette en luttant contre l'envie de fermer les yeux.

Les potences avaient remplacé les arbres, effectivement. Parfois, les cordes se balançaient des deux côtés de croix en bois brûlé. Peu à peu, Zette vit des corps au bout des cordes, ou crucifiés, la tête pendante, les pieds jetés dans le vide.

Il ne manquait plus que les corbeaux.

Saul se palpa les genoux, qu'il avait remontés jusqu'au menton. La douleur avait disparu. Cependant, il n'arrivait pas à soulever les paupières. Il se recroquevillait dans l'obscurité qu'il savait étouffante, une noirceur de cave, une nuit de placard hanté. Le bois contre son dos aurait dû être rassurant mais il savait à quelle œuvre on destinait les poteaux, dans ce monde-là.

Il y avait passé assez de temps attaché, meurtri, détruit, fouillé, battu.

« Tu as peur, petit ? » marmonna une voix connue à son oreille.

Ça aurait pu être le vent, tout aussi bien. Ça aurait dû être le vent. Il ne le saurait pas.

Le doute... Cette saloperie vivait de peur et de doute. Saul serra un peu plus les bras autour de ses jambes.

« Notre père... qui êtes aux cieux... murmura-t-il.

— Et qui n'a rien fait pour moi, la première fois », continua la voix, avec une pointe de cruauté.

Les entrailles de Saul se rétractèrent, d'un seul coup. Son cœur manqua un battement. Il pouvait mourir de peur. Une main efflanquée se posa sur son torse. À son contact transi sur sa peau nue, Saul plongea la tête entre ses mains.

« T'as pas besoin de ça, ici, mon bonhomme... » grinça la voix.

Saul sentit qu'on lui arrachait quelque chose de la poitrine. Son crucifix.

Le jeu venait de commencer.

De recommencer, en fait.

Et il avait déjà perdu une partie.

Zette regarda cet amas d'être, à la peau nue et d'un jaune étrange, ratatiné au pied de sa potence.

Cette fois-ci, elle n'attendit pas pour lâcher ses deux compagnons et se précipiter vers lui. Elle savait qui il était. Chaque partie de son esprit l'avait reconnu.

« Saul ? Saul, lève-toi ! Ne reste pas là. Tu sais que tu ne dois pas rester là ! »

Elle prit le visage de son frère entre ses mains et se mit à son niveau. C'était bien Saul, tel qu'elle s'en souvenait. Ses narines étaient sans doute un peu plus retroussées, de même que sa lèvre supérieure. Sa peau, plus lisse, plus douce, avait la texture d'un pelage ras.

Mais c'était Saul.

« Qu'est-ce que tu fais là ? Saul ! »

Son frère ouvrit ses paupières de félin sur des orbites vides, comme les deux autres. Aucun son ne sortit de sa bouche alors qu'elle lui caressait les joues, d'un geste tendre.

« Il faut que tu reprennes courage, Saul. Tu ne peux pas rester ici, il va te trouver. Allez ! »

Elle passa son bras sous celui de son frère et l'obligea à se lever. Sans réagir vraiment, comme un somnambule, il obéit et la suivit, en traînant les pieds.

« Qui est-ce ? demanda l'épouvantail.

— Quelqu'un qui a une drôle d'odeur, répondit l'homme de fer.

— Quelqu'un qu'il va falloir aider et qui va nous aider », affirma Zette.

Elle joignit la main de l'homme de fer et de l'épouvantail puis prit celle de Saul.

Au loin, elle voyait l'arc-en-ciel noir et blanc, mais, cette fois-ci, elle aperçut également le ravin au-dessus duquel il passait.

Elle comprit qu'elle était presque arrivée.

« Presque ! » soupira-t-elle.

Car elle pressentait également que plus elle avançait, plus sa mémoire s'échappait. Elle ne savait déjà plus comment elle avait récupéré l'homme de fer et l'épouvantail. Seule ancre dans son esprit embrumé, son frère, dont elle pressentait le désespoir, marchait à côté d'elle, sans qu'elle pût l'atteindre.

Non, décidément, elle n'avait pas envie de chanter.

Elle avait envie de mourir.

Or la voix de sa conscience lui murmurait que c'était exactement ce qu'elle était en train de faire.

Diane vit la vieille disparaître par le trou béant de l'alcôve et descendre à tâtons dans la lumière. Les mains en avant, la jeune femme essayait de repousser, de tout son être, la vague déferlante de pulsions violentes qui lui arrivait du tunnel. Lorsqu'elle réussit à reculer d'un pas, prête à s'enfuir en courant, elle heurta Lucie qui venait de pénétrer dans la grotte. Elle n'eut pas besoin de la voir pour savoir que c'était Lucie. Elle aurait reconnu sa volonté entre toutes, même amputée de tous ses sens.

« Est-ce qu'il est mort ? demanda la fillette en montrant Simon du doigt.

— Non, je ne crois pas. On s'en va d'ici », ordonna Diane en attrapant le bras de sa fille.

L'enfant ne bougea pas d'un pouce. Diane connaissait cet air-là.

« Lucie, il va mourir si on ne va pas chercher du secours ! dit Diane, avec un début de sanglot.

— Tout le monde va mourir si on ne reste pas là. Écoute, maman, j'ai un message pour toi. »

Sur la pointe des pieds, Lucie mit sa main autour de l'oreille de sa mère et répéta lentement, consciencieusement, le message que Mamia lui avait transmis.

Lorsque sa fille eut fini, Diane se redressa.

« Bien. Va chercher du secours, Lucie », dit-elle, pleine d'assurance.

En partant, Lucie eut un dernier regard vers sa mère et son cœur s'emplit de fierté. Dressée dans la lumière décroissante, de dos, Diane avait bien l'air majestueux et inattaquable de la déesse dont elle portait le nom.

CHAPITRE 54

LE PONT enjambait toujours le ravin, massif, rassurant, au-dessus du néant plongeant. Seul au milieu du paysage morne, par-delà le passage, l'arc-en-ciel gris s'était chargé d'orage. Zette sortit de la forêt de potence, remorquant ses trois compagnons derrière elle.

La petite fille se tenait à sa place, sur la borne, les genoux serrés et les pieds joints dans une posture d'enfant sage. Zette vit tout de suite que ça n'allait pas. Sa bouche s'était serrée, son visage avait vieilli, en quelque sorte, et sa peau était d'une blancheur maladive. La jeune femme laissa ceux qu'elle guidait en arrière et s'approcha de la borne.

« Je peux t'aider ? demanda-t-elle à l'enfant.

— Tu es là pour ça, non ? répondit la petite fille, agacée.

— Je venais plutôt pour l'inverse.

— Ça ne marche pas comme ça, tu le sais. Tu vois ce pont ? Il ne sert plus à rien. Je le garde depuis des années et il ne sert plus à rien. Il est passé, définitivement.

— Qui donc ?

— Le Marchand de sable. L'homme-tempête. Polichinelle. Le magicien d'Oz. C'est bien comme ça que tu l'appelles ?

— Oui.

— C'est moi qui l'ai surnommé le Marchand de sable. C'est moi qui l'ai vu la première. J'étais petite. Il s'est tenu tranquille, tant qu'il n'avait pas de pouvoir. Et puis il a trouvé le moyen de pénétrer dans notre monde.

— Comment ça ?

— Par mon petit frère Jean, d'abord. Et puis Jean est mort, épuisé. Ensuite, par d'autres enfants.

— Pourquoi par des enfants ?

— Ils sont plus impressionnables, plus crédules, plus sensibles. Et puis le Marchand de sable les reconnaît.

— Qu'est-il exactement ?

— Un reste », répondit la fillette d'une voix tranchante.

Zette eut un moment d'arrêt.

« Un reste de quoi ?

— Une traînée, si tu préfères. La traînée d'un esprit, envoyé par une femme affolée qui ne mesurait pas la conséquence de ses actes. Un reste d'esprit humain tranché à sa base et qui a grandi malgré lui dans le monde mouvant, dévoyé, sans limite qu'est celui des rêves. Il a suffi qu'une autre sorcière, démente celle-là, et qui possède le même don que toi et moi sans le contrôler, vienne lui apporter de l'aide et son pouvoir a commencé à croître. Il a ensuite trouvé de l'aide dans notre monde.

— Mais que veut-il ? Nous détruire ?

— Nous détruire, toi et moi, car nous sommes un obstacle, oui. Mais ce n'est pas son but. Il se nourrit d'énergie vitale. Il veut venir dans notre monde, y rester, étendre son pouvoir sur chacun des hommes, détruire les frontières entre rêve et réalité et pire…

— Pire ?

— Être vivant. »

Diane s'écorcha les mains sur le sol rocheux de la grotte, en dévalant le tunnel. Il faisait plus chaud dans cette partie de la grotte. Au fond, elle aperçut une série de tunnels éclairés par la lumière qui sortait désormais de ce qui lui sembla être un autre trou creusé dans le sol.

La vieille ne sembla pas prêter une quelconque importance à son intrusion. Elle était courbée sur sa tâche. Les trois torchons étaient posés devant elle. Elle avait étalé leur contenu et le déplaçait avec une attention particulière, comme jouant à un jeu de patience.

« Autant de pouvoir gâché, maugréa la vieille entre ses dents. Une telle source, dissimulée depuis plus d'un siècle... Tout ce temps perdu... Et moi... Dans cette petite vie... Ah, si j'avais su... »

Entendant Diane derrière elle, elle se retourna brusquement.

« Tu es là, toi ? Tu veux être aux premières loges, c'est ça, ma fille ? Aux premières loges... C'est là ta place, hein ? Moi aussi, j'aurais su me mettre en avant, si j'avais eu ce qui me revenait de droit avant d'être vieille... »

Elle posa un œil fou sur Diane puis lui sourit, d'un air entendu.

« J'étais là, à ton mariage. Oh, je ne l'ai compris que bien après. J'avais tellement honte, je me souviens. J'étais venue pour prier. Va savoir pourquoi ce jour-là dans cette église... C'était même pas la mienne... L'instinct... J'ai toujours eu de l'instinct... C'est comme ça que je me suis retrouvée ici aussi. Il suffisait de suivre ce que ma voix intérieure me dictait. Tu t'en souviens, toi, de ton mariage ? Ta jolie robe, avec cette ceinture japonaise... C'était osé. Et tes cheveux blonds.

— Vous vous trompez, ce n'était pas moi.

— Ne me fais pas passer pour folle. Bien sûr, que c'était toi, Amélia ! Tu étais belle. Et ton mari aussi. J'ai eu de la peine pour toi quand j'ai vu le corbillard. On savait ce que ça voulait dire, comme présage, toi et moi, hein ? Tu m'as fait mal aux yeux et au cœur. J'allais me marier, moi aussi. Toi, tu descendais les marches avec ce beau mari, au milieu de ces gens excentriques. C'étaient les années folles. Moi, je les ai traversées sans me faire voir. Je me suis mariée en robe toute simple, avec vingt personnes. Je n'ai même pas dansé. Je n'ai pas osé. Ma mère disait qu'on ne dansait pas mariée, quand on avait trop dansé avant. Je n'avais pas tant dansé, non, non... Une fois seulement... Je ne savais pas que ça me donnerait un enfant... Une fois seulement... Je n'en ai plus jamais eu après... »

La vieille femme regarda les torchons et caressa un os, du bout des doigts. Elle avait pratiquement reconstitué trois petits squelettes. Deux d'entre eux étaient visibles, bien nets sur la blancheur du torchon. Le dernier, auquel il manquait des morceaux, semblait prêt à tomber en poussière.

Diane se releva prudemment. « On ne peut pas laisser ces petits, là. »

La vieille femme la dévisagea, perdue dans ses pensées puis eut un éclair de lucidité et un sourire.

« Tu as complètement raison, Amélia, complètement raison... Il faut qu'ils retrouvent leur place... À côté des nôtres... »

Derrière la vieille, Diane vit avec horreur s'élever la silhouette maigre d'un homme, entourée de deux formes plus floues mais non moins effrayantes.

« Et après ? demanda Zette. Quand il sera vivant ?

— Il ne sera jamais vivant. On ne renaît jamais. Il va grignoter l'énergie de chaque être qu'il va croiser et nous ne pourrons rien contre lui dans le monde réel. C'est ici que tu dois l'arrêter.

— Seule ?

— Je ne peux plus grand-chose », dit la fillette dans un soupir.

Effectivement elle semblait malade, le teint presque verdâtre et la respiration sifflante.

« Je meurs. J'ai gardé ce pont. Mais je ne sais pas le traverser. J'ai eu peur de laisser un passage, si je quittais mon poste. Mais toi, tu peux le faire.

— Je l'ai déjà fait. Dis-moi où aller. »

La fillette pointa le doigt vers l'arc-en-ciel.

« Juste de l'autre côté. Il y a des réponses, de l'autre côté. Mais fais attention à toi.

— Je n'ai pas peur. Je suis allée des centaines de fois dans le monde des rêves. »

La fillette eut un sourire plein d'indulgence, dans lequel Zette reconnut celui, rare et précieux, de Mamia.

« Fais tout de même attention, murmura Amélia. De l'autre côté, il n'y a plus de rêves, juste des souvenirs... »

CHAPITRE 55

DIANE POSA SES MAINS sur la pierre froide et humide derrière elle. La silhouette de l'homme avait la consistance d'un corps humain, bien qu'il s'en dégageât une impression de putridité. Ses mouvements étaient fluides et assurés, alors qu'il avançait vers la vieille femme, debout devant les squelettes.

Il s'en dégageait une avidité gourmande, que Diane visualisait comme une langue pointue, un long drain qui cherchait la source de l'énergie dont il avait besoin pour exister.

Exister.

Le mot était dérisoire. Cette créature n'existait plus depuis longtemps mais le désirait, de toutes les forces qu'elle avait accumulées dans sa prison.

En avançant à petits pas, toujours accroupie et recourbée sur sa tâche, la femme rapprocha le squelette le plus délabré de la lumière qui sortait du sol.

L'homme ouvrit la bouche mais aucun mot n'en sortit. Ses gestes devinrent maladroits. Pourtant, il prenait corps. Sa peau distillait un parfum de pourriture bien net, à présent.

Il fallait arrêter la vieille. C'était exactement ce que Lucie lui avait dit : « Va chercher les enfants de Marie-Luce et celui d'Adrienne et donne-leur une vraie sépulture. »

Diane glissa le long de la roche pour atteindre l'autre côté de la grotte.

Zette courut sur le pont, jusqu'à l'autre côté du ravin.

« Il n'y a rien, sanglota-t-elle. Et certainement pas cette saloperie de cité d'émeraude. »

L'idée lui arracha un rire amer.

« D'accord. Il n'y a rien. Ni personne. C'est plutôt rassurant. Je ne suis pas dans le monde des rêves. Pas tout à fait. Qu'est-ce que… ? »

Dès qu'elle eut prononcé ces mots, la douleur la prit, d'abord en battements irréguliers, puis en longues crispations. Elle baissa les yeux. Sur la jupe longue qu'elle portait et qu'elle ne reconnaissait pas, une auréole apparut brusquement et grandit. Le monde se peupla de formes tordues, d'abord, puis peu à peu des contours réguliers des meubles d'une modeste chambre.

« Ce n'est pas possible… Je ne peux pas avoir d'enfant… Pas cette fois-ci. Je ne suis pas… » haleta-t-elle en tombant à genoux, les cuisses écartées.

Elle n'était plus tout à fait Zette, non plus. De brefs sursauts de lucidité lui faisaient entrevoir la vérité : elle ne se trouvait plus dans le monde des rêves mais dans un état transitoire, dans l'esprit empli de secrets, de souvenirs enfouis, de quelqu'un d'autre.

Le miroir de l'austère armoire lui renvoya son visage et elle reconnut, sans les rides, mais avec la même expression mesurée, triste, mesquine, celui de la vieille femme qu'elle avait suivie jusqu'au Chais.

Tout alla très vite. Elle ne maîtrisait plus la douleur. Ce n'était plus son cerveau qui contrôlait, du moins pas la partie capable de raisonner. Elle se mit à quatre pattes, puis se cambra et s'appuya le dos contre le montant du lit.

La créature chaude, visqueuse, inerte et silencieuse qui sortit d'entre ses cuisses tomba sur le parquet, avec un bruit mat.

Reprenant ses esprits, elle se demanda comment elle nettoierait tout ce sang, si elle n'était pas capable de se relever.

Zette sentit l'effort surhumain de la jeune femme dont elle occupait le souvenir, alors que cette dernière se relevait et tirait derrière elle un couvre-lit matelassé, d'un vert terne.

Puis elle regarda, comme jetée hors de la femme, cette main pourtant douce se poser sur la bouche du nourrisson et presser.

« Mon Dieu », eut-elle le temps de dire et d'entendre en même temps, avant d'être projetée dans le blanc neutre du monde par-delà le pont.

Diane s'agenouilla pour se mettre au niveau de la vieille femme. « Marie-Luce ? Marie-Luce, venez avec moi », murmura-t-elle. Entendant son prénom, la femme sursauta. Un léger rosissement vint réveiller son visage ridé.

« Ce n'était pas juste, murmura-t-elle.

— Je ne sais pas ce qui n'était pas juste mais je peux peut-être rectifier. Vous aider.

— Rectifier quoi ? Tu te crois très forte, Amélia, mais ça m'étonnerait que tu puisses remonter le cours du temps.

— Pourquoi m'appelez-vous Amélia ? Amélia est morte depuis longtemps.

— Morte ? Tu veux me faire croire que tu es morte ? Mais si tu es morte, qui m'empêche depuis des années de venir ici comme je veux et de récupérer ce qui m'est dû, d'approcher la source, de devenir qui je devais être ?

— Qui deviez-vous être, Marie-Luce ? Je suis sûre que vous avez été quelqu'un de très bien.

— Quelqu'un de très bien. De respectable. Modeste. Terne. Morte de l'intérieur. Jamais un mot plus haut que l'autre. Mais j'ai toujours senti que j'étais au-dessus de tous ces gens. Ma mère appelait ça "ton orgueil fou". Parce que j'avais d'autres envies que cette petite vie-là. Oh, on ne peut pas dire que je les ai beaucoup montrées. Une fois, je suis allé danser. Tu t'en souviens, Amélia ? C'était cette fête de village. Tu y étais. Tu portais une robe d'été drapée, bleu ciel, comme pour une petite fille de Marie. Mais tu n'avais rien d'une vierge, non. Tu dansais, tu riais, tu buvais. Tu n'étais pas mariée, pourtant. Et il y avait tous ces hommes autour de toi. Tu as demandé du bourbon et on t'en a donné, dans une bouteille avec une gaine en cuir. Moi, mon cavalier sentait le vin. Je me souviens très bien de la douleur, quand il m'a amenée derrière la place. Je n'ai pas réussi à dire non. Après, ma mère a dit que j'étais sans doute saoule, qu'il m'avait fait boire. Je n'ai pas bu ce soir-là. Je n'ai jamais bu de ma vie. J'étais juste sans force, sans énergie. À côté de toi qui étais pleine de vie… Je n'étais même pas vraiment venue pour danser. Quelque chose me poussait à venir. Peut-être que je savais que tu serais là. Peut-être que j'avais envie que tu me reconnaisses. Tu ne m'as pas vue, n'est-ce pas ?

— Je suis désolée.

— Évidemment. Ça doit être facile d'être désolée, quand on est jeune, belle et qu'on a de l'argent. Moi aussi, j'étais tout le temps désolée et amère. Désolée d'avoir des pensées étranges, désolée d'avoir envie de courir, sans chaussures, ni chapeau, ni tablier, dans les champs autour de la maison. Désolée d'être terne, triste, de faire honte. Désolée de décevoir mes parents, ces gens qui m'avaient adoptée et qui tentaient de bien m'élever et de m'aimer, alors que j'étais sans doute la fille d'un Boche. Ou d'un bon à rien. Le sang… le sang qui coulait dans mes veines…

— Ce n'est pas vrai, Marie-Luce. On sait depuis longtemps que ce n'est pas vrai. On ne porte pas la faute de ses parents en soi. Élevée ailleurs…

— Oui ! cracha la vieille femme en redressant la tête. Élevée ailleurs, c'est facile à dire pour toi ! Tu as été élevée ailleurs, toi, par ma vraie mère. Tu as eu tout ce que tu voulais. Tu étais l'enfant choyée, légitime. Tu m'as volé…

— Marie-Luce, je n'ai rien…

— Tais-toi ! Tu m'as volé ma maison, ma mère, tout !

— Arrête de raconter ta vie, vieille bique ! hurla subitement le Marchand de sable en tentant d'avancer vers elles, tel un automate. Va vers la source !

— Ne l'écoutez pas, Marie-Luce, intervint Diane. Ce n'est pas un des vôtres. C'est lui qui vous a poussée à venir, n'est-ce pas ? En utilisant ces petits que vous avez mis au monde et qui sont morts, ces deux bébés. Et lui, c'est…

— … Je n'ai jamais eu d'enfants, cria Marie-Luce. Ce ne sont pas mes enfants. Ils ne peuvent pas l'être.

— Ce sont vos enfants, Marie-Luce, et vous les avez vus mourir.

— Je n'ai pas pu les voir mourir, puisqu'ils ne sont jamais nés. Ils ne sont jamais morts.

— Si, ils sont morts. Mais ce n'est pas vraiment votre faute. Vous ne saviez pas. Vous avez eu peur et vous étiez seule. Il faut accepter de vous en séparer. Il faut les enterrer, ailleurs…

— Tais-toi, salope ! » hurla le Marchand de sable, du fond de la grotte.

Diane sentit qu'il lui serrait le cou et se demanda comment la créature qui était devant elle pouvait l'étrangler sans la toucher, avant de comprendre que c'était bel et bien un homme qui se tenait derrière elle et lui bloquait la respiration.

Zette recula encore un peu dans le temps. L'esprit de Marie-Luce lui paraissait fait de bulles, certaines opaques et aplaties, d'autres rattachées les unes aux autres dans un ensemble cohérent et parfaitement ordonné.

Elle était plus jeune. Cette fois-ci, la douleur la prit alors qu'elle rangeait les outils de son mari dans l'atelier. Elle dut s'appuyer contre l'établi pour laisser sortir le petit être qui s'était logé dans son ventre. Elle le découvrit juste avant de ressentir les derniers spasmes de l'accouchement.

Cette fois, ce fut plus long. Elle mit du temps avant d'oser faire un geste. Il lui fallut entendre le nourrisson hurler pour poser sa main sur la bouche grande ouverte. Au début, elle voulait juste le faire taire.

Que dirait son mari, s'il découvrait cet enfant abandonné dans son atelier ?

Et puis, ce fut tellement facile. La bouche était petite. Il n'agita même pas les bras. La pile de vieux torchons souillés de graisse qui servaient à nettoyer les outils de son mari lui fournit de quoi envelopper le bébé. Puis…

Ce n'était plus sa chambre, ni sa maison. C'était une chambre de jeune fille, encore plus austère que la première, sans le bouquet de mariée sous cloche sur la commode, ni le couvre-lit.

Il y avait une armoire, sans miroir cette fois-ci. Sur un petit guéridon, une carafe à eau en faïence et une cuvette qu'entouraient un peigne et une brosse.

Le dessus de bois ciré de la table de chevet accueillait une Bible et une petite lampe à pétrole, surmontée d'une corolle de verre, seule excentricité dans la tristesse de cette chambre aux murs couleur chamois.

C'était des années auparavant, quand Marie-Luce vivait encore chez ses parents adoptifs, entre les corvées et le confessionnal.

En voyant le Christ crucifié au-dessus de sa tête, Zette comprit qu'elle était couchée dans un lit. Les draps, poisseux de sang, grattaient sa peau nue. Entre ses jambes, le cordon encore enroulé autour du cou, un nourrisson gisait. Elle secoua la tête, prise de sanglots.

« Marie-Luce ? Es-tu malade ? dit une voix de femme aux inflexions inquiètes, derrière la porte.

— N'entre pas, Maman. » Le ton de Marie-Luce était désespéré.

« Marie-Luce Lebec, réponds immédiatement ! Si tu es encore en train de… »

La porte s'ouvrit. Une femme d'une quarantaine d'années, les cheveux déjà gris et tombant en une natte serrée sur une robe de chambre étriquée, entra dans la chambre, une chandelle à la main.

« Mais tu saignes ! Qu'est-ce que… Oh ! Non ! »

Elle se précipita vers le lit. Le nourrisson poussa un cri qui ressemblait à un miaulement au moment où elle le prit par les pieds.

Zette revint à elle, dans l'immensité du désert, au-delà du pont.

« Le premier n'est pas mort… Les autres, oui. Elle les a cachés à son mari et tués. Elle les a enterrés au Chais. Mais le premier n'est pas mort. Ses parents ont dû le confier à un orphelinat… Mon Dieu ! Pierre Fayais ! »

Diane sentit qu'elle ne tiendrait plus longtemps. Elle voulut ouvrir la bouche, happer l'air, se débattre mais la douleur qui fusait dans sa gorge l'en empêcha.

Le Marchand de sable poussa un hululement sordide.

Alors qu'elle le voyait se rapprocher, dardant vers elle sa gourmandise morbide sous la forme de ses deux mains efflanquées, celles de l'homme qui l'étranglaient desserrèrent leur étau. Il venait d'être violemment entraîné en arrière. Diane tomba à genoux sur le sol puis, le visage contre terre, cracha un peu de sang, sans entendre les bruits de lutte derrière elle, ni voir Marie-Luce Lebec se traîner jusqu'à elle.

Comme la vieille avançait la main et qu'une pulsion de haine bondissait dans la poitrine déjà percluse de douleur de Diane, la jeune femme réussit à rassembler ses forces pour projeter ses épaules en avant. Le corps frêle de Marie-Luce fut propulsé de l'autre côté de la source.

Zette traversa le pont dans l'autre sens. La lumière du ravin l'aveugla. Elle dut mettre sa main en visière pour voir Saul le lion, à genoux, près du corps de la fillette. L'épouvantail et l'homme de fer s'étaient immobilisés dans des positions grotesques, comme des enfants jouant à un, deux, trois soleil.

Zette se jeta à genoux, aux côtés de son frère.

« Elle meurt, murmura-t-il en laissant les larmes couler de ses yeux aveugles.

— Attends ! Mamia ! Tu ne peux pas mourir ! Je n'ai rien compris ! Qui est le Marchand de sable ? Comment est-ce que je peux l'arrêter ? »

La fillette laissa un souffle s'échapper de ses lèvres sèches.

« Il est le premier… Le premier enfant à avoir été enterré là… Celui d'Adrienne, ma grand-mère… Si près de la source… Le Marchand de sable a toujours été le plus fort, parce que sa mère, Adrienne, l'a tué avec toute sa conscience, je crois. Alors que les deux autres n'ont jamais compris d'où ils venaient, qui les avait envoyés là… Est-ce qu'Adrienne savait que l'esprit de son fils grandirait dans l'autre monde ? Non… Elle n'avait pas ce don-là… Moi, si… Marie-Luce, ma demi-sœur, l'avait également. Mais elle le savait encore moins que moi. Elle est venue au Chais tant de fois, en cachette… Elle y a enterré ses deux enfants… Une sorcière éloignée de sa source est une sorcière folle… Si seulement j'avais pu vous prévenir…

— Mais pourquoi ne l'as-tu pas dit plus tôt ? » hurla Zette, en proie à une rage folle.

Saul lui attrapa le poignet et le serra, pour tenter de la maîtriser.

« Elle vient de te dire qu'elle ne pouvait pas ! Elle était dans le coma pendant tout ce temps ! Elle meurt de l'autre côté, Zette, tu ne peux rien faire ! Son corps lâche ! Et...

— Elle a raison, Saul, intervint la fillette, avec la voix d'une femme déjà mature. J'ai failli. J'ai tenu tellement longtemps, Louise, tellement longtemps à défendre ce passage... Quand je me suis endormie, je ne savais rien de tout ça. Il a fallu que mon corps faiblisse, sous les effets du temps, pour que la barrière cède, elle aussi. J'ai compris qui étaient le Marchand de sable et les deux autres... Mon oncle. Mes neveux... quelle horreur ! Ils sont tous de notre sang, tous de notre faute...

— Ce n'est plus le moment ! Je dois trouver le moyen de l'arrêter ! Moi aussi, je suis en train de... »

Zette se tut soudain, réalisant ce qu'elle venait de dire. Saul eut un mouvement de tête, imperceptible.

« ... faiblir. Mamia, je t'en supplie, dis-moi tout ce que tu sais.

— Il y a encore des enfants, de l'autre côté du pont. Et, seule, tu ne peux rien faire. Diane doit éloigner les corps des trois de la source. Le Marchand de sable ne pourra pas prendre corps si sa dépouille n'est pas jetée dans la source. Toi, va dans le monde du Marchand de sable et ramène les enfants, ce que je n'ai pas su faire. Je maîtrise mon don tellement moins bien que toi.

— Ne dis pas ça, murmura Saul. Tu m'as sauvé, moi. Tu as été la seule à pouvoir le faire.

— Je t'ai sauvé, et après ? J'ai réussi parce que tu étais mon petit-fils et que je t'aimais. C'était du bricolage... Pas de la maîtrise. Je ne regrette rien. Tu es vivant, n'est-ce pas ? Je sens déjà moins ta présence... Tu pars vers l'autre monde... Viens m'aider, Saul, à ton tour. Nous serons tous les deux en paix. »

Zette voulut répondre mais la pression des doigts de son frère sur son poignet se fit plus légère. Elle secoua la tête, pleurant à son tour. Il s'évanouit.

L'instant d'après, même son souvenir avait disparu.

Il ne restait à Zette qu'un insoutenable sentiment de solitude.

CHAPITRE 56

DIANE RAMPA jusqu'aux ossements et empoigna les plus proches, d'un geste vif.

« Non ! »

Pierre Fayais tenta de se retourner contre celui qui l'avait ceinturé. Il tapa au hasard. Ben encaissa un premier coup, dans l'épaule, et esquiva le second.

Zette vit le pont vaciller alors qu'elle mettait un pied dessus. Elle le traversa pour la seconde fois.

Elle ne savait où chercher dans ce désert de pierre grise. Ça avait toujours été instinctif et facile pour elle. La plupart des comateux qui stagnaient dans le monde des rêves voyaient l'endroit où ils vivaient ou aimeraient vivre : une ville, un bout de campagne, un jardin, parfois la longueur d'une plage semée d'obstacles…

L'esprit du Marchand de sable n'était plus qu'un désert, lui aussi, depuis qu'il n'y alimentait plus les cauchemars des enfants.

« C'est pourtant pas si difficile, jeune fille, dit l'épouvantail en surgissant à côté d'elle.

— Que fais-tu là ?

— L'homme de fer s'étant volatilisé et la gamine endormie, je n'allais pas rester en arrière, tu ne crois pas ? Si je suis bien l'épouvantail, je n'ai pas de cervelle, mais j'ai des jambes. »

Effectivement, il essayait de trotter à ses côtés. Elle lui sourit. La bouche de l'épouvantail eut un rictus familier.

« Qui es-tu ? demanda Zette.

— Dis-moi… Ta vraie question ne serait-elle pas plutôt : est-ce que je peux avoir confiance en toi ?

— Est-ce que je peux avoir confiance en toi ?

— Je suis là pour éloigner les sales bestioles, non ?

— D'accord. »

Zette ralentit un peu son pas pour le caler sur celui de l'épouvantail, que ses grandes jambes fines rendaient parfois maladroit et heurtaient la route.

« Saleté de cailloux, hein ? fit-il en adressant un clin d'œil à Zette.

— Oui. Dangereux... Sauf si... »

Elle s'arrêta net.

« Ça ne t'étonne pas, ces cailloux ? continua-t-elle. Des cailloux dans ce désert. Pourquoi le Marchand de sable aurait-il laissé des cailloux ? À moins que... Attends... »

Elle se baissa. Ses doigts agrippèrent un des cailloux rond, poli, qui dépassait du sol.

« Impossible de les ramasser... Et ils sont presque alignés. Ce ne sont pas juste des cailloux. C'est une voie. Ce n'est pas l'œuvre du Marchand de sable.

— De qui alors ?

— Je ne sais pas. Mais le Marchand de sable n'aurait jamais construit une route. Il ne construit pas. Il se propage. »

Le crâne et les épaules de Ben heurtèrent la pierre. Il se redressa, un peu vacillant, et évita un nouveau coup, les mains devant le visage. De toutes ses forces, il repoussa l'homme vers le milieu de la grotte.

Pierre Fayais bondit en arrière mais ne put éviter le rocher qui le fit basculer. Sous son poids, des morceaux de roche s'effritèrent, dégageant une poussière scintillante dans la lumière.

Les yeux fermés, en larme, Diane continuait d'amasser les ossements contre sa poitrine, luttant contre la nausée qui la prit, lorsqu'une odeur de soufre s'échappa du puits de lumière.

Le cri strident du Marchand de sable lui parvint. Il tourna la tête dans tous les sens avec la rapidité d'une girouette en plein vent. Ses yeux en billes noires cherchaient quelque chose dans la clarté opaque.

Diane sentit sous ses doigts l'un des torchons. Elle le serra contre elle et emprisonna les ossements.

Il lui fallait les autres. Elle ouvrit les yeux, malgré la douleur causée par les grains de sable qui s'étaient amassés aux extrémités de ses paupières, et se força à regarder. Il restait une poignée d'ossements éparpillés. Elle les rafla d'un geste prompt et se redressa.

Devant elle, une grimace aux lèvres, la peau livide, ses longs bras maigres en avant, le Marchand de sable la fixait de toute sa hauteur.

« On cherche quoi, exactement ? » demanda l'épouvantail.

Il se triturait les mains. Des brins de paille sortaient de ses manches amaigries. Zette tenta de se montrer rassurante : « Rien de dangereux. Des enfants.

— Facile à trouver, ici. Où veux-tu qu'ils soient ? dit-il en faisant un geste circulaire qui envoya de nouveaux brins de paille autour d'eux.

— Je n'en sais rien, justement, répondit Zette, songeuse. Il n'y a pas d'endroit où les cacher.

— Ni devant, ni derrière », fit remarquer l'épouvantail.

Zette haussa les épaules. Les cailloux qui délimitaient la route avaient été remplacés par des briques d'un jaune soutenu, dans ce morne paysage. Alors elle comprit.

« C'est moi ! rit-elle. C'est moi qui nous guide. Exactement comme avant. Il suffit de suivre la route et de bien regarder… ses pieds ! »

L'épouvantail rit à son tour, sans avoir l'air de bien comprendre mais, obéissant, il baissa les yeux vers ses grandes chaussettes de laine qui glissaient sur le sable sec.

Soudain, dans la grotte envahie d'un éclat blafard, le Marchand de sable se figea. L'odeur de soufre, presque palpable, obligea Ben à reculer avec son adversaire. Diane profita de l'immobilisation inexpliquée de la créature pour ramper à reculons jusqu'à l'embouchure du tunnel qui menait vers la sortie.

« Là ! » cria l'épouvantail en montrant une petite tâche plus sombre devant lui.

Zette se mit à genoux. La terre, presque élastique, vibra sous son poids. Elle se mit à creuser.

« Évidemment, rit l'homme de paille, extatique. Si ce n'est pas caché derrière ou dessus, c'est obligatoirement dessous !

— Aide-moi, au lieu de parler ! »

Sous le sable, figée comme une rose des vents, une petite main apparut.

Diane réussit à grimper le long du tunnel, tenant d'une main le torchon contre son buste, s'appuyant sur l'autre pour ne pas chuter vers la grotte. Elle déboucha sur l'alcôve que plus rien n'éclairait, à part un reste de mèche dans le flambeau laissé là par Marie-Luce.

En se traînant le long du mur de pierre, le temps de s'habituer à la semi-obscurité, elle buta contre le pied de Simon, toujours gisant sur le sol.

« Ben a appelé des secours, lui marmonna la voix pâteuse du capitaine.

— Ben se débrouillera. Il ne faut pas rester là », haleta Diane, en passant par-dessus ses jambes.

Quelques secondes plus tard, elle revint les mains vides et passa son bras sous celui, valide, de Simon.

Zette s'étonna du contact chaud et doux de l'enfant contre elle. Après tout, dans ce monde, il n'y avait pas de corps à proprement parler, et les sensations ne devaient pas être aussi nettes.

À côté d'elle, l'épouvantail serrait l'autre petit et ses jambes n'étaient plus aussi mal assurées. Il avançait à grandes enjambées.

À croire qu'il a le diable aux trousses ! se dit Zette.

L'épouvantail lui jeta un sourire un peu triste. Elle se retourna. Derrière elle, la route de briques jaunes avait terni sous d'autres pas que les leurs.

« Il revient ! » cria Zette.

Elle pressa le pas mais, corps consistant ou pas, l'enfant contre elle l'alourdissait considérablement.

Simon poussa un gémissement de douleur lorsque Diane réussit à lui faire passer l'entrée de la grotte. Elle tenta de le caler tant bien que mal contre un tronc d'arbre perpendiculaire à la pente.

« Attends-moi ici, lui dit-elle.

— Où veux-tu que j'aille dans cet état ?

— Ne roule pas, c'est tout. »

Zette et l'épouvantail arrivèrent au pont, du moins à ce qu'il en restait. Des morceaux de pierre avaient chuté dans le ravin. Autant de pièges prêts à les envoyer n'importe où...

Zette prit l'enfant sous ses aisselles et le tendit à l'épouvantail.

« Cours ! » lui dit-elle en frémissant.

Ses jambes, maigres et dégingandées, lui paraissaient de nouveau malhabiles. Le poids des deux enfants, calés sur ses hanches, le déstabiliserait un peu plus. Mais après un dernier coup d'œil sur celui qui les poursuivait, l'épouvantail s'élança, le visage déformé par la peur.

Zette pivota sur elle-même et fit face au monstre.

Diane se faufila de nouveau dans le tunnel.

« Ben ! » hurla-t-elle, entre deux bouffées d'air nauséabond.

Il n'y eut aucune réponse.

Puis émergea une petite tête aux cheveux emmêlés de sueur et de sable.

« Max ! »

Elle attrapa le poignet de son fils et le tira vers elle.

L'enfant, hébété, se laissa enlacer. Derrière lui, poussé par un Ben au visage en sang, Paulo tentait à son tour de s'extirper de la grotte. Sans lâcher son fils, Diane lui tendit la main.

Zette regarda alternativement le pont et le Marchand de sable. Sous son talon, la pierre s'était faite friable. Le pont disparaissait, morceau par morceau.

Le Marchand de sable sourit, de son horrible sourire satisfait, et lui fit signe du doigt de s'approcher.

« C'est toi et moi, ma chérie, maintenant », susurra-t-il avec les inflexions d'un ancien amant dont elle avait oublié le nom.

Elle se pencha en arrière. Le pont n'était plus qu'une arête au milieu du néant.

« Tu as perdu, dit-elle, d'un ton qu'elle voulut affirmé.

— Pas vraiment. C'est toi qui es perdue, pauvre petite chérie. Tu n'as plus de choix maintenant. Viens vers moi.

— Oh, non. Tu ferais comme avec les autres… Tu utiliserais mon don pour te guider vers le monde réel.

— Il n'y a plus de monde réel pour toi. Tu n'as pas encore compris ? Ils sont partis un à un, parce qu'ils se sont réveillés. Mais toi, tu es toujours là parce que tu es morte… tu es morte de l'autre côté ! Tu fais partie de ce monde ! Tu es une pierre de ce monde, pour l'éternité, comme moi ! Mais à nous deux, nous trouverons bien un moyen de revenir.

— Non. Ne crois pas ça. Je ne t'aiderai pas. Je vais fermer ce passage. Tu trouveras la paix. Tu ne le sais pas encore mais tu veux cette paix. C'est ce que tu recherches depuis tant et tant d'années… »

Le Marchand de sable poussa un hurlement furieux.

« Je te donnerai du pouvoir ! s'écria-t-il.

— Je vais décliner cette invitation, comme l'a fait Mamia avant moi, reprit Zette, calmement. Parce que… parce que…

— Tu ne comprends pas ! Il n'y a plus de passage pour toi non plus ! Tu es morte ! Morte ! »

Elle fut prise d'un fou rire qui paralysa le Marchand de sable.

« … parce que Mamia savait que… », ahana-t-elle.

Elle tapa des talons sur la pierre qui reliait le pont au bord du ravin. Sous ses pieds, du sable jaillit et dégringola dans l'abîme, derrière elle.

« Il n'y a rien qui vaille la maison ! » murmura-t-elle.

Sans ajouter un mot, elle se laissa tomber dans le néant, entraînant avec elle les derniers débris du pont qui s'écroulait.

CHAPITRE 57

TOUT CE QUE VOULAIT SIMON, à cette minute, c'était un vrai café, même celui, pourri, du commissariat. Le café soluble de l'hôpital, qu'il arrivait à obtenir lorsque la machine fonctionnait, c'est-à-dire un jour sur deux, lui sortait par les narines. Ses vœux furent exaucés grâce à l'intervention de Ben et d'un thermos empli d'un café filtre qu'il avait eu le bon goût de préparer chez lui.

« T'as bien fait, petit, dit Simon. Va savoir si le patron n'y aurait pas foutu un peu d'arsenic, histoire de se débarrasser de moi. »

Il se redressa sur son lit d'hôpital, non sans effort. Plus qu'une journée, et il pourrait entamer sa convalescence ailleurs, là où la nourriture était encore moins bonne mais le climat plus agréable : chez sa sœur Ève. C'était sans doute le dernier endroit où le patron viendrait le chercher pour lui demander des explications sur sa présence sur le lieu d'une enquête qu'il avait interdiction de poursuivre.

« Là, vous vous trompez sérieusement, répondit Ben avec un sourire énigmatique. J'ai une bonne nouvelle pour vous.

— Vas-y, balance.

— Le commissaire vous a couvert. Pas de conséquence. Pas d'avertissement. Pas de mise à pied.

— Dieu existe ?

— Et il porte des tailleurs Chanel. »

Simon hocha la tête, à la fois agacé et soulagé. Il n'aimait pas l'idée de devoir quelque chose à Claude Gaucher, même si au fond il savait que ce n'était qu'un rendu : Diane avait tourné les choses de façon à ce qu'il passe pour son sauveur.

À l'occasion, il faudrait rétablir la vérité.

« C'est toi le vrai héros dans cette histoire, reprit Simon. Toi, tu aurais pu y passer.

— Entre vous et moi, j'étais déjà sorti quand la grotte s'est affaissée.

— Un mensonge en vaut un autre… Tu as quand même sauvé les deux gamins. C'est bien, petit, je suis fier de toi.

— C'était pas très dur. Deux gosses évanouis… La vieille les avait mis dans un coin. Au début, je ne les ai pas vus mais quand j'ai réussi à me débarrasser du vieux… C'était bizarre, d'ailleurs. Je suis presque sûr que les gamins n'y étaient pas quand je suis entré dans la grotte… Enfin, bref… J'aurais bien voulu sortir les deux autres, capitaine, vous savez… »

Ben fit une grimace. Dans ses mains, le thermos tourna lentement. Il tentait de se donner une contenance.

Ses premiers morts, pensa Simon. *Le métier, pauvre gosse…*

Simon se souvenait parfaitement bien de son premier cadavre et de la culpabilité qu'il avait éprouvée pendant plusieurs semaines, jusqu'au suivant… Au bout de troisième type qu'il avait décroché de sa corde, il en avait terminé avec cette conscience inappropriée.

« Et l'enquête ? demanda Simon.

— Classée. On a presque toutes les réponses qu'on voulait. Mais ça va être dur de faire taire les journalistes, c'est assez… croustillant.

— Je compte sur les Gaucher pour ça. Alors ? Conclusions ?

— Une vieille histoire de famille… La grand-mère de votre dulcinée (Simon réprima un sifflement agacé) avait une demi-sœur, née de père inconnu et abandonnée à la naissance, en pleine Première Guerre mondiale, Marie-Luce Lebec. Le bébé a été rapidement adopté par un couple de gens sans histoires… Des petites gens, sans doute comme vous et moi mais nés à une époque où on ne savait pas, dans certains milieux, gérer les troubles psychiatriques. Le profiler du service parle de psychose et d'hystérie. Bref, la gamine n'était pas tout à fait équilibrée. Ou alors, elle a été traumatisée par la naissance de son premier enfant, qu'elle a eu hors mariage. Fille mère, ça faisait très mauvais genre, à l'époque. Le bébé, âgé de quelques heures, a été placé à l'Assistance publique par les grands-parents. Seulement l'histoire ne s'arrête pas là. Marie-Luce Lebec épouse un type de son milieu, probablement sans amour et poussée par ses parents. Elle en aura deux enfants, en secret. Entre-temps, on suppose qu'elle a recherché ses origines et appris qu'elle appartenait à la prestigieuse famille qui va donner les Gaucher. Elle accouche seule, à cinq ans d'intervalle, de bébés viables, qu'elle tue visiblement elle-même puis qu'elle enterre sur ce qu'elle estime sans doute être sa propriété, c'est-à-dire au Chais... Là, elle découvre la grotte, autrefois aménagée, dans laquelle vivaient des miséreuses...

— Des miséreuses ?

— Oui, je sais, bon, celle-là, elle est de ma grand-mère... J'ai fait quelques recherches auprès des vieux du coin et dans les archives régionales. Avant d'être riches et puissants, les habitants du Chais étaient les plus pauvres de la région. La première, Adrienne de Meur, a fait fortune dans l'industrie pharmaceutique avec son mari, presque en un claquement de doigt. Ses décisions étaient tellement justes, ses brevets tellement bien faits, les événements lui donnaient tellement raison que les gens du coin ont fini par imaginer qu'elle avait fait un pacte avec le diable. Toute cette légende autour du Chais a dû avoir un impact sur l'esprit impressionnable et perturbé de Marie-Luce Lebec, qui s'est apparemment persuadée que cette grotte était un haut lieu de puissance satanique.

— Elle y est donc retournée régulièrement. Mais pour faire quoi ?

— D'après le psy chargé de l'enquête, elle n'a jamais vraiment compris qu'elle avait tué ses enfants. Elle allait donc les voir, en pèlerinage, comme on va sur une tombe, mais sans en avoir conscience. Elle a oscillé comme ça entre folie psychotique et vagues éclairs de lucidité. Le psy imagine que la présence de Pierre Fayais a fini de la faire sombrer.

— Pierre Fayais ?

— Son fils, celui qui a survécu et a été placé à l'Assistance. Un cas, lui aussi... Élevé de deux à huit ans par une famille d'enseignants. Puis envoyé en hôpital psychiatrique quelque temps, après avoir tenté de tuer l'un de ses frères adoptifs. Il n'y a pas de détails sur ce qu'il a fait mais, visiblement, ses parents adoptifs ont refusé de le reprendre. Il a erré de famille d'accueil en famille d'accueil, jusqu'à ce que plus personne ne veuille de lui. Violent et perturbé. Il a fait de la maison de correction et aussi de la prison, pour tentative de meurtre, violence, ivresse… Deux tentatives de suicide. Et l'un des rapports de la maison d'arrêt parle d'un homme profondément perturbé, silencieux le jour, hurlant la nuit. Ses actes de violence ont été commis dans un état de demi-sommeil. Un homme hanté.

— Et le rapport avec sa mère, finalement ?

— Il a probablement réussi à la retrouver, il y a peu de temps. Une voisine de Marie-Luce Lebec a parlé d'un homme déjà âgé attendant dans la rue, pas très loin de leurs maisons.

— Et que faisait-il dans la grotte ce soir-là ?

— Il a suivi sa mère. Pour un règlement de comptes ou simplement pour lui parler. J'imagine qu'il avait besoin de comprendre.

— Ou de se venger. Et les gosses ?

— Pierre Fayais les avait probablement kidnappés. Ou Marie-Luce Lebec. Les deux sont liés à l'abandon et à des images d'infanticide. Marie-Luce a même pu envoyer Fayais chercher les gamins et les garder dans la grotte pour remplacer ses propres enfants. La présence du petit Max, parce qu'il est du même sang, laisse à penser qu'elle a voulu réparer quelque chose, faire le deuil… Mais allez savoir ce qu'elle leur aurait fait… Peut-être rien… Cela dit, elle avait déjà commencé à creuser ce qui était sans doute des tombes… Ou des nouvelles tombes pour ses propres enfants. De toute façon, les gosses auraient fini écrasés, quoi qu'il arrive…

— On sait finalement ce qui a causé l'effondrement de la grotte ?

— En creusant pour enterrer les corps de ses enfants qu'elle avait exhumés – et ça, personne n'explique pourquoi –, Marie-Luce a agrandi une fuite de gaz naturel qui aurait fini par faire péter le monticule, de toute façon. Enfin, c'est une hypothèse. J'attends toujours les rapports.

— Tu parles comme un flic, Ben.

— Il faut bien que quelqu'un prenne le relais, vu que vous vous êtes laissé canarder comme un bleu, capitaine… Bon, la seule zone d'incertitude, dans cette affaire, avec laquelle les journalistes vont se régaler, d'ailleurs, c'est le troisième squelette…

— C'est-à-dire ?

— Il y avait trois squelettes d'enfants, deux appartenant à ceux de Marie-Luce Lebec et datant des années trente à quarante, et le troisième, bien plus vieux… Des recherches sont en cours mais, visiblement, ce bébé-là appartiendrait à la même lignée. Une autre femme du Chais a enterré son nourrisson dans la grotte, des décennies auparavant… Chouette famille.

— C'est censé me faire peur ? répondit Simon, soudain sur la défensive.

— Non, capitaine. Simplement, il y a des trucs qui se transmettent sans même que ce soit dit, vous savez… Qu'on porte en soi, de génération en génération… Par exemple, dans ma famille…

— Épargne-moi, Ben. Un truc me chiffonne encore. Et le gosse de la DDASS ? Dorian, celui qu'on a retrouvé ? Comment a-t-elle fait pour mettre la main dessus ?

— Je suppose que Christophe Petit lui a fourni les bonnes clés, cette fois encore. Je n'ai aucune preuve. Le gosse est sorti du coma mais ne se souvient de rien.

— Il y a quelque chose qui cloche…

— Laissez tomber, capitaine. L'affaire est classée, c'est mieux pour tout le monde.

— Tu n'as pas tort… »

Simon se laissa retomber sur les oreillers avec un sentiment intense de soulagement et ferma les yeux quelques secondes. Il ne s'était pas rendu compte, auparavant, de la pression qu'il avait eue. Il allait pouvoir respirer.

Devoir respirer.

Il aurait bien le temps de penser à l'avenir, un peu plus tard. Penser à l'avenir… Voilà qui était nouveau.

Bien joué, Simon, se dit-il. *Une seule incartade, un manquement au règlement et tu replonges de plus belle dans les responsabilités. L'avenir maintenant... Soit.*

Il allait devoir parler à Diane lorsqu'elle reviendrait le voir. Il ne savait pas encore ce qu'il lui dirait. Tout semblait assez nouveau. Peut-être pourrait-il demander à Ève.

Peut-être pas tout de suite, il lui faudrait du temps. Et la vieille Gaucher allait sans doute les emmerder. Il soupira intérieurement à cette perspective.

Il se souvenait très exactement pourquoi il détestait l'idée de famille : il avait toujours l'impression d'avoir été invité à un grand banquet qu'il ne pourrait pas quitter tant qu'il n'aurait pas payé l'addition.

Il savait que pour Diane, malgré tout, la note allait être salée, même si elle lui paraissait plus assurée, plus décidée, depuis l'accident.

Elle saurait affronter sa mère. Peut-être même ses gosses.

« Une famille recomposée, voilà exactement ce que je ne voulais pas. Tant pis. On essaiera autre chose. On essaiera...

— ... la famille décomposée », murmura la voix chaleureuse de Diane dans son esprit.

Il sourit dans le vide. Cette fois-ci, il avait trouvé la femme idéale.

CHAPITRE 58

LISE REMONTA LE DRAP sur la poitrine menue de son amie, en prenant garde de ne pas faire de pli sur sa chemise de nuit blanche.

« Eh bien, ma jolie Louise, tu n'auras pas froid, dit-elle doucement. Tiens, tu connais la dernière de Givé ? Ce salopard a décidé de tout faire pour te sortir de là. Il interdit même aux internes de t'approcher. C'est pas un sale mec, ça ? Oui, moi je trouve. Mais il va réussir, j'en suis sûre. C'est quand même le meilleur dans son domaine. Il faut voir comment il a réussi avec les autres… Même le nourrisson… Il a tenu à le récupérer… et il va bien, ce gosse. Il a été placé avec sa mère dans une maison mère-enfant. La vieille a fait un scandale… Françoise en rigole encore. Elle demande de tes nouvelles, Françoise. »

Seul le bip du scope lui répondit, en écho à la respiration artificielle de Louise, plus pâle que la mort.

« Allez, ma belle, continua Lise. Il va falloir faire un effort. »

L'infirmière sourit en disant cela puis dut se retourner pour cacher une larme qui commençait à poindre à ses paupières. Plus le temps passait, plus il lui était difficile de voir son amie ainsi, allongée dans cette blancheur, presque morte, alors qu'elle avait aidé tant de gens dans ce même service.

Foutue ironie, pensa Lise.

Ironie, oui.

Zette avait perdu trop de sang, était restée trop longtemps dans le froid. C'était déjà un miracle qu'elle fût en vie… Mais elle aurait dû mourir ou sortir du coma bien plus tôt. Givé en perdait sa superbe. Claude Gaucher faisait venir tous les plus grands spécialistes au chevet de sa fille. Il fallait voir la tête de Givé, à ce propos, lorsqu'il voyait débarquer les grands pontes…

Lise trouvait alors l'occasion de sourire, en écoutant son chef passer des soufflantes aux plus grands noms de la recherche médicale.

« Je dois partir. Ta mère va venir tout à l'heure, et puis ta sœur et ton ami d'enfance qui est beau gosse. Tu as vu ton frère ce matin, n'est-ce pas ? Ça a dû te faire plaisir… Il a l'air sympa, ton frère, même s'il est curé. »

Elle n'aimait pas mentir. Mais dans certains cas… Que pouvait-elle dire ? Qu'elle aurait préféré ne pas avoir à parler à ce zombie en soutane, morne, glabre, plus froid que la mort ?

La sœur de Zette n'avait montré aucune froideur avec lui. Zette devait l'aimer.

« J'y vais, ma belle. C'est l'heure de mon thé. Dépêche-toi de revenir. Je m'emmerde, sans toi. »

Elle referma la porte sur le silence entrecoupé du rythme rassurant des machines.

CHAPITRE 59

TI REPOUSSA SON ASSIETTE et se cambra contre le dossier de la chaise. Devant lui, Saul était déjà debout, prêt à débarrasser.

« Laisse ! dit Cathé. Tu n'es pas à la cantine du monastère, ici…

— Il n'y a pas de cantine dans un monastère, rit Saul. Seulement à l'école…

— Tu accuses ma mère de nous infantiliser, Saul ? intervint Ti en faisant vaguement semblant de rassembler les couverts. Tu es gonflé ! »

Saul se rassit. L'ambiance de la cuisine du Gardiennage lui plaisait. Le Chais lui rappelait trop de souvenirs. Il sourit lorsque Cathé envoya une légère claque derrière la tête de son fils.

« Rien que pour ça, tu mérites de laver la vaisselle. Moi, j'ai à faire. »

Elle prit sa veste et la boutonna d'un geste rapide.

« Et toi, va voir ta mère, dit-elle à Saul. Au moins avant de partir. Même pour ne rien dire. Ne pars pas comme un voleur, cette fois-ci.

— … Maman, murmura Ti, agacé.

— Tu en veux une deuxième ? rit Cathé. Je dis ce que je veux. »

Elle remonta la capuche de sa parka et sortit, avec un regard narquois.

Ti eut un geste d'excuse vers Saul.

« Tu sais comment elle est… Ça va, toi ? »

Le prêtre redevint sérieux.

« Ça va. Je me sens en paix. J'étais là quand Mamia est morte. J'étais là quand on a retrouvé Zette. C'est moi qui l'ai portée dans l'ambulance. J'étais là.

— Tu t'en serais peut-être passé, non ?

— Non. Tu ne sais pas ce qu'est l'isolement. Ni le silence. Ni le tabou. Je vais repartir en paix.

— Alors, tu repars ? Je croyais que c'était juste une planque, cette histoire de religion… C'est pas ce que tu m'as dit l'autre jour ?

— Tu as une drôle de façon d'interpréter ce que je dis, répondit Saul dans un rire. C'est vrai que c'était une fuite de ma part. Mais maintenant c'est ma vie. J'y suis. Il y a bien un moment où on doit être au cœur de sa vie, au lieu de jouer aux ombres. »

Il eut un moment d'arrêt. Une lueur de tristesse passa dans ses yeux ; il soupira. Ti trouva le moment opportun pour aller chercher deux tasses.

« Je n'ai rien réglé ici, continua Saul. Du moins, je n'ai pas réussi à me réconcilier avec ma mère. Elle ne comprendra jamais mes choix.

— Ça ne veut pas dire qu'elle ne va pas les accepter.

— Oui. Tu as sans doute raison. J'attendais peut-être trop.

— Écoute, vieux… Ta mère vient d'accompagner Mamia, et Zette a… pris la relève, en quelque sorte ? Ça fait beaucoup. Je ne pense pas qu'elle ait envie de reperdre un enfant maintenant.

— Oui, je sais. Je ne compte pas m'enfermer dans ma rancune, de toute façon. Je suis en paix. C'est même… dérangeant… étonnant… Parfois, je me sens vide. Mais ça passera, je le sais. Et toi, des projets ?

— Toujours les mêmes. Maintenant que j'ai récupéré de mes blessures, je vais reprendre le boulot. Me tirer d'ici. Ma mère aimerait bien que je travaille dans le coin mais… moi aussi, j'ai choisi ma vie. Je reviendrai voir Diane et Zette. Et toi aussi, si tu veux bien que je vienne pour faire semblant d'aimer le silence, dans ton monastère.

— Tu es le bienvenu. »

Ils se concentrèrent sur leur tasse un moment, heureux d'être face à face. L'un et l'autre savaient qu'ils tiendraient chacun leur promesse.

Ti brisa le silence lorsqu'il voulut boire.

« Putain ! Ça fait mal !

— Ta mâchoire, encore ? Il a tapé sacrément fort…

— Non, c'est quand j'ai heurté le sol. Le sol gelé, un, ma mâchoire, zéro. Je regrette quand même que ce salaud soit mort. Je lui aurais bien défoncé la tête.

— Tu serais en taule, ce qui aurait apporté un peu plus à ce bilan positif, tu ne crois pas ? Cela dit, je ne t'en aurais pas empêché. Je n'aurais pas pu, de toute façon.

— J'aurais été assez couillon pour le faire, hein ?

— Oui. J'ai toujours dit que tu avais raté ta vocation. Déjà, petit, tu avais cette tendance-là, à tout faire pour mes frangines, à les protéger. Tu aurais été un excellent homme de paille… »

Ti ne comprit pas pourquoi, à ces mots, il fut touché au cœur.

CHAPITRE 60

TROIS GÉNÉRATIONS attendaient sur les chaises en plastique, au bout du couloir, chacune perdue dans ses pensées.

Claude ne se souvenait pas d'avoir éprouvé un tel vide et un tel automatisme dans tous les gestes qu'elle faisait, depuis que Zette avait été retrouvée dans la voiture de Ti, couverte de sang.

Diane pensait à son père. Il aurait su quoi dire, quoi faire, mais ça n'aurait rien changé. Simplement, il aurait été plus facile de pleurer avec lui. Il avait les épaules rassurantes et se devait à une certaine image. Diane sentait Claude sur le point de craquer.

Lucie, entre sa mère et sa grand-mère, battait des pieds dans le vide. Max n'avait pas eu le droit de venir, et tant mieux... Tout le monde préférait écarter Max de ce qui pourrait l'impressionner, à cause du « traumatisme ». Il était redevenu le morveux insignifiant qu'il n'avait jamais cessé d'être, au fond. Un profond sentiment de justice et d'importance lui permettait de maintenir ce gamin à sa place, encore plus qu'avant. Elle n'aurait jamais avoué à personne à quel point elle était soulagée de le savoir vivant, en sécurité, près d'elle. Pas plus qu'elle n'aurait dit à quiconque qu'elle allait souvent dans sa chambre, la nuit, pour vérifier qu'il était bien dans son lit.

« Je vais chercher de la lecture, dit Claude. Vous voulez un magazine ? »

Lucie et Diane déclinèrent d'un signe de tête. Lorsqu'elles furent seules, Lucie passa son bras sous celui de sa mère et posa sa tête contre elle.

« Est-ce que je peux aller voir Tante Zette maintenant ? » demanda-t-elle d'un ton cajoleur.

Diane fronça les sourcils.

« On doit voir le médecin avant, tu sais, et attendre ta grand-mère. Et je n'aime pas que tu y ailles seule… Avec tes idées impossibles !

— Mais Maman ! Je t'assure que…

— Il n'y a pas de "mais Maman". Et n'assure rien. Personne ne parle dans ta tête, Lucie. Tu ne trouves pas que c'est assez le bordel comme ça ?

— Je te dis que j'ai un moyen pour aider Tante Zette !

— Moi aussi. Attendre. Faire confiance aux médecins. Fin de la discussion. »

Lucie se renfrogna sur son siège. Bien évidemment, sa mère ne la croirait jamais…

Diane regrettait d'avoir été dure. Lucie voulait aider et sans doute se sentir mieux, à sa façon. Après tout, Zette autrefois avait fait la même chose, dans ce même lieu…

« Mais il faut arrêter les conneries mystiques, maintenant. On voit où ça a mené cette famille. »

La sonnerie de son portable interrompit le fil de sa pensée. Avec un air coupable, elle bondit de son siège et sortit du couloir vers les escaliers pour répondre.

Lucie regarda sa mère sortir puis, battant toujours des pieds, descendit de sa chaise, d'un petit saut joyeux. Il n'y avait personne dans le couloir, même pas l'infirmière qui était amie avec sa tante et qui rodait toujours dans le coin quand Zette avait des visites.

Elle compta les portes puis, arrivant devant celle de sa tante, l'ouvrit avec précaution, en vérifiant que personne ne pouvait la surprendre.

Zette était là, allongée dans la semi-obscurité. Quelqu'un avait baissé les stores, en plein jour.

Pour qu'elle se repose, sans doute, se dit Lucie.

Elle savait que sa tante entendait tout. Elle savait aussi qu'elle était là, coincée quelque part dans son esprit, et que si on lui laissait le temps… Elle avait déjà tellement réussi, en quelques minutes volées à droite et à gauche. Elle devait être douée, sans aucun doute. Du moins, elle se sentait douée.

Mieux que ça.

Puissante.

Lucie s'assit auprès de Zette. Sa mère devait encore être au téléphone avec l'oncle de Paulo. Elle avait la paix pour un moment.

« On reprend là où on en était ? Pas très loin de la sortie, tu te souviens ? » chuchota-t-elle à l'oreille de sa tante.

Avec une douceur inhabituelle, elle joignit les mains sur le drap, à côté de l'épaule de Zette, posa la tête entre ses paumes entrouvertes et ferma les yeux.

Cette fois, elle était certaine que sa tante reviendrait avec elle.

Remerciements

Un grand merci au docteur Aymeric de Fleurian pour ses précieuses analyses et informations sur le déni de grossesse et le néonaticide, ainsi qu'aux docteurs Emmanuelle Champion et Jean-François Laurent.

Une bonne salve d'applaudissements pour Jean-Claude Dunyach, essentiel, qui a apporté son inégalable lumière à ce livre.

Une pensée très particulière pour Jeanne A Debats.

Une autre pour Mélanie Chapon et Nicolas Verdier qui sont à l'origine du titre.

Un replay pour David Bowie dont les principaux titres m'ont aidée à écrire les scènes de cauchemars et pour les playlists d'Antoine Guyard, mon homme de paille.

Un signe de tête à tous ceux qui rendent ce monde meilleur.

Achevé d'imprimer en mars 2011
par l'imprimerie LEGO
à Trente (Italie)
pour le compte de
la Librairie L'Atalante

Dépôt légal : mars 2011

IMPRIMÉ EN ITALIE